U0034283

# 脂肪與油救命聖經

**暢銷紀念**

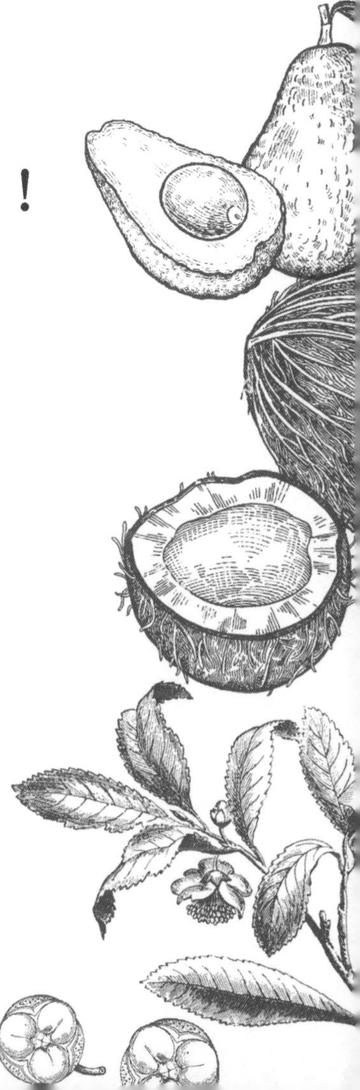

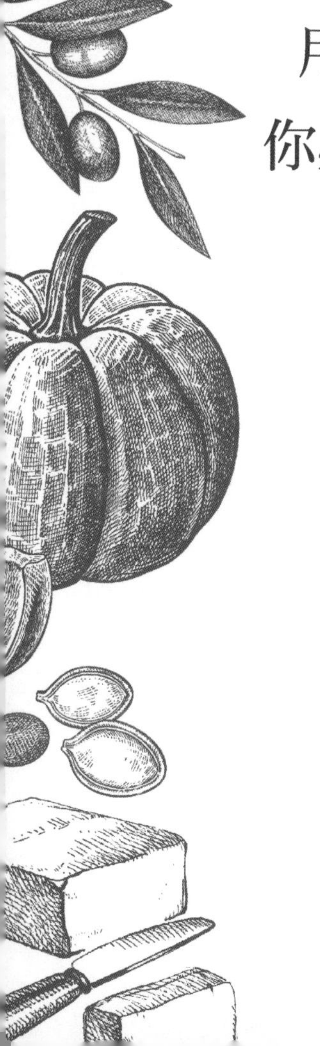

用好油減肥治病抗老，
你必須知道的8大真相！

毒理學博士 陳立川／著

健康 smile.101

# 脂肪與油救命聖經（暢銷紀念版）
## 用好油減肥治病抗老，你必須知道的 8 大真相！

作　　者　陳立川
封面設計　林淑慧
主　　編　劉信宏
總 編 輯　林許文二

出　　版　柿子文化事業有限公司
地　　址　11677臺北市羅斯福路五段158號2樓
業務專線（02）89314903#15
讀者專線（02）89314903#9
傳　　真（02）29319207
郵撥帳號　19822651柿子文化事業有限公司
投稿信箱　editor@persimmonbooks.com.tw
服務信箱　service@persimmonbooks.com.tw

業務行政　鄭淑娟

初版一刷　2018年4月
二版一刷　2023年11月
定　　價　新臺幣499元
I S B N　978-626-7408-01-8

Printed in Taiwan 版權所有，翻印必究（如有缺頁或破損，請寄回更換）

歡迎走進柿子文化網 https://persimmonbooks.com.tw

粉絲團搜尋：60秒看新世界

～柿子在秋天火紅 文化在書中成熟～

國家圖書館出版品預行編目(CIP)資料

脂肪與油救命聖經（暢銷紀念版）：用好油減肥治病抗老，你必須知道的8大真相! / 陳立川著. -- 一版. -- 臺北市 : 柿子文化, 2023.11
面；　公分. -- (健康Smile ; 101)
ISBN 978-626-7408-01-8(平裝)

1.CTS: 健康飲食　2.CTS:油脂

411.3　　112018610

## 推薦序

# 一本令人歎為觀止的加「油」書

聯新國際醫院影像醫學科主任　郭葉璘醫師

我個人執行低醣飲食已經七年以上，最近兩年開始進入生酮飲食，親身體會到這種飲食對身心的好處，真的是漸入佳境。有時會自己笑自己，反而在年過五十歲以後，身心狀態竟比自己年輕的時候還棒。

身體要產生酮體的關鍵，除了低醣外，更要多攝取好的脂肪。我比較偏好草飼奶油泡製的防彈咖啡或是低溫烹煮原型食物（肉品、堅果等）內含的油脂；冷壓椰子油或冷壓橄欖油因為味道特殊，只是偶一為之。

但是要攝取這麼多的油脂，必須先做好功課，讓腦筋信服，否則會心生恐懼，怕會增加罹患心血管疾病的機會。這其實是長期接受政府及大眾傳播「妖魔化膳食油脂」的後遺症。幸好，妮娜・泰柯茲寫的《令人大感意外的脂肪》這本書讓我省了很多麻煩，再加上近幾年來的統合分析（Meta-analysis）研究，才能洗刷脂肪的惡名。

沒想到閱讀陳立川博士寫的這本《脂肪與油救命聖經》時，有如醍醐灌頂，越讀越佩服陳博士的博學多聞。這本書真的是不簡單，不論是深度、廣度、實用度，以及針對台灣的本土特色，都遠遠超過我所閱讀過的任何討論食用油脂的書籍。感覺是此書一出，就會一統江湖，無出其右也。

如果你想知道「該不該多吃油？」或「吃什麼油才好？」，請一定要買這本書來看，絕對是大飽眼福，遠遠值回書價！

推薦序

# 你不能缺了這本在地的好油書

中壢謝旺穎親子診所院長　謝旺穎醫師

很開心，在二〇一七年十月，因為一場能量醫學會的演講，與陳立川博士結緣，更有幸推薦這本書給各地的讀者。

二〇一七年，這個台灣生酮意識崛起的一年，一股擋不住的熱潮蓬勃發展起來。我認為生酮飲食的重點，在於脂肪及食材的選擇，這部分卻也是台灣民眾最缺乏的日常知識。因為，我們從小就害怕脂肪，害怕攝取脂肪後將導致心血管疾病。殊不知，這從小被催眠的「錯誤觀念」，正是導致這幾十年來，國人健康狀況日益惡化的元凶。或許正是時候，這個錯誤的觀念該被好好的導正了；正是時候，重新帶給國人正確的營養素觀念，即時的挽救國人的健康！

值此契機，在拜讀完陳博士的大作後，心中真的只有感激。陳博士一直致力在推廣養身之道，不斷地將他自身的經驗分享給大眾，期許能幫助國人得到真正的健康。這本書中，介紹了什麼是脂肪，並將脂肪的正確知識，以簡單易懂的方式闡述在前幾個章節中。透過科學的實驗結果，去驗證為什麼我們不需要害怕脂肪；透過生理的機制介紹，告訴我們如何補充脂肪，選擇對的脂肪，以及能帶給我們身體什麼樣的好處。

除了學理的介紹之外，這本書更特別著重在如何應用上。我相信，當讀者了解脂肪的重要之後，下一個問題一定是，那我該如何挑選呢？陳立川博士也將自身挑選好油的經驗集結在書中，甚至，如何將這些好油應用在日常生活中、融入飲食中，也在最後的食譜章節中作了說明。這樣一本在地的好書，絕對不容錯過！

推薦序

# 油的書，這一本就夠了！

FB 酮好社團創辦人 撒景賢

威廉・班廷（William Banting）在一八六三年，依照自己的經驗出版了《關於肥胖：向大眾公開說明的信》一書，以自身經驗說明過量的糖與精緻澱粉是如何造成他的肥胖，及如何利用低醣生酮飲食讓自己重拾健康，是近代大眾低醣生酮飲食的代表性作品；而陳博士費盡心力寫的《脂肪與油救命聖經》，也絕對是低醣生酮飲食中文書重要的里程碑。

每次我都會告訴剛開始生酮飲食的酮學們說，放進腦袋的觀念比吃進去的任何東西都重要啊！一定要花時間做功課，靜下心來，好好地閱讀與學習，不要只看網路上片面的短文，非常容易造成觀念的錯誤；網路上的短文只能夠提供短暫的記憶與資訊，而一本用心撰寫的書，不僅可以學習到完整的知識，也才能夠吸收作者完整的思緒。

吸收正確知識跟攝取好的油脂是同等重要的，知識正確才能攝取好的油脂，而攝取好的油脂也有助於知識吸收，相輔相成，缺一不可。

過去我們對於油脂實在有太多的恐懼與誤解，相關的書籍非常缺乏，陳立川博士如同其他目前在推動生酮飲食的頂尖學者一樣，以身試油，發現效果顯著，再結合自己多年來的經驗，細細地從油脂的歷史故事開始說起，直到油脂對於身體的重要性，就是要告訴讀者，為什麼不需要害怕脂肪，反而是要擁抱脂肪；再從食安的問題，帶入什麼才是該使用的好油脂，連各民族傳統常用的油脂都客觀地分析其營養價值，再教導讀者該如何使用。

陳博士的實驗與研究精神，著實令人欽佩，想要認識油脂，此書足矣。

推薦序

# 相油心生

大興久久品酒所主廚　楊定勝 Paul

民以食為天，飲食一直在人類發展中扮演著很重要的角色，一方土養一方人，也說明了世界各地飲食的差別。身為專業餐飲人，近年來許多的新觀念改變了我對於飲食的想法，特別是關於脂肪這件事。

過去對於脂肪有過多的一知半解，覺得少油是健康飲食的思維，此刻回想起來，對於自已過去的無知猶深感害怕。有幸認識陳立川博士後，世界大不同，起初對於博士的想法，只覺得這位客人真麻煩，不吃蛋奶麵粉，每每要準備餐點時都感到綁手綁腳的，但可能是時機到了，自已開始接觸生酮飲食後，買了書來看，竟赫然發現博士的推薦序，也開啟了我的生酮之路。

飲食確實會造就一個人的外相，例如愛吃甜食、精緻澱粉等，容易造成精神不濟以及滿臉倦容，誠如博士書中提到的好油，如椰子油、苦茶油、初榨橄欖油、阿甘油、南瓜籽油以及松子油等等，皆令我大開眼界，完全改變了我對油品的認識，更加改變了我對於料理油的思維。

相油心生，油是美食的精髓，油有如畫筆般，能勾勒出食物的真味，也畫出人的精氣神，多樣化的攝取油脂不只是調味，更是健康飲食的一大指標。

飲食的生成運化，生育、成長、運行及變化，與博士所提倡的養生三環「滋養、淨化、重生」，都是要透過油脂來進行，而孩童在腦部發育多數是來自於油脂，如好的魚油，所以小時候常說吃魚是頭好壯壯，確實有道理，所以，就開始跟隨著博士的腳步優油自在吧！

推薦序

# 重新認識「優油生活」，重拾身體健康能量

整合身心健康研究與推廣者 薛維中

二〇一七年三月成立的「酮樂會」，是以「生酮『全食物』飲食」為出發，對「恢復人體自癒力」有大量的探討——第一步是重視自然「全食物」飲食；第二步則是因人而異、因地制宜的「細胞營養」補充；最後才是以「生酮」手段來達到食療的目的。

而能順利燃燒「生酮引擎」的關鍵，則在於消除「自由基破壞」與「慢性發炎」，以及多樣性的「優油自在」健康油脂的攝取。所以，陳立川博士這本新書，就像甘霖般，在台灣這個對於全方位整合醫學新知的汲取並不全面、完整之際，必定會滋養著無數渴求恢復健康的酮學們。

綜觀目前中西社會，真正的全方位油脂專家並不多，陳立川博士像個苦行僧般埋頭鑽研，孜孜不倦的完成華人第一本「油必有方、油來油去、天生油物、優油生活」的專業健康油脂知識推廣書，就必定會協助眾多堅信「生酮『全食物』飲食」的酮學們，終能順利的以最正確的飲食，得到能量滿滿、健康幸福的家庭生活。

感念陳博士用心之餘，也相信本書絕對會成為華人「優油生活」的標竿聖經。

推薦序

# 從油來油去到優油自在！

暢銷書《有機美人》作者　向學文

近十年，隨著大家對油脂的日益重視，好油的辨識方法就愈顯迫切需要。眼前陳博士的這本新作就是油品大全，選擇好油的指引寶典。

自己的日常生活，確實是與好油相伴，油來油去的好處是，油出了健康與青春！清晨醒來，以頂級冷壓初榨橄欖油漱口（Oil Pulling），這個養生祕訣，對我真是一大福音，除了潔淨口腔、排毒抗菌、保養喉嚨、減少感冒咳嗽外，更有一個我最愛的美麗效果，就是會讓牙齦粉嫩、牙齒白亮。

洗好臉後，我的例行保養是用茶花籽油按摩臉部，調配一點黑糖，還能順便做臉部去角質。時序入冬時，若嘴唇有乾燥脫皮現象，也可以溫柔的按摩雙唇，使唇部皮膚潤澤細緻，不塗粉上妝也漂亮。在護膚美容方面，也學會善用亞油酸豐富的南瓜籽油、大麻籽油、玫瑰果油來保養皮膚，除皺、抗斑、去粉刺的功效真是一流！

還有一種絕對要大力推薦的超級好油，就是我家廚房裡全年常備的——椰子油。椰子油實在好用，適合高溫烹調，不僅可以烤出香味四溢的健康美食、做洗淨力一流的手工皂，還是我每天用來卸妝的妙招，因為椰子油的天然抗菌、抗病毒成分加上潔淨力，真是完美！

就寢前，我會在刷完牙後，含一口椰子油，先潤一潤牙齦、牙齒，然後吞到肚子裡，繼續為我的腸胃健康把關。曾經仔細數算過家中的常用油，竟多達十幾種，我對好油的依賴可見一斑。如今，更多的好油，諸如沙棘果油、阿甘油、黑種草油……都可以在陳博士的新作中進一步的了解，並學習用油方式，絕對是使生活幸福感加倍的一本好書！

## 自序

# 油潤有餘

在研究另類癌症療法時，我發現有很多不為人知的幕後真相。

碰到自己有補牙銀粉的問題時，我又發現正統牙醫宣稱的銀粉是安全的，其實是無科學證據的立基，我深入追究後發現，其中有很多醫學領域有不可告人的黑幕。

醫學領域的成員主要還是人，會犯錯的人，所以政治活動並不會因為科學訓練而變得客觀，反而聰明人有時候會更狠毒、更奸巧。

因此，我從政治與醫學的經驗訂下了一句箴言：沒有調查不妄加論斷。

做為一名營養學者（我是台大農化系農製組營養學組出身的），我對少油少肉少鹽的說法本來也是很視為理所當然，因為同儕發表的文獻如是說。後來才發現這種說詞實在還有不為人知的背後真相或假象，觀念改變後，也慢慢的改變了自己的飲食習慣。

所以，在一連串的學習歷程中，我一直在改變自己的飲食習慣，迄今還在繼續的學習與改變。

我還在正統醫學的研究領域時，自認吃得還算健康，偶爾會有嘴饞吃掉半包巧克力餅乾的現象，也有在運動，蔬果吃很多，但是碰到春秋兩季，噴嚏還是打不停。不過，過敏的問題在晚餐改喝精力湯後，便減輕不少了！

離開癌症研究中心到另類醫學辦公室後，我開始執行無酵母、無麩質的低碳飲食，這段時間也練習靈修氣功，身體改善很多，銀粉後來也清除了。

從此椰子油與無麩質飲食就是日常生活的基礎，迄今超過二十年的時間不斷在找尋一個對自己健康最有益的飲食方法，但油脂就是沒吃夠。

一九九七年遇見偉斯頓・普萊斯（Weston Price）基金會的會長莎莉・費倫（Sally Fallon）時，知道傳統飲食的好處，也吃到她煮的內臟炒飯，我還是沒有增加動物性油脂的攝取到足量，雖然我從此接受了生奶油（含有怕熱的維生素 $K_2$）的好處與享用。

從華府郊區搬到南卡綠村市居住時，都還是過著有機生活，還因練氣功而吃素七年（一九九七至二〇〇四年），甚至還自己種一點有機菜，吃沙拉有放充足的油醋醬，但是現在反省起來，還是沒有吃夠油。此時，也因為辦健康雜誌而學習到更多的另類生活方式與型態，這些生活方式也在找尋健康之道過程中，慢慢地融入自己的日常生活裡。

二〇〇一年，又從南卡搬回華府郊區，受邀到首都整合醫學大學教書，遇到很多美國名醫，以及歐洲的醫療高手，從他們的教學中學到醫療上解決疾病的方法。基本上，自己這階段還是過有機生活，有一段時間還是吃素，後來葷素不分了，吃葷的時候，還遵守不吃紅肉的原則，現今回溯起來，是自己犯錯沒去多加深入研究，因為阿金醫師也是我們學校的教授，但對他的大口吃肉、吃高脂乳酪的見解並未給予應當的重視。

二〇〇五年回台灣定居後，依然吃有機蔬果，使用椰子油，執行無麩質飲食，這段期間，除了（生）奶油外，我自始至終都不吃乳製品，也不喝牛奶，所以避開了台灣人最常有的頭號慢性食物過敏原，但是我有吃蛋，直到有一天檢查自己脹氣的問題，才發現原來是蛋惹的禍，此時就放棄常吃的蛋。但是，說真的，油脂還是沒吃夠。

在台灣開三環養生課程十幾年期間，無奶蛋、無麩質飲食是必然的，但我也沒有鼓勵學員吃得油滋滋的，直到二〇一七年初，為吉米・摩爾（Jimmy Moore）寫的《生酮飲食治病全書》寫序後，才決定開始大量吃油。

因緣與時機也成熟了吧！

因為在台灣與國外接觸到各式各樣的好油之際，我近幾年也開始教人如何品嚐油。但品油一事，在我回台灣沒多久就發生了，為了椰子油，我還親自跑去菲律賓採買了不少椰子油樣品，並找來一些台灣進口椰子油的產品，共高達二十種，供五十多人品嚐打分數，做為最後選定油品的標準。

對苦茶油不同品牌的測試，也是如此炮製，只是瓶數沒有高達二十。

這種集體比較同類產品的評估會，是一種快速辨別產品好壞的方法，其實每個人都可以揪團實施，對有良好共識的團購會很有幫助。

所以，我用的椰子油與苦茶油都是相當好品質的選擇，採用的學員也相當滿意。

而其他好油，如亞麻仁油、南瓜籽油、大麻油，都是在教學期間使用的範疇裡。慢慢的，我又發現沙棘油、鴕鳥油、紫蘇油等等好油。近幾年又發現奶薊油、亞麻薺油、酪梨油、橄欖油、阿甘（摩洛哥堅果）油、星星果（印加堅果）油、藍薊油等。每發現一款之前不熟悉的油，我就會上網做研究，慢慢的，便累積了不少款油的知識與品嚐經驗。

台灣在油安事件後，大家對油的重視程度便大大提高了，課程上講解油品的部分不僅受關注，團體採購油的份量也相當可觀。可是為幾家油品代理商做演講時，發現大眾對油的知識仍相當貧瘠，使用方法也非常狹隘。

然而，在深入研究油品之際，發現原來高脂與低脂飲食的科學研究也充滿了爭議。此外，膽固醇的好壞、高低之分，原來也充滿了科學家不客觀的權利操弄。

無獨有偶，有人甚至調查發現，橄欖油領域從古至今也有很多造假的事件，可見自古以來，欺騙就存在人性黑暗的一面裡。

當初我推薦葛森療法時，知道葛森醫師認為很多癌症病人的油脂攝取太多，因此不僅限量，也限制僅能使用亞麻仁油。但出現生酮飲食後，少油治療癌症的觀念被顛覆了！原來癌症病人使用大量的好油也可以有療效，甚至痊癒。因此，在治療疾病上，對油的見解不應該被攝取的數量框住，可能要依個人情況而定。

可是，我自己短短一年多的生酮親身經歷真的很神奇，因為超量的油脂攝取，讓我的情緒與心性非常、非常穩定，出乎我的預料之外，原來油脂像電線絕緣體般包覆著腦神經，會給人無比尋常的穩定效果，執行生酮飲食的郭葉璘醫師也分享著同樣的感受。況且高脂低碳的生酮飲食加上之前我已經在實踐的種種飲食法，很貼近矽谷現在當紅的「防彈飲食」，所以添加更多的油脂到我的飲食並不需要做很多改變，而且吃脂肪超過一半以上的卡路里，總算讓我現階段達到一個比較理想的健康境界，非常慶幸自己做了這個嘗試。

吃油吃到飽總算讓我有「油潤有餘」的感覺了！

莊子「庖丁解牛，遊刃有餘」的比喻暗示著，庖丁可能在經過一萬個小時的專業練習後，發現解剖一隻牛並不需要耗費很多蠻力，所以跟不藏私的專家學習或遵循專家發展出來的成功方法練習，一定會有所收穫。

同理，多吃好油、多品不同的油以後，你也可以「油潤有餘」！

註：本書中有許多條列說明的油是我個人選取的好油，未經過台灣衛生署與各大專院校與醫學學會認可，僅供讀者參考，如有身心狀況，請請教專業營養學家如何吃油，或者可以自己做研究。
但別讓不懂營養的醫師開藥治療營養不足的病癥，相信時間會證明事實。

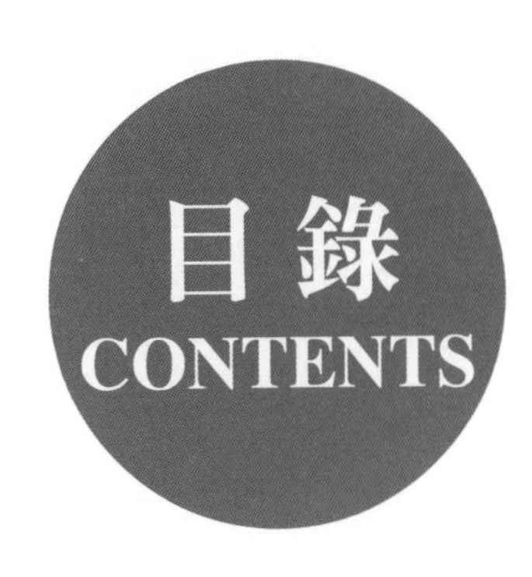
目錄
CONTENTS

## 第三章　油來油去：好油在哪裡？　116

## 附錄

前言

# 油衷之言

我早在大學時代，即將近四十年前，從營養學的觀點就知道必需脂肪酸的重要性，以及脂肪的好處，但是要直到最近幾年前在印度持續體驗古老悉達醫學藥草油的療效，我才真正了解到為何古印度醫學視油為愛的象徵，這種深層的意義，讀者要自己親身體驗，才能理解脂肪對身心的影響非常巨大。

少油少鹽一直是我們社會充斥的健康思維，我也曾經是所謂少油少鹽的信仰者，我也曾經是避免紅肉的相信者，可是因一些機緣深入去閱讀反對意見與親身改變飲食的體驗後，發現多油以及一些鹽是非常必要的。這些反對意見，不是一些所謂的專家不信邪的三言兩語就可以打發的，然而我也花了好幾年的時間，抽絲剝繭後才呈現出貼切真相。

## 四大躍進

我這一生對油的觀念有好幾次大躍進。

第一次，我因為執行無酵母、無麩質、低糖飲食而開始使用椰子油烹飪，椰子油在身體會轉化成單酸甘油脂，具有除黴菌功能，但這已經是二十年前的事囉！

椰子油是一種富含飽和脂肪酸的食用油，飽和脂肪酸當時被正統醫學界與營養學視為致病風險因子，因此觀念需要完全翻轉，我為此閱讀了不少資訊，也了解到椰子油裡月桂酸的功效。

然而，無麩質與低糖確實對自己的身心也有幫助，因為自己是吃麵包長大的，所以麵粉製品吃的不比米飯少，而麵粉製品既含麩質又含糖（醣）。另外，連甜的水果都不吃，只有青蘋果與檸檬，這一點對於常吃水果的我倒是有點侷限不適應。

第二次是先前的轉變後隨即發生的，起源於二十年前南加州一場另類癌症療法的研討會上，我有機緣碰到了來自華府的莎莉・費倫小姐，她是偉斯頓・普萊斯牙醫師營養學的忠實執行與推廣者，也是偉斯頓・普萊斯基金會的總裁，她寫了一本經典名作《滋補的傳統們》。我當時還住在華府郊區的小鎮，與醫界鼎鼎大名的美國國家衛生研究院（National Institutes of Health）隔牆為鄰。因此有一天我邀請她來家裡慶生聚餐，她帶來以富含飽和脂肪酸的動物油與內臟肉所做的炒飯。當然，她當天有解釋為何如此飲食，以及飽和脂肪酸的好處，我也因此詳加閱讀了她的著作，步入普萊斯牙醫師奠定的傳統營養飲食的道路。拙作《跟著博士養生就對了》有陳述傳統原始部落營養飲食的十二個特色，現今普萊斯的巨著《史上最震撼的飲食大真相》已經在台灣翻譯出版了，意者可以翻閱此書深入了解或參考拙作。

莎莉又介紹了我認識油化學專家瑪麗・恩尼格（Mary Enig），她的書與其他有關油脂的書，我也詳細拜讀一番，對飽和脂肪酸與膽固醇導致心臟病的謬論也非常清楚。恩尼格博士就是在一場會議中，無意間聽到兩個醫師密謀將膽固醇的標準從 220 降低到 200，而她自己更是早期極力反對反式脂肪進入食品裡的孤單異議分子。

二十世紀五〇年代，心臟病在美國急劇增加，占當時死亡率將近三成！科學家急於發現心臟病的致因，其中發現之一是韓戰死亡美軍的動脈糜粥有大量的膽固醇，因此開始找尋食物中含高量膽固醇者，動物油脂如豬油、牛油、奶油，以及起司、雞蛋都含高量膽固醇，而這些食物與肉品都富含飽和脂肪酸，很快的，導致心臟病發的脂肪假說就成形了：動物肉品與油脂的飽和脂肪酸與膽固醇會提高血液膽固醇濃度，導致動脈病態糜粥的囤積，造成心血管疾病。

所以，動物油與飽和脂肪酸被唾棄，其他植物油則變成了新寵。

其實，還有其他因素造成這個植物油興起的形勢。二次大戰前，美國使用大量的椰子油與棕櫚油，但二次大戰太平洋戰爭導致這兩種油無法從東南亞運輸到美國，所以黃豆油與菜籽油才慢慢取而代之。此外，從植物來源萃取油脂的大量工業生產也發明了，所以很多新興植物油品被開發出來。但是，很多植物油（如大豆油與玉米油）都容易酸敗，所以氫化油脂的步驟又誕生出來，以延長上架效期，無膽固醇的人造奶油也開始取代含膽固醇的真正奶油，而且餅乾與烘焙食品也使用大量的植物性酥油（氫化油），因為不會有油耗味。當時世人未了解到，**氫化過程產生的反式脂肪才是造成心血管疾病的高度風險因素。**

當然，還有其他醫師如喬治・曼恩（George Mann）、馬爾坎・肯崔克（Malcom Kendrick）與專家如烏非・拉文斯可夫（Uffe Ravnskov）提出跟恩尼格同樣的觀點，質疑膽固醇與飽和脂肪假說的錯誤觀念，但過去三、四十年，這一派學術異議者所得到的待遇跟政治上的異議者是沒有兩樣的——被壓抑與隔離。

最近這十幾年來，歐美另類醫學不斷的對主流醫學膽固醇理論與低油飲食的觀點提出實證質疑，累積至今，甚至出現豬油、奶油與膽固醇無罪的逆轉現象，更甚的是，今天攝取高油脂的生酮飲食已經在全球開始興盛，不僅運用於減肥，而且用來治病，也用於高峰運動表現。但是台灣呢？深受讀者喜愛的《天下康健》雜誌卻罹患精神分裂症，一方面赤辣辣的說豬油無罪，但卻一邊找專家學者來說，不要迷思在椰子油裡。

所以，我常教聽眾與學員用醫師對飽和脂肪酸的觀念來挑選醫師，他們的看法可以驗證他們到底是隨時代在求進步？還是抱擁那一套落伍的官方說詞故步自封？

結凍的椰子油、豬油、牛油都給人阻塞血管的印象，其實這三種油放到手心都會溶解掉，怎麼會塞住血管呢？

話說回來原始部落傳統飲食（之後簡稱為傳統飲食），莎莉非常慷慨免費提供我有關傳統飲食的檔案做推廣，她的檔案長達數個小時，我也致力於本土化這些知識，使之落實於在地生活，也因此深入研究與台灣生活型態較相近的琉球長壽飲食，琉球人是以長壽而聞名於世界，所以他們的飲食習慣與生活型態必定有值得學習的地方。我也非常注意台灣原住民的飲食傳統，對周邊國家原住民的飲食，有機會也會去嘗試與發掘分析。

我在台灣演講說我吃有機食物、無麩質飲食、低澱粉飲食，以及椰子油、（澄清）奶油、亞麻仁油等等的健康好油迄今已二十一年之久，大家似乎不可思議，好像我很前衛。其實，我新推廣的這些理念在美國已經流行一陣子了！我絕對不敢以此道先鋒的身分自居，真的是拾人牙慧而已，美國自然醫學醫師陳俊旭、心理師賴宇凡小姐所提倡的健康飲食，其實也都是延續此次文化美國傳統。次文化不是說它比較差，而是流通於比較小的人群裡，還不被主流認可。

第三次的躍進，是在印度體驗古老悉達醫學藥草油的療效，以及閱讀相關書籍時，我看到古印度醫學視油為愛的資訊，而且印度小孩生下來的第一天，傳統上會每天用芝麻油為其按摩，咳嗽感冒時便改用芥末籽油按摩，藉以疏通呼吸，油按摩會持續幾年，小孩也被教會為祖父母用油按摩，直到他長大覺得尷尬不想做為止。我們的皮膚有很敏銳的觸覺接受體，抹油可讓大腦接受到肌膚之愛，因此我們更能了解油的深層象徵意義。

第四次的躍進，是我真的吃很多油來實踐生酮飲食，雖然平時已經不吝於吃油，但還未達到可以進入酮症的狀態，持續幾天多吃油時，真的體驗到酮體排毒的功效（酮流感＝好轉反應），因此更有意識的食用各種好油，但不是用喝的，直接喝很容易噁心。生酮飲食不僅從美國傳到歐洲，也來到了鄰國日本，從台灣這幾年陸續翻譯日本、美國、德國出版的生酮飲食相關書籍，就可以意識到少油的觀念逐漸在褪色了！

託生酮飲食之福，我終於找到健康飲食的竅門，雖然以前吃得很健康，又避開過敏原與反營養素，但吃的油份量還是未能達到最佳狀態，一旦增加，脾氣與心境非常平穩，然後回顧傳統飲食內臟肉多脂肪的要點，我終於能夠把生酮飲食、傳統營養飲食、低過敏原飲食、低碳水化合物飲食、葛森療法、飯水分離、細嚼慢嚥、低溫烹飪……結合成一套「救命飲食」！

過去十年的光陰，美國政府極力鼓勵少鹽少油的飲食，結果並未讓美國人體重減輕，反而變本加厲。在台灣，你只要看看尼姑與和尚們即可，圓筒形胖子與面有菜色的竹竿瘦子很多，這是很典型的少油不健康者或是吃錯大量植物油而明顯發炎與不長肌肉的體態。

台灣人口肥胖的嚴重性，已經不需要用精準的科學調查，用目測就非常明顯。與自己小時候成長的過程比較，我發現肥胖問題確實很誇張，我從國小、國中到高中所唸的班級，僅有一位是胖嘟嘟的同學，他家應該是因為爸爸當醫師收入優渥而好美食，所以肥胖。現在呢？胖子滿街跑，看到肥滋滋的小孩子，實在令人擔憂下兩代的健康。

根據衛生署曾經委託中研院進行的研究顯示，在二〇〇六年時，台灣地區男性的體重過重比率為 30%，女性體重過重比率為 20%，而且肥胖盛行率明顯上升，男女都是 17%。十年後，這個數字應該會更上一層樓，再不好好管管我們的脂肪，健康與國安就真的堪慮。

但是，脂肪並不可怕，吃對了，對人體有很多好的生理與心理作用。

## 我的食療尋覓歷程

我花了二十年尋找適合自己的飲食方法，生酮飲食裡的幾個重點幫我完成了這個食療拼圖，主要是我攝取的油脂品質雖然正確，但量還不夠多，而當量超過熱量半數以上時，神奇的事情就發生了！我精神與情緒感覺非常穩定，超乎意料之外的好。

不過在這之前，先來說說我的食療探索歷程。

我在未進入另類飲食領域前，並不是飲食習慣差的食客，我也不屬於外食族，在美國旅居與台灣定居期間更是經常自己煮飯燒菜，我也不是大魚大肉的饕客，而且不抽菸、不喝酒、鮮少熬夜，也不看電視（所以不是沙發上的馬鈴薯）。

## 從身體生態飲食開始

我執行的第一個非正統營養醫學的飲食法是唐納・蓋茲（Donna Gate）小姐的身體生態飲食法（Body Ecology Diet），是低醣、無麩質（低過敏原）、無酵母（發酵），以改善腸道生態為訴求的飲食方法，為期半年，當時居住在美國，吃了很多有機生菜沙拉配檸檬汁、油酸醬（醋是不鼓勵使用的發酵食物），油主要是有機亞麻仁油與椰子油，其中椰子油有抗念珠菌的能耐，亞麻仁油有消炎的作用，吃的穀類是無麩質的有機糙米、藜麥、莧籽、小米、蕎麥，也不吃乳製品，所有的作為是為了避免發炎，以及控制腸道的壞菌，改變菌叢生態，讓好菌再長回來，效果感覺不錯，腦袋瓜很清楚。

當時學到的一點是，補牙的含汞銀粉與腸道念珠菌是息息相關的，念珠菌外殼有許多含硫的官能基（moieties，是分子中一群特殊的原子團）可以結合汞，殺死念珠菌時，這些汞會被釋放產生毒害，身體為了自保，又會拚命吃澱粉與糖類，將念珠菌再度繁殖綁住汞毒，反反覆覆，完全無法根除問題。如果沒有去除銀粉，根本很難徹底解決念珠菌問題。也因此發現了自己有七顆銀粉補蛀牙的填充物，當下立即請生物牙醫在有保護設備下安全除汞，將之替換成較安全的樹脂牙材。

因此，我吃有機、椰子油、無麩質穀類，以及清除掉銀粉，已經算有二十年的長久資格了！

## 發現傳統飲食的健康之道

在執行此飲食的同時，透過莎莉本人與她的成名著作《滋養的傳統》，接觸到普萊斯牙醫師的經典傳統飲食調查結果《史上最震撼的飲食大真相》，發現傳統原始部落飲食特色與美式可悲飲食的絕然對比，以及兩種飲食所造就有如天壤之別的身心健康，導致我進而努力尋求台灣祖先具有營養的傳統飲食食譜，不過我卻不在漢族的飲食上得到寶藏，反而是從不同原住民部落的飲食方法中，得到了與普萊斯牙醫師的發現相吻合的印證飲食方式。

當然，鄰近台灣的琉球群島飲食方法造就了長壽者，況且氣候與食材是最接近的，西方、非洲、南美洲、極地的氣候與我們的飲食差異太大了，所以琉球飲食也是我觀摩學習的重要對象。不過，琉球長者的靈性與群聚生活所帶來的長壽好處也不該被忽略。

## 身體最好的營養學家——鼻子和舌頭

在研究其他食療法時，飽受了彼此間矛盾說法的困擾，而讓我率先跳脫出營養框架的食療法，是閱讀到賴諾・史丹奇克（Lino Stanchich）的《強力飲食法》一書，了悟到非常地細嚼慢嚥才是食療法的王道，我也曾體驗到細嚼到慢嚥與呼吸交叉出現的類似入定現象，教人感嘆人體的奧祕與未經探究的潛能。

賴諾還介紹了根據三型體質的飲食法與日本長壽飲食法（Macrobiotics，粗食的重要性），進而看到法國巴黎有個健康中心教人利用嗅覺來決定自己所需要的食物，原來我們身體最好的營養學家，就是鼻子和舌頭。

蓋克 - 勞第・伯格（Guy-Claude Burger）是這所健康中心創立人，物理學家，二十六歲得喉癌，回歸大自然休養，發現了人生存的本能——嗅覺和味覺。當下我便了解，用直覺攝取身體喜悅的食物，才是最符合個人的根本飲食法。所以，粗食與適合自己體質或當下身體需求的食物，在有意識地細嚼慢嚥下，可以發揮極大的健康效用。

在治療疾病上，純蔬果汁變成口服性的營養點滴。我是二十年前因與德國以色斯（Josef Issels）醫師、美國希爾布蘭登（Gar Hildenbrand）先生的接觸，而得到難以言喻的洞見，了解到小分子胡蘿蔔汁對身心的療效，無纖維素的蔬果汁對消化道飽受摧殘與肝臟新陳代謝低落的癌症患者有很大的幫助，當然碘劑、消化酵素、咖啡灌腸、小牛肝汁，以及一些關鍵營養素的補充，在在讓病人獲得更多的助益。

從水分子與界達電位（zeta potential，在膠體化學中，是指膠體粒子上累積的離子所引發的靜電壓）的研究，我得知所有蔬果汁中，以胡蘿蔔汁的分子最細。我也利用對葛森療法的深入了解，比對瑞士布魯斯（Breuss）飲食療法、荷蘭摩爾曼（Cornelis Moerman）飲食療法，以及北美的分子矯正醫學的營養療法等等，歸納出幾個重要飲食關鍵。其中之一是，消化酵素的共同使用，不論是口服的或食物本身的消化酵素，都可利用來幫助腸胃弱的病人進行良好消化。

## 食物過敏源的領悟

從無麩質飲食，我踏上無食物過敏原的旅途，剔除掉奶、蛋、麵粉等許多對身心無益的無良食物，從而發現無過敏原飲食與法國阿諾•埃雷特（Arnold Ehret）教授無黏液飲食有些異曲同工之妙，因為容易引起過敏的蛋白質是最會產生黏液的。而現代功能性醫學的食物急慢過敏原檢測與腸道功能的完整檢測，更是進一步精準勾畫了個人化的飲食架構。

我對急慢性食物過敏原的重視，不止於發炎、過敏、上癮等現象，二十年前，天才醫師山姆・巧巧瓦（Sam Chachoua）教我最重要的免疫力是在小腸派爾氏板（Peyer's Patches）的免疫細胞，這些細胞是全身抵抗外侮最精銳強悍的部隊，對抗癌細胞可是比胸線細胞還要「一夫當關，萬夫莫敵」，當時並未徹底了解其重要性，直至深入研究急慢性食物過敏原時，才突然領悟到，一個人如果照三餐吃過敏原，天天一點一滴消耗掉這些最優秀的腸道免疫細胞，久而久之，身體根本就沒有防禦能力可對抗感染病原，連要提升免疫力也沒有精銳免疫細胞可以繁殖，身體若真有感染，就很無助了！

現代人吃很多小麥製品，因此攝取很多麩質，麩質的麥膠蛋白在分解過程中可以產生十五個具嗎啡肽作用的胜肽，所以不僅極具上癮力，還會壓制自然殺手細胞，所以對癌症的逆轉無從助益。癌症病人真的要忌口，特別是小麥與其他具麩質的製品。

從三型體質飲食法，我連結了阿育吠陀的三型體質、凱利（William Kelley）牙醫師的交感、副交感平衡與匹配葷素雜三型的代謝飲食法，而自然醫學醫師大戴達摩（Peter J. D'Adamo）與營養博士蘿拉・鮑爾（Laura Power）的血型與過敏原的相互關聯，也進一步讓我對天生體質與飲食建立更精準的配對方法。在對食物過敏性的免疫反應研究上，我又深入去理解所謂反營養素（甲狀腺腫物、生氰甘、植酸、草酸）對人體的干擾，也跟傳統飲食中，對種子、堅果、豆類、穀類要實行浸泡、催芽、發酵來幫助消化與吸收做出連結。不過有一個原則很多人都沒注意到，在清除人體不良黴菌與酵母菌初期，因為發酵食物也會產生壞菌需要的食物，所以我們不建議吃發酵食物，但是到後期腸道重建時，發酵食物就相當重要了。

凱利醫師大量使用消化酵素的作法，結合我對明朝劉太醫「七分養三分治」的腦部廣木香山楂調養配方，經動物實驗證實，廣木香可以從腦部促進食欲，讓我可以從身、腦雙管齊下的恢復消化功能，這也算是一種中西合璧的食療方法吧！

### 飲食對腸胃的積極作用

除了消化酵素之外，當人日益年長，胃酸日益消減之際，吃飯時執行飯水分離的原則，是非常有幫助的，吃飯不喝水或湯，胃酸才不會被過度稀釋。布魯斯飲食法裡的蔬菜汁含有高量的甜菜汁，甜菜含有可生成胃酸的成分，加上日本人習慣在飯後吃一顆梅子，降低胃裡的酸度，也有助蛋白質消化，兩者皆針對保持胃酸有所貢獻。但是，主張飯水分離而吃含麩質的烤餅，就不是我贊同的，所以自己要有所取捨。

此外，劉太醫幫助消化系統復原的幾樣膠質高湯，又與傳統飲食中的大骨頭湯前後遙相呼應，可謂英雄所見略同。以上言及的許多食療法，都碰觸到腸胃道修復對治療慢性病的重要性，而戴夫・亞斯普雷（Dave Asprey）的防彈飲食也強調膠質對腸胃道的幫助。

對腸道修復的全面認識，一定要加上麻省理工學院人工智慧專家辛奈芙（Stephanie Seneff）博士的見地，透過大數據的演算，她發現現代農業與園藝濫用的除草劑雖然不會直接傷害人體細胞，但會殺死腸道益菌，改變整個菌叢生態，對人體造成間接傷害。

因此，對除草劑的直接與間接避免接觸，是改善腸道健康的重要一環。最近幾年腸道微生物的研究有著爆炸式的快速進步，連肥胖跟腸道菌叢的生態都有關聯。

另一方面，我也見識到斷食與全生食的療效，也聽到許多對斷食與生食的微詞，讓我思索如何去調節正反意見之間的巨大落差。

我發現許多學員在牙齒問題整治大致完全後，自律神經完全可以負荷斷食所帶來的壓力。甚至我也接觸到斷食的極致，意即「食氣」的方法，一種古代即有記載的餐風飲露神奇現象。

關於調整生食的寒熱性，結果我想出增加油脂就是降低生食寒性的最好融合因子。當我把生瑪卡粉或星星果粉與優質的星星果油做成抹醬，油讓粉的營養素吸收更好，粉的抗氧化物讓油更不容易被氧化，兩者的營養素都有加乘的效果，也讓食物的寒熱性得以調節，香料也是可以調整蔬果寒熱性的物質。

## 食療法在於有沒有吃對！

此外，坊間對葛森療法屬吃素的見解有些誤解了本意，葛森療法使用的小牛肝汁與傳統中醫的吃腦補腦、吃肝補肝又是古今相呼應，況且傳統飲食中也非常重視內臟肉，在在說明吃乾淨動物的對應內臟，會有助於病人相關器官的健康恢復。所以，有腦神經病變者吃腦臟器可以補充 DHA、神經酸……等含量高的腦部脂肪酸，提供細胞修復的建構材料。葛森醫師認為癌症是一種新陳代謝疾病，喝小牛肝汁與做咖啡灌腸有助肝臟恢復運作，所以，葛森醫師不是主張吃素的。

葛森醫師主張的蔬果汁雖然偏寒性，但他的療法有添加含碘的魯格試劑在胡蘿蔔汁裡，碘會促成甲狀腺素的生成而提升基礎代謝率，因此中和了蔬果汁偏寒的特性。所以，食療法有無成效，完全在於執行正不正確啊！

葛森醫師不推薦亞麻仁油以外的油，而且算是屬於低脂飲食，與生酮飲食格格不入。但在印度的生機飲食店，我喝到添加新鮮椰奶的胡蘿蔔汁後，我就改變了胡蘿蔔汁的喝法。此外，因為生酮飲食的中鏈脂肪酸會促進代謝，也就沒有需要喝胡蘿蔔汁再加碘劑了。

目前的科學研究結果發現，富含中鏈脂肪酸的椰子油對癌症是屬於中性或有益逆轉的油品，不像 ω-6 脂肪酸高的植物油，屬於有助腫瘤生長的油種。

## 從生酮飲食再進化

最後，當我實施生酮飲食時，我已經對很多油品進行了廣泛的研究，了解其特性與可能的食療效用，所以我不只是用生酮飲食常提到的少數好油，更提倡根據季節、健康功能與需求，使用更多種的好油來搭配適配的食物。

旅遊與旅居多國的經驗，也讓我開拓了飲食的眼界。在美國居住期間，我愛上吃生菜沙拉的習慣，也了解到生食對食物本身的消化酵素做了良好保留。回到台灣，為了吃當季當地的食材，我根據節氣，組合了當季的蔬菜（特別是野菜）、水果、魚獲的食材表，方便自己覓食。為了認識野菜，也跟原住民學習，甚至粗淺了解一下野外求生的方法。拜訪宜蘭不老部落時吃到發酵的山豬肉，更印證了傳統飲食中一定有部分動物性食物是生的，正因為生動物性食物的維生素與其他養分不會被烹飪所破壞。

吃過許多野菜後，我開始研究起美國與其他地區的野菜，在加州聖塔夢尼卡市的農夫市集以及印度喀拉拉邦的市場，我發現莧菜、馬齒莧、皇宮菜……等台灣也有的野菜。同時，我也見識到台灣癌症病人靠吃野菜恢復健康，這種種讓我開始思索，這些「雜草」是否是天賜予各地的共通良物？

台灣也出現不少食療法，各有千秋，各有成效，但都屬於少油少鹽的範疇，還未達到高油脂、生酮的境界。不過，地瓜葉與紫蘇葉的解毒能力、紫蘇油的抗敏消炎能力、神奇中草藥的治病能力……都是我在台灣學習到的食療好方。

總之，我每到一個國家，就會開始探究當地的野菜、野味的食療功效。

到了南印度，在潮濕悶熱氣候與簡陋生活機能條件下，讓我對香料的傳統（藥性）使用大開眼界，也展開了療效醬料的食譜創作，天天食用椰子相關食材，也讓我興起在葛森療法的胡蘿蔔青蘋果汁中加上椰奶，等於讓葛森跟生酮飲食做了一小部分的融合。咖哩當然是印度最出名的香料料理，近年來印度香料變成了人類健康的寶藏，咖哩裡的薑黃被德國科學家發現有利粒腺體運作，而黑胡椒可以大量增加薑黃的吸收率，兩者對許多粒腺體出差錯的疾病與癌症均有所幫助，充滿椰奶的咖哩醬汁遂變成當紅食材。

對超級食物的進一步研究讓我發現，像祕魯瑪卡、祕魯星星果、西伯利亞沙棘果、寧夏枸杞、印度辣木……的一些共同特性，這些食物通常是生長在生存艱鉅的環境下，而且有些是百年的老欉，根部非常深入地層吸取微量養分，不然就是植物要長在黑色腐植土深厚的地域。我也將這些超級食物加上不同種的油做成抹醬，增加多種微量營養素的攝取，並與生酮飲食結合。

## 讓食物回歸真實的營養價值

在一路的學習摸索中，也出現了許多顛覆我傳統營養學思維的時候。我原本滴酒不沾的，但被酒莊莊主反駁說，習慣適量飲酒者鮮少得病、喝紅酒可以排毒，之後我便開始深入研究分析喝葡萄酒的好處，最後我搞清楚了箇中奧妙：喝紅酒的好處是被誇張的行銷手法，酒精本身是任何酒類最主要的化學成分，而酒精本身確實具有一些醫療效用，一杯六十毫升酒精含量15%的任何酒中，會有九公克的乙醇（酒精），這個量可以讓腦部的汞從腦部細胞內移動到肝臟，肝臟中的毒素畢竟比腦部容易透過膽汁排出體外。

而紅酒的白藜蘆醇要有療效，則要喝到三瓶之多的量，所以乙醇與白藜蘆醇之爭，很明顯的，乙醇占了絕對優勢，但我不排除白藜蘆醇對乙醇可能具有輔助與增強的功效。

在酒莊飲酒至酒酣耳熱之際，我又學到超級優質的雨林紅茶可以解酒，居然可以避免駕車被警察伯伯開酒駕罰單（我當然不鼓勵這樣的行為）。吐氣測酒精濃度時可以過關，其實就是紅茶的高量礦物質與茶多酚加速新陳代謝分解了乙醇，讓我了悟了原始腐植土壤裡的營養素具有神奇的療癒力量。我們實在應該要好好保護肥沃土壤，這樣我們就可以隨地造就很多有療癒效果的超級食物！

任何根部深植的植物，不僅蒂固，而且營養素比一般同種植物豐富，若加上生存環境的溫差大時，更造就營養素的儲存與植化素的生產，讓這種環境生長的食物，完完全全就是一種超級食物。

因為多方學習，讓我最終回歸到保留更多營養素的低溫與慢火烹飪，放棄了高溫熱炒、醬油滷製、精鹽醃漬……等會產生毒素的不良烹飪方式。烹飪炊具的選擇也是考量的因素之一，烹飪加溫來源也是應當注意的能量因素，微波爐因為會破壞營養素，所以我已經放棄微波爐超過二十年以上。

在南印，我與古印度悉達醫學醫師討論食療，也在療癒莊園種植可食用的當地野菜與葉菜類。在美國，我與有三十年廚藝的主廚討論食療，交換烹飪經驗與食譜背後的食品科學，開發出有創意又營養的新食譜。

每到一個陌生的地方，我都會找時間去研究當地的烹飪食材與方法，從中學習食物是醫藥的真理。慢慢地，我對營養食物、香料與中藥材、食用油、烹飪方式，融合出一套適合廣泛大眾的飲食生活需求方式，這本書的部分，就是多年探索食療的結晶。

## 富含脂肪的細胞膜如液晶半導體！

脂肪是人體重要能量來源，一公克的脂肪可產生九大卡熱量，比起一公克的碳水化合物或蛋白質，只能產生四大卡熱量來得有效益，所以吃油脂豐富的食物，會有飽足感不會餓，體力也會比較好。但是大家都還停留在畏懼吃油會胖的心理意識裡。

脂肪還具有絕佳保護作用，我們的內臟器官外層，都會包覆著脂肪，目的是保護器官不要受到撞擊。

脂肪對細胞膜的穩定非常重要，細胞的細胞膜是雙層結構，是由兩層磷脂質構成，一端是磷質，一端是脂質，就成分而言，細胞膜有一半是由脂肪構成。

更驚人的是，布魯斯・立普頓（Bruce Lipton）博士在《信念的力量》一書講細胞膜時，發現對細胞膜的新定義：一個具備閘門和通道的液晶半導體，與電腦書對晶片的解釋——晶片是具備閘門與通道的晶體狀半導體——一模一樣。十二年後，一個澳洲研究團隊證實了立普頓博士的論述。所以，我們把細胞比擬為個人電腦是很恰當的，也就是說，環境是可以對細胞有所影響，一如程式設計是可以影響電腦的運作。

其實，我在《癌症會消失》解析葛森療法時，也已經用不同於立普頓博士的細胞生理學證據得到相同的結論，細胞內部的運作就像半導體液晶一樣，所以細胞的表裡都像液晶半導體！

說穿了，細胞簡直是一個微型電腦，一個微型人！而我也甚至用過細胞運作的幾個生理機制作用（影像），來教學員冥想打坐（專注），一種由小見大的練習方法。

立普頓博士在《信念的力量》一書最後一章還說了：「進化——覺知力的拓展——在物質層面上等於細胞膜表面積的增加。」細胞膜表面積越大，越能容納覺知的器皿，就是智能的基本單位——受體蛋白（覺知）與作用蛋白（行動），相當於晶體上的閘門和通道。所以，細胞膜表面積的增加就非得要靠脂肪酸不可了！而細胞膜上的絕大多數脂肪酸（超過八成）是飽和與單一不飽和脂肪酸。

因此，由立普頓博士上述的論述，造成我下文不從人體腸道消化與吸收油脂開講，而是從細胞的吸收與消化（氧化燃燒）開始談起，由小見大，也是油小鑑大啊！

## 肥胖是果不是因

美國已經推廣少吃紅肉、改吃植物油、最好少油超過五、六十年了！但是，依然無法撼動多少心血管疾病的罹患率與死亡率，而且肥胖者越來越多，事實與人願相違。

今天的少油飲食問題是，當一個人減少攝取油時，會吃進太多醣類、蛋白質，只要看看早餐麥片的成分內容，不難發現碳水化合物所占的極高比例，更不用說含糖的蘇打飲料。

其次是，飲用過多含酒精食物時，又沒有辦法燃燒用掉熱量時，酒精就會轉化成脂肪囤積在體內，形成肥胖。但是，法國人吃很油，又來葡萄酒，怎麼就是不胖，相對又少有血管疾病的問題呢？所以才有「法國悖論」之說。

其實，《瞎吃》這本書的食客心理學研究就有指出兩國民眾飲食的差別，法國人是吃快飽了就不吃，美國則人是有多少吃多少。美國人用餐時間又比法國人短，容易囫圇吞棗，消化吸收變慢，容易吃多，變成大胃王一般，相形之下，細嚼慢嚥時，身體一感受到營養足夠了，就會分泌瘦體素（Leptin）停止覓食感，也就不想再吃了！

人體有時是因為缺乏必需脂肪酸，所以身體沒有得到必備的營養素而缺乏飽足感，因此繼續覓食，反而造成過度攝取食物與熱量。

奇怪囉！植物油裡不是含有很多必需脂肪酸嗎？

其實植物油所含的多是ω-6必需脂肪酸，較缺乏的是ω-3必需脂肪酸，所以身體還是會處於覓食狀態。我們會看到很多人肥胖，但喜歡吃油炸食物，好像上癮一樣，這是腦部形成了一個錯誤的反饋作用，跟毒品上癮是類似的機制作用。還有些人腳的皮膚乾燥，但其他部位卻油膩膩的，其實也是吃錯油所致。而且這些植物油都是高度不飽和的，換句話說，它們是很容易氧化的，也就是容易酸敗產生有毒物質，更不用說在快炒、熱炒下，不飽和脂肪酸裂解產生更多毒素與揮發性空氣微粒。

身體到處堆積著脂肪，將演變成疾病的隱形殺手。以台灣地區的十大死亡原因為例，其中有六項疾病與肥胖脫離不了關係，包括惡性腫瘤、腦血管疾病、心臟病、糖尿病、慢性肝病及肝硬化、高血壓性疾病。反式脂肪最容易囤積在身體各個部位，特別是心臟，只因為細胞無法燃燒掉反式脂肪酸。

許多人都知道不良的飲食習慣是形成肥胖最大原因，詭譎的是，為什麼大家還是沒有自覺？或是有自覺，但戒斷不了飲食惡習。

因為跟食品添加物、糖所造成的癮頭是一樣的！

有什麼方法可以扭轉肥胖體態？絕對有方法！

有什麼方法可以改變致胖行為與心理？也絕對有方法！

首先，第一個方法是吃對油。我不會先教你節食減重，也不會先教你如何調理減肥餐，我今天先要講的重點在吃對油！

壞脂肪容易囤積毒素，難兄難弟容易攪在一起，變成惡性循環，而油吃對了，就會降低食欲，減少垃圾脂肪的囤積，也減輕毒素的堆積。

吃對油的結果是，無所謂而達成的自然瘦，比刻意減肥是更無牽掛的療癒方法，況且打破了脂肪囤積與毒素囤積的惡性循環。

油有分好油、壞油、醜惡的油，吃對油自然不會胖，可是吃錯油，即使吃了很少量，還是會囤積體內，越積越多，堆積到後來，脂肪毒素就會使細胞發生質變，身體當然生病。吃到醜陋的氫化油，不用講，一定囤積在身體裡，因為身體根本無法使用與分解這種油。況且氫化油或反式脂肪酸吃多了，身體對必需脂肪酸的需求會增加，這是有研究結果支持的論點，而且必需脂肪酸匱乏容易造成三高！

人體是有智慧的，注意聆聽其需要，你會知道要吃什麼或吃什麼！

肥胖是果不是因，是沒聆聽身心需求的結果，專注在自己身心與飲食的關係上，就能改善瞎吃的惡習。

## 實施正確的知識才會產生力量

俗謂知識就是力量。更精準地說應該是：實施正確的知識才會產生力量。

有很多關於油脂的知識是不符合事實的。例如，就有賣健康產品與推廣健康觀念的叔叔說，所有的植物油都一樣好，這真是天大的錯誤！

我的油衷之言是，即使有正確的觀念卻未實施（行動），當然也轉化不出力量，得不到要的結果（心想卻事不成）。很多寄望心想事成的修行人卻事與願違，回過頭來，應當先檢視一下自己吃的油吧！

我希望在此能簡單的將一些油脂的真相作深入淺出的解說，首先第一章透過「油必有方：油脂的幾個基本原則」，讓我們先理解油脂在人體的代謝到底是怎麼一回事。

再來，第二章講「油好關係：群起肖油」，肖什麼好油？有什麼好油可以肖呢？先粗淺的介紹一些好油與壞油。

第三章談到「油來油去：好油在哪裡？」油來油去油到很有趣，吃油真的可以吃到很高量，前提是要吃對油。什麼是對的油？因為身心會變化，所以所需求的油會改變，把不同的油當做食療工具提升健康才是正道；吃錯油，即使是少量，也會有負面影響，更不用說吃下大量的地溝油。

第四章介紹「天生油物：最均衡的好油」，其實天生尤物的酮體之所以漂亮，不只是表面功夫而已，吃下肚子的食物也要天生麗質，特別是油脂，畢竟要表裡一致的話，所吃的油要能與皮膚的光亮與緊實度有關。只要看看那些肥胖者的身體與臉龐，往往看到的是髒油的囤積，不只是坑坑洞洞，還往往黯然無光或臃腫積水。所以，這章特別介紹適合現代的超級好油，還要介紹所謂的健康功能油。

第五章「翻轉吧！椰子油：最健康的油」為椰子油平反，椰子油是最健康的油，根據流行病學與醫學考古學的驗證，吃大量椰子油的傳統部落民族都免於現代文明病的困擾，從椰子油的廣效殺菌能力到促進新陳代謝的多種好處，讓我不得不為它蒙上多年所謂的飽和脂肪酸的惡名平反。

第六章談談「油蕩不羈：油滋滋的生酮飲食」，雖然自己多年使用椰子油，但都未攝取足夠讓自己進入酮症，達致生酮飲食的真正目標，所以擇食不羈地吃進更多椰子油的時候，頓然發現生酮飲食對身心的顯著改變，與了解為何許多醫師與病人正流行採用生酮飲食！跟任何食療法一樣，採用生酮飲食有幾個撇步必須要注意，不然想達到的治病目標失敗了，又把罪怪到食療法上面，而不是自己未能徹底執行正確的生酮飲食。

第七章分享「油飪有餘：減肥的撇步」是幫助需要減肥的讀者，讓多餘的體重可以輕易去除，而且還長肌肉，不僅達到人體環保，而且也是使用綠色環保的方法，來達到恢復完美體重標準的目標。

第八章悠遊自在地闡述一些食譜，幫助讀者過過「優油生活」，裡面記載的絕大多數食譜，是簡易、快速可行的，更何況在健康的訴求下，可以做到不犧牲食物美味的樂趣，健康餐不等於平淡乏味菜呀！

最後我以結語「油衷感激」做收尾，心懷感恩是以好油做為心臟愛的施予能量。

我因為聆聽自己身心的內在與外在需求，而得以一直保持自己的身心平衡與不變的身材。今天油脂的重要性在各地不僅備受矚目，更廣受討論，值此之際，我將過去幾年所寫的有關油脂與減肥的所有偏理論性的文章，以及品油和用油烹飪的實際生活經驗匯集成冊，與大家分享。

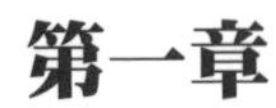

# 第一章
# 油必有方：油脂的幾個基本原則

從前言，我們已經知道油脂真的很重要。這一章節，我們要更清楚去了解油脂的幾個基本生理與生化原則。

我們先從細胞內部脂肪的運用開始講解，再往細胞外部倒推而去，最終再講到腸道如何消化與吸收油脂。至於油脂的功能，我們則集中在心腦運用的部分來說明。

## 細胞內脂肪的運用

### 第一個關鍵是粒腺體要有對的脂肪酸才能產生能量

直鏈（脂肪酸是構成脂質的基本結構單位，為直鏈偶數碳之碳氫化合物）的短鏈、中鏈與長鏈脂肪酸才是細胞粒腺體可以運用的材料，而反式脂肪酸是身體不會多加利用的錯誤燃料，因此會囤積在體脂肪內，所以很多人年紀越大，乳房、臀部、大腿或腹部就越大，囤積的正是吃錯油裡所含的反式脂肪酸。

腦神經細胞無法完全以脂肪酸做為燃料，是因為腦血屏障不讓長鏈脂肪酸過境，可是短鏈與中鏈脂肪酸則無此問題，所以腦部可以運用中、短鏈脂肪酸與酮體做為葡萄糖的替代能源。然而，脂肪酸在細胞裡的代謝（燃燒）

完全仰賴粒腺體，粒腺體就像一座火力發電廠，必須利用氧氣把脂肪酸氧化（燃燒），才能產生三磷酸腺苷（ATP）的能量分子。

### 第二個關鍵是粒腺體的產能會因為毒素干擾而活性大減

重金屬如鉛汞，有些西藥與農藥，還有些環境毒素，以及感染源毒素，都會干擾粒腺體的運作，結果細胞無力氣，人也就容易疲憊。

當然，飲食吸收進細胞裡的氧化脂肪與反式脂肪也會干擾粒腺體運作。

還有，粒腺體運作不正常時，通常會增加自由基，造成氧化壓力，進一步降低粒腺體功能，呈現出一種惡性循環。

### 第三個關鍵是粒腺體燃燒脂肪酸時需要一些輔助因子，最主要是醯基輔酶與肉鹼，所以它們的重要性不言而喻

醯基輔酶是幫脂肪酸進入 β- 氧化作用所需的輔助元素，而脂肪酸 β- 氧化作用是細胞產生 ATP 能量的方法之一（另一種是利用葡萄糖氧化產生能量）；肉鹼則是醯基化脂肪酸要進入粒腺體所需要的運輸輔助元素。

### 第四個關鍵是油脂吸收後運送到使用目的地的過程，特別是由血液進入細胞時，需要白蛋白運送游離脂肪酸到細胞

但是，隨著年齡的增長，白蛋白（albumin）的量會逐漸降低，對脂肪酸的運送能力會遞減。脂肪酸進入一般細胞需要特定運輸蛋白與 ATP 的能量，而脂肪酸進入細胞以後，也需要肉鹼的幫助才能進入粒腺體。所以，肉鹼缺乏時也會造成脂肪運送與燃燒不足的雙重問題。當粒腺體無法產生 ATP 時，脂肪酸進入細胞的速度便會因此變慢，脂肪酸的氧化燃燒也會減速。

### 第五個關鍵是腸道脂肪的消化與吸收要正常

脂肪是以三酸甘油脂的化學型態進入腸道與膽汁混合，每分子的三酸甘

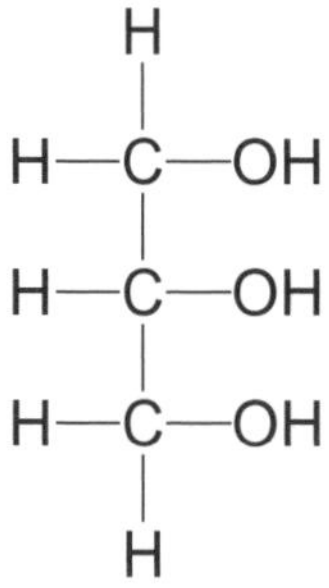

甘油

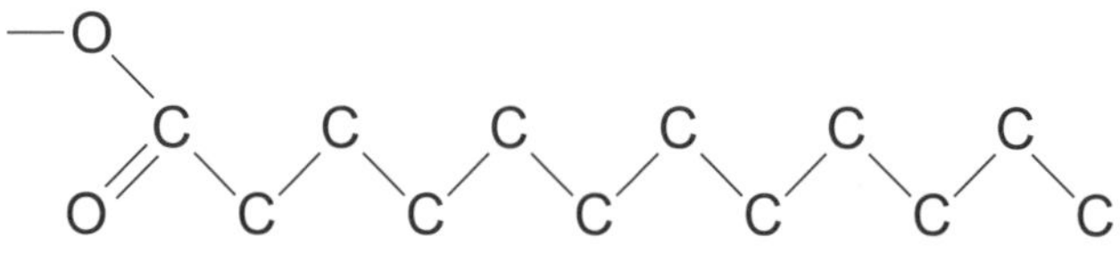

脂肪酸（飽和的十二碳月桂酸）

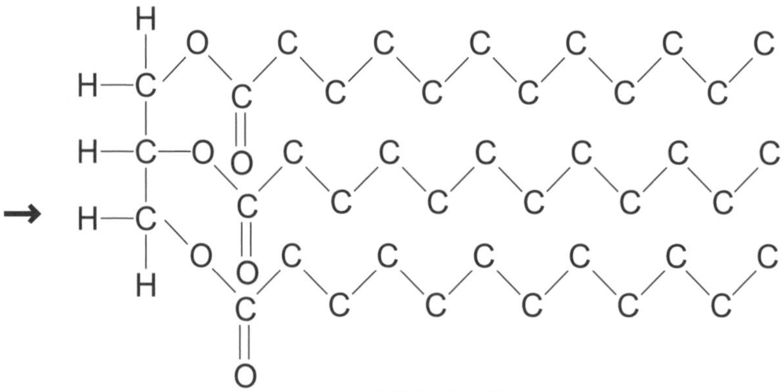

三酸甘油脂

油脂含有一個甘油分子與三個脂肪酸分子，甘油有三個官能基可以各承載一分子脂肪酸（見上圖），這三分子的脂肪酸通常是中鏈或長鏈的，因此被脂肪酶分解成單獨的游離脂肪酸時，脂肪才會被吸收，膽汁不足或膽囊被切除，還有脂肪酶不足時，都會造成脂肪消化與吸收上的問題。

有些人的膽囊被切除，因此長鏈脂肪酸的吸收會受影響，中、短鏈脂肪酸於是變成比較合適的能量來源。而用能量儀檢測發現，有些人有脂肪酶的匱乏問題，因此要補充脂肪酶來幫助三酸甘油脂的分解與吸收。還有，脂肪的消化與吸收有問題者，往往也會出現必需脂肪酸與脂溶性維生素缺乏現象。

從上述的脂肪代謝過程，我們可以推衍出，為何正確的生酮飲食對中老年人更好，因為人一旦上了年紀，運送與燃燒長鏈脂肪酸的能力便會大大降低，所以富含中鏈脂肪酸的椰子油與富含短鏈脂肪酸的草飼奶油，相對的會變成重要的脂肪酸來源，產生的酮體可保護腦部，也讓粒腺體保持運作能力，加上草飼奶油又含脂溶性維生素，對免疫力與身心健康也都很重要。因此，每天至少一杯防彈咖啡，真的對大家有益。

## 吃對脂肪真健康

不是每個器官對脂肪的需求是一樣的，像腦部，實質上脂肪就占了很重要的比例。從腦神經結構的成分比例看來，去除水分後，占腦部重量 60% 的脂肪是最重要的。

對腦部重要的脂肪同樣對血管也很重要。脂肪對血管的影響有四個方面：必需脂肪酸比例不正常會影響血管壁、血管收縮、血液黏度，血液脂肪濃度太高也會增加血球的沾黏。此外，只占身體重量 2% 的腦，卻相對消耗 25% 的大量氧氣，而氧氣是由心血管系統供應的。所以，腦部的脂肪、氧氣，以及各種營養都必須藉由黏度適中的血液來供給，一旦毒素多或導致血液黏稠的因素一多，血液輸送的功能就會受到影響。

我們一直注意攝取不良的食物會導致癌症、心血管疾病、糖尿病等退化性疾病，卻忽略了這些食品對我們心智的影響。我們祖先吃的傳統飲食跟今天的食品簡直有天壤之別，一盒又一盒精緻的食品、一包又一包加工的假食物、一罐又一罐的蘇打糖水，絕對比不上五顏六色的生鮮蔬果、剛捕抓的野味、從河裡海中釣起的活魚、吃新鮮綠草的牛羊肉。但是，很多人在行銷策略與廣告宣傳下，只知道滿足自己的口慾，而忘記自己的味覺本能，甚至不知道這些精緻食品與人工食品添加物正在殘害我們的腦部。

我上養生課時，曾經有個兩歲小孩陪同上課，一起參與品油。結果，好油一靠近小嘴巴就嘟上去，壞油一靠近臉龐立即閃一邊，同樣的測試，有些大人就先看標籤（先入為主）再品油，準確度比小孩差很多。

這是人與生俱來的能力，小孩完全是憑直覺本能，沒有先入為主的觀念，不受商標、宣傳字眼影響。

## 基本的脂肪化學

人體脂質共有好幾種，詳見分類如下：

- 飽和脂肪酸（saturatedfattyacid）：不含有 -C = C- 雙鍵的脂肪酸。
- 不飽和脂肪酸（unsaturatedfattyacid）：至少含有 -C = C- 雙鍵的脂肪酸。
- 必需脂肪酸（occentialfattyacid）：維持哺乳動物正常生長所必需，而動物又不能合成的脂肪酸，如亞油酸、亞麻酸。
- 三脂醯苷油（triacylglycerol）：又稱為三酸甘油脂。一種含有三個脂醯基的酯類。脂肪和油是三脂醯甘油的混合物。
- 磷脂（phospholipid）：含有磷酸成分的脂。如卵磷脂、腦磷脂。
- 鞘脂（sphingolipid）：一類含有鞘氨醇骨架的兩性脂，一端連接著一個長鏈的脂肪酸，另一端為一個極性醇基。鞘脂包括鞘磷脂、腦磷脂以及神經節苷脂，一般存在於植物和動物的細胞膜內，尤其在中樞神經系統的組織內含量豐富。
- 鞘磷脂（sphingomyelin）：一種由神經醯胺的 C-1 羥基上連接了磷酸的膽鹼分子（或磷酸乙醯胺）構成的鞘脂。鞘磷脂存在於在多數哺乳動物細胞的質膜內，是髓鞘的主要成分。
- 卵磷脂（lecithin）：即磷脂醯膽鹼（PC），是磷脂醯與膽鹼形成的複合物。
- 腦磷脂（cephalin）：即磷脂醯乙醇胺（PE），是磷脂醯與乙醇胺形成的複合物。

表 1-1 脂質的分類

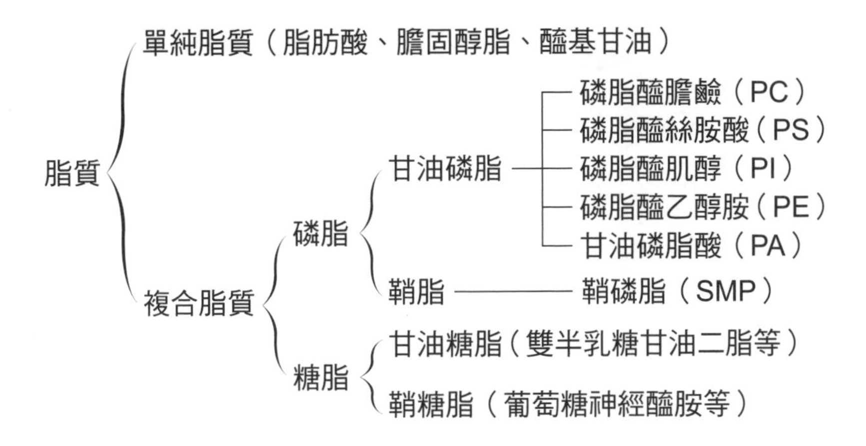


油脂絕大多數以三酸甘油脂的型態存在，三酸甘油脂是一個甘油分子加上三個脂肪酸分子，在橄欖油裡，高含量的游離脂肪酸通常代表橄欖不新鮮或受損；而每一種油都有其特殊的營養成分，如植化素，與一般營養素，如維生素 E 與 K。

三酸甘油脂的三個脂肪酸分子，在不同的油品以不同的成分比例存在，如椰子油有豐富的飽和中鏈脂肪酸，橄欖油有豐富的單元不飽和長鏈油酸，豬油有豐富的飽和長鏈脂肪酸等等。

脂肪酸從四個碳鏈的丁酸開始，到二十四個碳鏈的椈蕉油酸的基本結構介紹如表 1-2。

至於特殊的營養成分，橄欖油有橄欖多酚，包括橄欖苦皂（oleuropein）、橄欖辣素（oleocanthal），它們分別是橄欖裡的苦澀與刺辣味來源，真正的頂級橄欖油就是要有這苦辣味，但很多造假的膺品卻很溫潤順口，這是因為用比較劣質脫臭過的橄欖油或榛果油混合而成的。橄欖果實在成熟的過程中，這些特殊成分會改變，如苦皂會分解成多酚類的羥基酪醇（hydroxytyrosol）

表 1-2 各類油脂中脂肪酸的基本結構

| 鏈長 | 短鏈 | | 中鏈 | | | 長鏈 | | | | | | | | | | | 非常長鏈 | | 類別比例 | | |
|---|---|---|---|---|---|---|---|---|---|---|---|---|---|---|---|---|---|---|---|---|---|
| 脂肪酸命名 | 丁酸（C4：0） | 己酸（C6：0） | 辛酸（C8：0） | 葵酸（C10：0） | 月桂酸（C12：0） | 肉豆蔻酸（C14：0） | 棕櫚酸（C16：0） | 硬脂酸（C18：0） | 花生酸（C20：0） | 棕櫚烯酸（C16：1） | 油酸（C18：1） | 亞油酸（C18：2） | 亞麻油酸（C18：3） | 山榆酸（C22：0） | 芥酸（C22：1） | DHA（C22：6） | 椈蕉油酸（C24：0） | 更高碳蠟狀物 | 飽和% | 單元不飽和% | 多元不飽和% |
| 椰子油 | | 0.5 | 7.8 | 6.7 | 47.5 | 18.1 | 8.8 | 2.6 | 0.1 | | 6.2 | 1.6 | | | | | | | 92.1 | 6.2 | 1.1 |
| 棕櫚仁油 | | | 4 | 4 | 45 | 18 | 9 | 3 | | | 15 | 2 | | | | | | | 83 | 15 | 2 |
| 豬油 | | | | | | 3 | 24 | 18 | 1 | | 42 | 9 | | | | | | | 46 | 42 | 9 |
| 奶油 | 3 | 1 | 1 | 3 | 4 | 12 | 29 | 11 | 5 | 4 | 25 | 2 | | | | | | | 69 | 29 | 2 |
| 牛油 | | | | | | 3 | 29 | 22 | | | 43 | 1.4 | | | | | | | 54.4 | 43 | 1.4 |
| 橄欖油 | | | | | | 1 | 10 | 3 | | | 75 | 10 | | | | | | | 18 | 71 | 11 |
| 大豆油 | | | | | | | 11 | 4 | | | 23 | 53 | 8 | | | | | | 15 | 25 | 60 |
| 玉米油 | | | | | | | 10 | 1.5 | | | 25 | 60 | 2 | | | | | | 11.5 | 25 | 62 |
| 芥花油 | | | | | | | 4 | 2 | | | 61 | 21 | 11 | | 0.2< | | | | 7＊ | 61 | 32 |

＊根據美國食品藥物管理署的資料，加拿大品種改良的芥花油會含反式脂肪酸約 0.4%。

與酪醇（tyrosol），此外橄欖油還含有很多植物固醇谷甾醇（sitosterol），甚至稀有的角鯊烯（squalene）。這些多酚類有預防大腸癌、乳腺癌、卵巢癌與前列腺癌的效果。

角鯊烯在人體的皮膚含量最高，特別集中在油脂腺裡。角鯊烯有殺菌、促進傷口癒合、抗氧化的功能，也有防癌的效果，對熟知鯊魚肝油的日本漁民而言，角鯊烯是萬靈丹。

植物界中僅有少數含有少量的角鯊烯。在小麥胚芽與米糠油中含量較少，苦茶油與茶葉籽油也有，含量稍微高一點，但以橄欖油為最高，直到最近發現，莧籽油裡有比橄欖油高達七倍以上的含量，橄欖油遂退居為老二。

動物界則以鯊魚肝油含量較高。角鯊烯不僅被視為皮膚保養的珍品，而且還有防癌、抗癌的美譽。

動物實驗顯示，橄欖苦甙與橄欖辣素也被發現有很好的防癌、抗癌特性。因此，這些實驗證據與流行病學上橄欖油攝取量、癌症併發率相關聯吻合。

橄欖樹耐乾旱，減少灌溉次數對樹木而言是一種環境壓力，會誘發多酚的產生，飽富盛名的油酸也會增高，並降低游離酸，是製造頂級初榨橄欖油的最好來源。橄欖受損或落果，酵素就會開始分解油脂，因此也會破壞油質。所以，好的初榨橄欖油就必須在橄欖苦甙（或其衍生物羥基酪醇與酪醇）、橄欖辣素、角鯊烯上的含量做到最佳保留才算極品。

同樣的，有些油因為特殊營養成分而有突出的功能，如沙棘油。因此，我們若能善用這些油品的功能，也就能透過油的攝取來保持高度的健康。

## 什麼是必需脂肪酸？

接著，我們要來認識脂肪酸，因為不同的脂肪酸，會對身體產生不同的生理作用。

人體有非必需脂肪酸及必需脂肪酸，非必需脂肪酸是可以自行合成，不需要依賴食物供應，但必需脂肪酸人體無法合成，就一定要從食物中獲取。

ω-6 脂肪酸一般被指謫為造成發炎的壞油，ω-3 脂肪酸則得美譽，為消炎的好油，其實這是過度簡化的繆論。ω-6 脂肪酸高的油跟穀類我一樣會輪流使用（輪替飲食法），或者與含 ω-3 脂肪酸高的油混合使用，畢竟 ω-6 脂肪酸還是一種人體必需的脂肪酸。只是兩者的比例一定要適當，才能發揮正常功用。

人體的必需脂肪酸是亞油酸（linoleic acid, LA, ω-6）與亞麻油酸（α-linolenic acid, ALA, ω-3），亞油酸在人體內要去氫（不飽和化）與增長碳鏈，才會生成有荷爾蒙作用力的前列腺素前驅物——一種細胞的荷爾蒙。

亞油酸不飽和化的第一步驟需Δ6去氫酶（Δ6表示標記官能基酸基-COOH算起的第六個碳）的催化，但此酶需要維生素 $B_6$、鎂與鋅的輔助，而反式脂肪酸、飽和脂肪酸與酒精會壓抑此酶。

所以反式脂肪酸吃多了，亞油酸的代謝會受阻，其中具消炎作用的前列腺素第一系列便會缺乏，當然最具發炎性的前列腺素第二系列與白三烯系列也不會產生。

可是具發炎性的前列腺素第二系列與白三烯系列往往由飲食中的花生四烯酸（arachidonic acid, AA）就可以產生。因此，會缺乏消炎的前列腺素第一系列來平衡。

此時，當以富含 γ 亞油酸（GLA）的黑醋栗油（black currant oil, 17%）或琉璃苣油（borage oil, 22%）補充，可避開受反式脂肪酸阻擾的Δ6 去氫酶活性。月見草油的 GLA 只有 9%，所以功效可能較差。糖尿病患即特別需要 γ 亞油酸的補充，對神經有保護的作用。

亞麻油酸不飽和化的第一步驟也需Δ6 去氫酶的催化，變成二十碳五烯酸（EPA）時，才會變成消炎的前列腺素第三系列與具消炎性的白三烯系列。

因此，**ω-3 與 ω-6 脂肪酸好像中醫太極圖裡的陰與陽，陰中有陽，陽中有陰。ω-3 脂肪酸比較消炎，但還是會產生有點發炎性的白三烯；ω-6 脂肪酸比較會引起發炎，卻又有消炎的前列腺素第一系列的平衡。所以，真的是陰陽要調和啊！**

免疫系統當然需要發炎與消炎兩者均衡表現，但季節會改變營養的需求，如冬天易感冒時，ω-6 脂肪酸的攝取要偏高來提升抵抗力，當春天植物要發芽與動物要交媾時，則需 ω-3 脂肪酸的助力。例如，土撥鼠冬天會休眠，此時若餵食富含 ω-3 脂肪酸的亞麻仁籽，會使其不進入休眠，反而想交媾，所以油脂的補充也是有季節規律性的。

## 必需脂肪酸的攝取量少也是健康關鍵

我發現增加飽和脂肪酸與單一不飽和脂肪酸的攝取後，多元不飽和脂肪酸的攝取量便相對減少了，對水果的攝取欲望也減少了，雖然起初有點在意，畢竟我一直都是一個很喜歡吃水果的人，但能量檢測也沒有出現維生素 C 缺乏的問題。後來自己推論，可能因為多元不飽和脂肪酸的攝取量減少了，所以身體的氧化壓力也跟著降低，另外油脂可以幫助吸收水果與蔬菜的植化素與抗氧化物，因此水果需求量也就不那麼多了，這真又是一個出乎（營養學）意料之外的結果。

還有一項智慧是需要學習的，那就是必需脂肪酸的攝取量少也是健康的關鍵之一，普萊斯牙醫師發現原始部落的飲食，其實必需脂肪酸的攝取量是很低的（傳統飲食裡，所攝取的絕大多數油脂是飽和脂肪酸與 ω-9，只有 5～10% 是 ω-3 和 ω-6）。

另外，動物的飼養方法也會決定 ω-6 和 ω-3 不飽和脂肪酸的量，而放山雞所攝取的必需脂肪酸是均衡的，不像飼料飼養的動物偏重 ω-6 不飽和脂肪酸。

放山雞與飼養雞的雞蛋脂肪酸之所以不一樣，是放山雞常年自由自在，所含的 ω-6 及 ω-3 不飽和脂肪酸為等量，可是關在類似牢籠的飼養雞，ω-6 會超過 ω-3，如果吃多了這種 ω-6 脂肪酸，很容易造成身體發炎，所以吃放山雞的雞肉與雞蛋自然較健康。

近幾年來，超級市場陳列的穀飼牛肉還滿夯的，售價比一般牛肉昂貴，但還是有很多追逐者。問題是，草飼牛肉所含的 ω-6 及 ω-3 等量，穀飼牛肉的 ω-6 較高，常吃身體容易發炎。大家喜歡和牛，是因為油比較多、肉比較軟，但其實那油花是長在肌肉細胞裡，而不是長在肌肉與肌肉之間，前者是屬於細胞囤積脂肪的病態結構，因此我一直很懷疑，吃不健康的食物如何換取真正的健康？

正因為飼料與飼養方法會決定 ω-6 和 ω-3 不飽和脂肪酸的量，所以選購肉品要覺察飼養原委與真相，才能夠到真健康的來源。

台灣坊間已有海藻豬、活菌豬、蓮貞豬、香草豬、東寶豬、能量豬、快樂豬、自然豬……多到不勝枚舉的品牌，還有國外進口的丹麥快樂豬、西班牙的伊比利豬、匈牙利的綿羊豬，只要揪團一起採購所有豬肉品牌，齊聚一堂舉辦一次比較性的肉品品嚐大會，最後投票表決最優質的品牌，相信大家在口味上會有很大的意外收穫。

雞的天性不是吃大量的玉米，而是吃蟲、蚯蚓及散落的穀類雜食；牛的天性也不是玉米等穀物，而是吃草，所以用玉米強行飼養的雞牛，不是美食，而是會囤積在體內的毒素。另外，用玉米強行飼養的法國鵝肝也不是美食，而是過敏性脂肪毒肝。若人吃很多類似難以消化的（穀類）食物，是否也會產生脂肪肝？農家其實知道，餵養動物穀類會讓牠們迅速肥胖，我覺得這是一個非常值得每個人去思索與探討的議題。

傳統部落所攝取的必需脂肪酸多來自天然的穀類、豆類、堅果類、魚、動物脂肪、蛋、蔬菜、水果、海藻，而且 ω-6 和 ω-3 必需脂肪酸幾乎是等量。

當我們仔細去檢驗動物油脂的成分時，一定會很驚訝的發現，野生動物的不飽和脂肪酸居然比飼養的動物要來得高，而兩者的飽和脂肪酸含量是一樣的，這種差異性對多吃肉或飽和脂肪酸容易造成膽固醇太高，導致心臟病的假說，也不能算是支持的證據，很可能還有其他因素，如胺基酸含量或毒素的存在，導致多吃肉易有酸性體質等假說。

動物油以肥肉的型態攝取會比榨取出來的豬油好，這與亞麻仁粉耐高溫、亞麻仁油很快會氧化酸敗的現象類似。吃草的牛羊飽和脂肪含量高，雜食的雞鴨鵝豬反而單一不飽和脂肪含量高。

話說回來，野生動物的肉比飼養的動物含有更高的不飽和脂肪酸，想必是 ω-3 脂肪酸量比較高，這類的不飽和脂肪酸是有消炎作用的，因此是無法支持增加吃肉會提高心臟病發的假說。

## 必需脂肪酸的缺乏症狀

雖然血液或血清可用來檢測是否有必需脂肪酸的缺乏，但腦部的匱乏不一定會顯示在血液檢驗中。必需脂肪酸缺乏的症狀有：皮膚乾燥、手臂後方有類似雞皮的皺皺皮膚、鱷魚皮、臉頰皮膚有數處蒼白區、指尖或腳跟有乾裂痕、頭髮乾又難梳理、頭皮屑多、經常口渴、頻尿、指甲容易斷裂、指甲軟、乾眼、過敏、傷口不易癒合、免疫力差、常有感染、衰弱、易累、易怒、過動、注意力不集中、學習障礙等。可以先透過這些症狀與營養補充來確認是否有必需脂肪酸的缺乏。

既然腦部有很多的不飽和脂肪酸，所以理論上是很容易受氧化的損傷，況且腦部是最耗氧的身體部位。確實，老年失憶症患者也多有偏高的脂肪氧化代謝物。所以，減少腦部的自由基產生與保持腦部高量的抗氧化劑，是維持健康的不二法則。

自由基的來源有酗酒、一些西藥、細菌毒素、病毒、抽菸、重金屬毒、壓力、過多的礦物質（鐵、錳、銅）、食物過敏原、化毒、糖尿病、肝病、過多白血球活動、腸道菌叢失衡、神經刺激毒素（味精、阿斯巴甜）、營養匱乏、創傷。

平衡氧化作用的抗氧化劑有 Q10 輔酶、N- 乙基肉鹼、N- 乙基半胱胺酸、硫辛酸、穀胱甘肽、維生素 C、維生素 E、胡蘿菠素、硒、植化素……等。

但是，還有其他非物質的因素會傷害腦神經。例如，史丹佛大學的沙波斯基（Sapolsky）教授的研究發現，壓力下導致人體產生過量的可體松，會讓神經細胞的突觸萎縮。

還有其他學者利用腦部影像技術也發現，有創傷症候群者的腦部中，負責學習與記憶區較小。因此可知，不良營養物質與非物質壓力因素皆可以誘發腦神經細胞受損。

飲食小常識

## 優質蛋白質與必需胺基酸

蛋白質不是含量越高越好，品質也很重要，決定的因素在於八種必需胺基酸（苯丙胺酸〔Phenylalanine，Phe〕、纈胺酸〔Valine，Val〕、息寧胺酸〔Threonine，Thr〕、色胺酸〔Tryptophan，Trp〕、異白胺酸〔Isoleucine，Ile〕、白胺酸〔Leucine，Leu〕、甲硫胺酸〔蛋胺酸，Methionine，Met〕、離胺酸〔賴胺酸，Lysine，Lys〕）都要具備，一般以魚類的蛋白質品質最佳，普萊斯牙醫師確實也發現，維持傳統飲食的部落，以多吃魚的漁民部落身心狀態最為健康。

穀類裡以印加麥、莧籽、蕎麥蛋白質較優，穀類通常缺乏賴胺酸，賴胺酸可抗病毒，印加麥、莧籽、蕎麥含量則較高，小麥相對缺乏。

此外，一些傳統民族飲食以豆類配米飯，來包含所有的必需胺基酸。例如，糙米配味噌（發酵豆腐）與海帶，足以讓飽受廣島原子彈輻射傷害的日本人全部都活下來。

印度素食者居多，他們也是善於用豆類配穀類來達成必需胺基酸的完整攝取，不過讓豆類與穀類發酵（降低草酸與植酸的濃度）往往是他們準備食物的一個必備過程，但現今也慢慢被快速的生活型態忽略掉，椰子油也被沙拉油取代。連續五年，我每年都到印度至少兩次，可以看到肥胖或挺著大肚子的代謝症候群者也變多了。

美洲的印地安人以玉米餅配大豆為所有胺基酸的主食來源，這也是長期經驗累積的飲食智慧，玉米餅的製作要用檸檬酸來釋放營養素，才是正確的烹飪方式，但這些智慧會一點一滴地在現代食品製造工業講求速度與效率下慢慢流失。

另外，我在閱讀有關腦化學相關書籍中發現，幫助生成腦神經傳導物的各種胺基酸，以野生動物來源為最高，而且高很多，那些胺基酸有助於生成快樂的腦神經傳導物，我後來終於想通了，可以自自由由生活的野生動物是最快樂的，所以牠們的胺基酸前導物含量當然比圈養的悲慘動物更高囉！

# 脂肪與心血管的迷思

## 器官的必需燃料

生化教學讓很多人以為所有的細胞都是用葡萄糖當燃料，所以所有的器官都需要葡萄糖，其實真相是：**腦部與肌肉主要以葡萄糖為燃料、心臟以長鏈飽和脂肪酸為燃料、小腸以胺基酸麩胺醯胺為燃料、大腸以短鏈脂肪酸丁酸為燃料。**因此，心臟以長鏈飽和脂肪酸為燃料的事實，一直與認為多吃飽和脂肪酸會增加心血管疾病的論點實在有所矛盾。

可是科學的研究經費是透過同儕評審才拿得到的，當多吃飽和脂肪酸會增加心血管疾病的論點變成主流真理時，就沒有不同的觀點或假說可以獲得經費做研究了。但我們都知道，很多主流或當道的科學論點都很難倖免於最後被推翻的悲慘下場，畢竟科學家都是有弱點的人類，很容易受到名利與權力等欲望主宰。

多吃飽和脂肪酸有害的觀點，又支撐著膽固醇過高容易得到心血管疾病的假說，所以飽和脂肪酸與膽固醇高的紅肉、含高膽固醇的奶油均被視為心血管疾病的罪魁禍首，富含飽和脂肪酸的椰子油與棕櫚油也因此受到波及。於是，白雞肉與植物油氫化製成的零膽固醇乳瑪琳反而被視為飲食新寵。在政府飲食金字塔的庇護下，這些似是而非的假說被推行了六十年，到現在，醫學界還是執迷不悟地開降膽固醇藥物來預防心血管疾病，這已經不是科學證據有無與強弱的問題，實際上已成為藥廠與醫師獲取經濟利益的癮頭。

「心血管疾病」是心臟病與血管疾病的總稱。冠狀動脈是供應心臟氧氣與養分的血管，「心臟冠狀動脈疾病」（Coronary heart disease）專指供應心臟的血液減少而對心臟造成傷害，常見的疾病是「動脈粥狀硬化」（Atherosclerosis）與高血壓。

正常的血管內壁沒有腫塊，管腔暢通。粥狀硬化是指動脈管壁上生成腫塊，內容是由平滑肌細胞、纖維蛋白質、脂肪、細胞殘渣所構成，並有程度不一的出血、壞死、鈣化現象，粥狀硬塊外圍常附有血栓。血管壁因此硬化粗糙不平、管徑變小、血流阻力增大、血流量減少、組織獲氧與養分供應減少。血管壁承受壓力大，容易受傷，而易生成血栓，使阻塞的情況更為惡化，晚期的血管壁粥狀塊更是複雜而不可逆。

動脈硬化起因於血中低密度脂蛋白（LDL）氧化所引起的血管壁病變和發炎反應，病症有階段性的變化。首先，血中過量的低密度脂蛋白聚集在動脈內壁上並且發生氧化，刺激內皮細胞分泌黏性分子，吸引 T 細胞和單核球細胞黏沾並侵入血管內膜。在血管內膜，單核球活化成為巨噬細胞，產生許多發炎物質，並且吞噬大量的氧化低密度脂蛋白，形成脂肪堆積的泡細胞（foam cells）與脂肪塊，這是粥腫的初期，此階段為可逆性，如果妥善預防，可以逆轉傷害性的變化。

之後腫塊以脂肪為中心逐漸增大，被周邊的肌肉細胞包圍，肌肉細胞形成纖維狀硬殼，隔離腫塊與血流。泡細胞則分泌多種發炎物質，破壞周圍的肌肉細胞與纖維狀硬殼，導致腫塊破裂而無法修復，損傷的管壁組織釋出的成分會促進血小板凝集，形成凝血塊或血栓，血栓或血塊過大就會阻塞血流，發生於腦血管則是中風，發生於心臟血管則是心肌梗塞的原因之一，心肌因缺氧而壞死。

**單元不飽和脂肪酸能降低血液中「低密度脂蛋白膽固醇」濃度，且可能提高「高密度脂蛋白膽固醇」濃度，具抗氧化功能，能抵抗氧化造成的傷害。**具單元不飽和脂肪酸高含量的食用油脂，在室溫下為液態，主要來源為植物油，如苦茶油、橄欖油、酪梨油等。堅果類如榛果、杏仁、腰果等的單元不飽和脂肪酸含量亦相當豐富。而動物性的豬油、牛油、鵝油、雞油等，其單元不飽和脂肪酸含量也不低，約含有 35 ～ 40%。但動物性的豬油、牛油、鵝油、雞油，以及高膽固醇的雞蛋，卻被視為導致高膽固醇的不良食物。

妮娜・泰柯茲（Nina Teicholz）歷經九年調查的巨作《令人大感意外的

脂肪》一書，歸論說奶油、肉類、乳酪應該是健康飲食，還揭露很多有關脂肪的研究幕後不可告人的醜陋真相。其實，她不是第一個報導這類訊息的作家，大衛・克瑞契夫斯基（Dave Kritchevsky）在美國國家科學研究院的座談會提出放寬脂肪攝取量的上限，卻幾乎像是叛國賊一樣的被殘酷對待。所以，美國主流醫學界其實與民主自由政治所反對的極權主義政府沒什麼兩樣，數落它的不民主一點也不為過。

美國過去六十年來，鼓勵以植物性不飽和脂肪酸取代飽和脂肪酸的飲食習慣，雖然讓膽固醇指數降低，但心血管疾病的死亡率並未降低，也就是說，膽固醇的減少並無助於預防心臟病與死亡風險。

瑪麗・恩尼格是油脂化學家，她在她的書裡也提到，開膽固醇抑制劑的血液膽固醇下限量，是兩個醫師在走道上密商決定的，從 220 降到 200，結果很多人因此被告知膽固醇過高，必須服用史塔汀類的降膽固醇藥，這很顯然的是圖利自己與藥商。

最近的研究歸結說，服用史塔汀類的降膽固醇藥只降低了 1% 心臟病風險，而不是製藥公司宣稱的 36 ～ 54%，所以反而可能會提高心臟病的風險！此外，服藥還有很多嚴重的副作用，包括癌症、白內障、糖尿病、認知障礙、肌骨疾病等。

另一方面，在田野醫學裡，科學家發現吃紅肉、攝取高脂肪量的飲食卻存在幾個非常健康的民族裡，與現行理論完全相反悖離。

這些反動的種子終於在今天開始發芽成長，前後已經有六個研究發現，飽和脂肪酸並不會增加心血管疾病的風險，反倒是最近研究發現，反式脂肪酸非常有害，會增加心臟病風險、冠狀動脈阻塞、早期死亡風險，基於這些發現，才有今天的從阿金飲食法演進到更精準的生酮飲食法的情勢。

更顛覆醫界的是，在一次研究中，美國科學界檢測阿金療法與其他正規食療法時，出乎意料之外，在有效減少體重項目上，阿金療法擊敗了所有的療法。即使證據已經出爐，但還是有很多人不信這個科學實驗結果，執迷於把持著自己錯誤的認知。這讓我想起另一個例子，林白兄弟將飛機飛離地面時，有人目睹了，訊息後來傳到某些大學教授那裡，教授一副不容挑戰地說：哪有可能！

讓我再一次重新聲明最近的科學研究結論：**膽固醇不會提高心臟病或死亡風險，反式脂肪酸會，反式脂肪酸才是可怕的食物，乳瑪琳就是百分之百的反式脂肪；飽和脂肪酸不是可怕的食物，飽和脂肪酸是必需的營養物質，沒有傷害身體的證據**。過去提倡以高度不飽和脂肪酸的植物油來取代飽和脂肪酸的動物油，而事實是，植物油的實際好處被過度高估了！

## 搞清楚總膽固醇、好膽固醇與壞膽固醇

西醫對膽固醇與心血管疾病風險的觀點，太狹隘的侷限於總膽固醇、好膽固醇與壞膽固醇。

一般認為總膽固醇必須低於 200 mg/dl，這是從原本 220 mg/dl 的標準降低下來的，根據恩尼格博士無意間聽到，是政策主導的兩位醫師在走道私自密商所做的決定，為降膽固醇藥商開闢賺更多錢的門路。郭葉璘醫師做生酮飲食後，總膽固醇升高到 240 mg/dl，從未超過 200 mg/dl 的我，也因為生酮而達到 220 mg/dl，很多人一定會因此打退堂鼓，雖然科學證明總膽固醇已經跟心血管疾病的風險無關聯了，可是許多人潛意識裡還是會有舊觀念作祟。

低密度脂蛋白（或壞膽固醇）必須低於 130 mg/dl，但歷經多年研究後，發現總低密度脂蛋白並無法預測心臟病風險。美國加州大學伯克利分校兒童醫院奧克蘭研究所克勞斯（Ronald Krauss）教授的低密度脂蛋白分析研究發現，並不是所有的低密度脂蛋白都是一樣的，有的片段是輕浮型的，有的是緊實沉重型的，結果後者跟心臟病風險比較有關聯，也因此發現總低密度脂蛋白會掩飾掉一些必要的關聯。

克勞斯還發現多攝取總脂肪與飽和脂肪量，好的低密度脂蛋白會上升，

壞的低密度脂蛋白會下降。執行生酮飲食的郭葉璘醫師，他的血液低密度脂蛋白確實增加了，不過是好的部分增加，壞的減少。但是，大部分支持「脂肪—心臟」假說的專家還是不想去面對自己犯的多年錯誤。

還有一些毒理學的重點營養師與醫師也還沒有面對。不飽和脂肪酸氧化會產生 4- 羥基壬烯醛（4-HNE）以及其他有毒化物與致癌物，4- 羥基壬烯醛會氧化低密度脂蛋白上的膽固醇，形成動脈硬化糜粥裡氧化掉的膽固醇。

植物油在高溫萃取與精煉過程會產生許多裂解的氧化物質，包括很多醛類，包括甲醛、乙醛、丙烯醛、4- 羥基壬烯醛，這些物質的化學活性與細胞毒性早已經被知道，但專注於膽固醇，反而會疏忽掉這些醛類的毒性。我在研究所唸書期間，在脂質化學實驗室有六年的研究經驗，讓我時常看到不飽和脂肪酸如何容易的裂解成許多的氧化物質。

這種經驗教導我炒菜時不讓油冒煙，進而進化到只用椰子油炒菜、烘焙，以及施行部分低溫烹飪與生食。

高密度脂蛋白（好膽固醇，HDL）最好高於 35 mg/dl。把高密度脂蛋白過低於 35 mg/dl 跟值高於 65mg/dl 以上的人做比較，高密度脂蛋白過低者心臟病突發的風險多出了八倍，這對照顯示出高密度脂蛋白與心臟病有顯著的關聯性。但是，在花了那麼多錢研究後，為什麼不去提升高密度脂蛋白，而只去專注在壓抑低密度脂蛋白上呢？

最大的原因是，除了一些支持的科學證據外，最主要是有藥物可以降低低密度脂蛋白，卻找不到升高高密度脂蛋白的藥物。所以，史他汀類藥物一直以降低低密度脂蛋白特性做為行銷重點，但是低脂、低飽和脂肪的飲食雖能降低低密度脂蛋白，卻是很尷尬的也降低了高密度脂蛋白，事實上，反而有可能增加心臟病的風險。

而更尷尬的是，飽和脂肪酸是最能有效增加高密度脂蛋白的物質，因此所有主流醫學支持「脂肪—心臟」假說的成員，都極力避免去碰觸到自己的痛點。

郭葉璘醫師執行生酮飲食多吃飽和脂肪酸以後，果然高密度脂蛋白上升了！我自己也有數據證實此點。

脂蛋白 A（Lipoprotein A）低於 30 mg/dl 才是正常的，有些人甚至檢測不到，高於此數值就有得到冠心病、心血管疾病、動脈糜粥硬化、血栓、中風（關連性比較低）的風險。高脂蛋白 A 濃度可獨立預測早期動脈糜粥硬化，不需要低密度脂蛋白因素的並存。

在晚期心血管疾病中，高脂蛋白 A 代表高血栓風險。脂蛋白 A 濃度受疾病（如雌激素耗竭、高血液膽固醇、嚴重低甲狀腺素、未受控糖尿病、腎疾）的影響比較大，受飲食、運動與其他環境因素的影響反而輕微。一般降脂藥物對它無效，菸鹼酸則可降低低分子脂蛋白濃度。另外，坦尚尼亞同質性人口研究發現，素食者比吃魚者有更高的脂蛋白 A 濃度，表示補充魚油可能對降低脂蛋白 A 濃度有幫助。

低濃度的載脂蛋白 A1（Apolipoprotein A1）以及高濃度的載脂蛋白 B（Apolipoprotein B）會一起增加心血管疾病風險。載脂蛋白 A1 是高密度脂蛋白複合體的主要成員，能幫助清除動脈管壁裡白血球身上的油脂，包括膽固醇，以避免白血球過度承擔油脂，變成泡細胞而凋亡，還對動脈糜粥的惡化產生貢獻。

載脂蛋白 AI 男性參考值是 94 ～ 178 mg/dL，女性是 101 ～ 199 mg/dL。載脂蛋白 B 的參考值男性是 55 ～ 140 mg/dL，女性是 55-125 mg/dL。載脂蛋白 B 與載脂蛋白 AI 的比例與心肌梗塞有關，男性低於 0.69、女性低於 0.59 是屬於心肌梗塞的低風險者；男性介於 0.70 ～ 0.89、女性介於 0.60 ～ 0.79 屬於中度風險群；而男性高於 0.9、女性高於 0.8 則屬於高風險群。

三酸甘油脂最好低於 200mg/dl。紐約市洛克斐勒大學的脂質研究專家艾仁斯醫師（Pete E. H. Ahrenes）的研究發現，吃飽和脂肪的人膽固醇反應有很大的特異性，反倒是三酸甘油脂的濃度反應很一致。艾仁斯在一九五一至一九六四年間進行了液態配方餵食實驗，結果顯示，每當以碳水化合物取代飲食中的脂肪，三酸甘油脂就會飆高，他與耶魯大學的一位年輕醫師歐彬克（Margaret Albrink）臨床合作發現，冠心病患三酸甘油脂高的比例比高膽固醇多。三酸甘油脂會產生白色乳液讓血液混濁，試管中清晰可見，高脂肪攝取者反而血液清澈，只有少數的例外。

硬脂酸這種肉類的主要脂肪酸對膽固醇是不會增加的。安賽爾・基斯（Ancel Keys）博士則非常反對關於糖升高膽固醇與心臟病的想法，但減少碳水化合物及限制總卡路里攝取確實會讓血液澄清。高三酸甘油脂也常見於糖尿病患，而他們確實也有比較高的心臟病風險。

請大家多關照自己血清的三酸甘油脂濃度吧！

總之，多攝取有關脂肪的正確知識，可以幫助我們悠遊地攝取對自己有益的好油。

## 全面崩潰的科學迷思

飽和脂肪酸引致心臟病假說的大老非安賽爾・基斯莫屬。一九五〇年初，美國人對頭號死亡疾病心臟病相當恐懼，並不了解這種可以瞬間致命的疾病是否可以避免？

基斯從一九三三年就投身生理學研究，特別是營養對人體的影響。在他的時代，已經有一些累積的證據，指出血液增加的膽固醇是與心臟病有關聯的，特別是蘇俄早期一篇餵食兔子大量膽固醇而造成動脈硬化的報告，令人印象非常深刻。

所以很合理的推論是，降低膽固醇或減少含膽固醇食物的攝取，就會降低血液的膽固醇，這個觀念至今依然深植人心。可是，基斯自己並不信膽固醇理論，因為當時有餵食志願者大量的膽固醇，但血液膽固醇的濃度卻改變不太大。

英國與大部分的歐洲國家今天都已經廢止食物膽固醇的攝取上限量，美國卻持續建議攝取量要低於三百毫克，等於一個半的雞蛋。而且我們現在也了解，兔子天生就不是吃膽固醇的動物，用狗來實驗可能會比較模擬並接近人體的反應。

假如食物的膽固醇不是增加血液膽固醇的來源，那會是什麼呢？在當時，脂肪酸的分析方法正開始興盛，因此對脂肪酸可能影響血液膽固醇的研究就特別關注。

基斯利用精神醫院的男性患者做不同脂肪攝取量的實驗，發現只有低脂可以稍微降低血液膽固醇的濃度，雖然他的實驗時間並不久，人數也不多，可是他卻已經認為飲食與心臟病之間有密切的關連。

他的「脂肪一心臟」假說只建立在七個國家的數據，指出脂肪的攝取量與心臟病有密切關聯，關聯性的曲線最上端是心臟病最高的美國，底端是日本，若延伸至最底端，便是無脂肪攝取。除了動脈硬化以外，基斯還認為脂肪也會使人肥胖。

基斯也很清楚馬賽人、愛斯基摩人、美洲印第安人的數據威脅著他的假說，所以他與妻子遂去周遊列國，如芬蘭與日本，尋求支持他理論的證據，他的同儕也沒辜負他，發現許多證據來支持他。

基斯又找到二次大戰期間心臟病戲劇性降低的數據，於是推斷糧食短缺，尤其是肉類、蛋、乳製品，可能是箇中原因，雖然有人提出其他原因，卻都不被基斯所採納。

一九五七與一九五八年，他又用之前的同一批精神患者做實驗，發現血液膽固醇在攝取飽和脂肪酸後上揚，食用植物油後下降。

所以，基斯最後歸結出，飽和脂肪酸是食物中導致心臟病的元凶，只要不再吃蛋、乳製品、肉類，以及所有看得見的脂肪，並用植物油取代動物油，心臟病就會變得罕見。

從以上的醫學演進史，讀者就可以看出，為何至今美國還是一直提倡少油飲食傳統的迷失國家囉！

## 取樣偏差造成假說矛盾

但是，基斯的證據並未說服所有的同儕。雅各・耶路撒米博士（Jacob Yerushamy）檢視一九五五年可以取得脂肪攝取量與心臟病數據的二十二個國家，不只是法國矛盾而已，還發現脂肪攝取高的瑞士、西德、瑞典、丹麥、挪威，都有需要其他解釋的矛盾存在！

基斯反駁國家數據容易偏向診斷心臟病為死亡致因，所以不足取。但他自己也採用這樣的數據，因為沒有其他可以取得的數據。這次的打擊，讓基斯決定做更詳盡的研究，好來反駁他的敵人。

基斯獲得大筆的經費做橫跨七國的流行病學研究，這七國是義大利、希臘、南斯拉夫、芬蘭、荷蘭、日本、美國，卻沒有瑞士、法國、西德、瑞典、丹麥、挪威。

基斯只想證明自己的清白，卻漠視科學研究必須採取的隨機性，而且研究過程中出現很多疏漏，但他一直堅持己見。基斯去芬蘭時，發現伐木工人常有動脈阻塞的現象，而他歸結他們吃奶油、吃肉是致病的主因，他也聽說地中海周遭的國家心臟病罹患率比較低，便前去觀察。可是仔細審視他的數據，卻也發現許多刻意避免去深入探討的矛盾，他只想證明自己是對的，因此，他只看見自己想要看的。

基斯於一九五七年發表文獻宣稱，減少攝取飽和脂肪酸會降低總血清膽固醇，還發明了一個公式，可依照飽和脂肪、多元不飽和脂肪、膽固醇的攝取量計算出膽固醇的升降，他也是讓大家認為多吃油會胖的人。除了那些蠻族以外，還有許多早期的研究案例都不符合基斯的假說，如美國賓州羅塞托鎮的義大利裔居民，以及法國與好幾個歐洲國家的矛盾。基斯的反駁毫無科學基礎，而且充滿情緒，他說：「那些原始遊牧民族的特異之處，與理解人口的心臟病無甚關連。」對德州大學雷瑟教授（Raymond Reiser）的批評，他說：「讓人想起鄉鎮園遊會裡妙妙屋中的扭曲哈哈鏡。」對英國約翰・亞欽（John Yudkin）生理學教授的批評是：「亞欽認為糖會引起心臟病的理念是一派胡言！」卻又提不出反駁的證據，而且每當基斯被提問膽固醇問題時，他會說：「我有五千個案例，你有幾個？」

雷瑟教授曾提出一個基斯無法辯駁的強烈證據，他發現肉類裡的主要飽和脂肪酸——硬脂酸——完完全全沒有提升血液膽固醇的作用！

研究早已發現，只要認真遵照醫師指示的人，不論是吃藥或安慰劑，都會比那些不按醫師囑咐的人健康，一九七〇年的冠心病藥物研究，最忠實服藥者的男性，心臟病風險降一半，但最忠實服用安慰劑的也一樣降一半，顯然這種順從性效應是非常大的。

歐洲最大的素食者追蹤研究發現，素食與非素食者之間的死亡率並無明顯差別，照理，素食者是屬於順從的族群，理應比較注重健康，壽命會比較長，但沒有。在追蹤六萬三千五百五十名歐洲中年男女十年後，發現素食者與非素食者的整體死亡率是一樣的，而且食肉為主的馬賽族與其對照組——幾近全素又低脂肪的吉庫猶族，馬賽族不僅更健康高大強壯，身體也比較沒疾病的糾纏。

一般認為素食比較健康，理當可以延年益壽，可是並無證據支持此論。

七國的流行病學研究數據發表二十五年後，當時參與的一位義大利研究者發現，與冠狀動脈疾病死亡率最有關聯的是甜食的攝取量，即甜點與麵包，當時甜點還不包括巧克力、冰淇淋與碳酸飲料。此說如被採納，可能關聯性又更高了！

### 來自原始部落的健康證明

還有很多證據不支持基斯的理論，包括幾個醫師到了一些原始部落後，發現他們肉與乳類的攝取量非常高，但並未造成膽固醇過高與心臟病，相反的，這些原始民族的膽固醇反而低，而且心臟病寥寥無幾。

因紐特人吃麋鹿，以脂肪最為珍貴，眼睛與下巴周遭的肥肉為上，其次是鹿首的其他部位，再來是心臟、腎臟以及肩胛肉，他們咀嚼骨頭來攝取鈣質，肝臟與腦則含有維生素 C；鹿腎臟的脂肪則有一半都是飽和脂肪酸。其實，獅子與老虎獵殺動物後，會先吃牠們的血、心臟、腎臟、肝臟與腦，而臟器一般含較多的脂肪，特別是飽和脂肪酸。

一九〇〇年代早期，英國的麥克瑞森爵士（Sir Robert McCarrison）在印度做營養研究，發現錫克族與罕薩族人完全無癌症、消化性潰瘍、盲腸炎、齲齒，而且長壽、健康良好，與南部吃米食（少肉少乳）的高死亡率族群對比鮮明。同時他也在實驗室發現，低乳少肉飲食對白老鼠也會產生同樣不健康的情形。

一八九八至一九〇五年間，身兼醫師與人類學家身分的艾列斯・賀德列卡（Ales Hrdlicka）觀察美國西南部的美洲原住民，以吃水牛肉為主，檢查過的兩千多人中，只看到三個心臟病例，不見任何確診的動脈粥狀硬化，無失智或無法自理、盲腸炎、腹膜炎、胃潰瘍、腎臟病變，靜脈曲張也少見。

一九〇六年，冰島裔的人類學家維嘉穆爾・史蒂文生（Vilhjalmur Stefansson）到加拿大與因紐特人居住，整年只吃魚肉類，約 70 ～ 80%的卡路里來自脂肪。麋鹿眼睛後方與下巴周圍的肥油是珍品，再來是鹿首其他部位，如心臟、腎臟、肩胛肉，較瘦的里肌肉是餵狗的。一九二八年，維嘉穆爾與同事安德生（K. Andersen）入住醫院接受科學全面監督，只吃肉（含骨頭、肝臟、腦）與水，結果一年後健康如故，也出乎意外地沒有得到壞血症。唯一一次生病（腹瀉與難受不適）是實驗主持鼓勵他吃瘦肉，但一餐沙朗牛排與培根油炸牛腦就解決問題了！維嘉穆爾終其一生保持這種吃法，也有運動，活到八十二歲。

薛培（A. Gerald Shaper）醫師任職於烏干達大學，他曾研究山布魯族，每日攝取大量奶乳與肉，攝取的膽固醇量非常高，60% 以上的卡路里均來自脂肪。

一九五〇年代，美國公衛服務局派威廉・祖克爾（William Zukel）到北達科他州東北角針對心臟病突發或冠心病死亡作研究，一年內取得二百二十八個案例中一百六十二人的飲食細節與生活型態，發現吸菸與心臟病關聯較大，與飽和脂肪、不飽和脂肪或總卡路里無關。

一九五五至一九六一年研究期間，科學家發現賓州羅塞托鎮的義大利裔居民攝取大量動物脂肪，但心臟病罹患率甚低，這期間無一位五十五歲以下的人死於心臟病。一九六四年論文發表後，基斯於一九六六年提出三頁洋洋灑灑的批判，邊緣化此數據。

一九六四年日內瓦世界衛生組織的羅溫斯坦（F. W. Lowenstein）醫師搜集每一個零心臟病人口研究，他的結論是，脂肪用量差異從7%到65%之間，從植物性油到動物性油皆有，研究結果指出，膳食脂肪與心臟病之間的連結是薄弱與不可靠的。

一九六〇年代，喬治・曼恩（George V. Mann）醫師是最早研究運動可能預防心臟病的先鋒之一，他與范登堡大學研究團隊到肯亞研究馬賽族人，他們每天喝三至五公升的奶，有時混入牛血，時常吃嫩羊肉、山羊肉、牛肉，節慶或市集時會吃四到十磅肥牛肉，也是60%以上的卡路里來自脂肪。

曾有人回顧二十六篇研究不同民族的論文後歸結說，**過著原始生活不太與外界接觸的少數民族，鮮少有文明人的高血壓、肥胖、心臟病、糖尿病、癌症等慢性疾病。**

## 禁不起考驗的「脂肪—心臟」假說

基斯以為採行低飽和脂肪與低膽固醇飲食可以預防心臟病的觀點，所引述的早期研究並非低脂實驗，總脂肪量仍然相當高，只是脂肪總類不一樣。

一九五七年「防冠心病社團」的研究由紐約市諾曼・喬利夫（Norman Jolliffe）醫師主持，他找來一千一百名男士加入，減少紅肉攝取，一週不超過四次，盡情吃魚肉與雞肉，但乳製品則受限制，每天還喝兩大匙的多元不飽和植物油，脂肪攝取約占熱量的30%，對照組則是一般美國飲食，脂肪占熱量的 40%。五年後，實驗顯示，實驗組的男士膽固醇與血壓皆下降，體重也減輕，罹患心臟病的風險似乎逆轉了，然而實驗進行十年後，護心實驗組有二十六人死亡，其中八人死於心臟病突發，對照組則只有六人過世，但沒有死於心臟病的。

一九六〇年代加大醫學教授西蒙・戴頓（Seymour Dayton）主持「洛杉磯榮民實驗」，八百五十位榮民在六年期間，食用玉米油、大豆油、紅花籽油與棉籽油，取代奶油、牛奶、冰淇淋與乳酪。結果實驗組的膽固醇下降了 13%，只有十七位死於心臟病，對照組則有四十八位。然而，兩組綜合所有死因算出的總死亡率是一樣的，因為實驗組有三十位死於癌症，對照組只有十七位。

批評者指出，對照組的菸癮是實驗組的兩倍，而且實驗餐飲只占全天食物的一半，能維持這套飲食的也只有一半人數。

一九五八年「芳蘭精神病院研究」挑選兩家精神病院做實驗，前六年 N 院病患採高植物油特別飲食（一般飲食的六倍高），K 院採一般飲食，第二個六年則將兩者飲食對調。特別飲食讓受測者的膽固醇減少了 12 ～ 18%，心臟病則減少一半。心臟病事件（死亡加心臟病突發）在 N 院的男性劇減（十六比四），但 K 院差異則不明顯，女性之間也無明顯差異。

批評者說，研究對象進進出出，群組人數換了一半以上，有些死因可能跟飲食無關，且有些患者可能離開後死亡未被記錄，但這實驗還是變成關鍵證據之一。

第四個被引述的支持證據是「奧斯陸研究」，挪威奧斯陸的保羅・樂倫（Paul Leren）醫師挑選了四百一十二名曾有一次心臟病突發的中年男性，分為遵守傳統挪威飲食組與降膽固醇飲食組，兩組脂肪攝取約 40%，改變的是傳統的奶油、動物油對比植物油。可是對照組所食用的油脂包含了大量的人造奶油與氫化的魚油，反式脂肪是會升高血液膽固醇，所以吃植物油的實驗組，其膽固醇的下降是一種錯誤比對所造成的假象。

## 從總膽固醇預測心臟病？

一項在麻州佛瑞明罕對心臟病所做的研究，從一九四八年起開始，五千多名男女參與，每兩年即做一次完整健康檢查，研究延續至第三代居民。一九六一年宣布第一次重大發現，高總膽固醇可以可靠預測心臟病。然而，經過三十年，在取得更多數據後，總膽固醇的預估能力卻不如想像有效。膽固醇值介於 205 ～ 264 mg/dl 之間的男女性無法找到與心臟病的關聯。半數以上經歷心臟病突發者，其膽固醇值都低於 220 的正常值。而且四十八至五十七歲的男性，膽固醇居中者（183 ～ 220 mg/dl）比更高者（222 ～ 261 mg/dl）罹患心臟病突發致死的風險反而更高。

膽固醇每降 1%（mg/dl），冠心病與總死亡率就增加 11%，所以總膽固醇值一直無法變成可靠預測心臟病風險的指標。曼恩醫師花兩年時間檢視飲食風險因子的部分，發現飽和脂肪與心臟病無關。但這份數據被隱瞞，直到十年後才重見天日。甚至到一九九二年，研究領導者之一才公開承認：「在麻州佛瑞明罕，一個人吃越多飽和脂肪……血清膽固醇就越低……而且（他們的）體重最輕。」

翻遍美國早期歷史至二十世紀初，心臟病是非常稀有的，而且以今天主流的營養學看法，當時的飲食多肉、多飽和脂肪酸，可以說是不及格的飲食。然而，從一九〇九至一九六〇年冠心病遽增時期，美國的油脂攝取確實增加了，但增加的卻是新發明的植物油，而非傳統使用的油脂。

不僅人類史上缺乏食用植物油的歷史紀錄，而且以色列是全世界使用植物油最高的國家，但一九七六年的一項研究，卻顯示以色列的心臟病罹患率相當高。

更糟的是，在動物油脂攝取量減少，植物油增加的期間，雖然膽固醇下降了，但心臟病罹患率卻也同樣增加，而且膽結石罹患率也增加了。更不幸的是，當玉米油被發現讓老鼠的腫瘤以雙倍速度成長時，癌症的隱憂更是一發不可收拾，膽固醇越低的人，罹癌的機率越高，而日本人雖然以少油及心臟病率低受到基斯青睞，但腦中風率卻高，數據顯示，膽固醇低於 180 mg/dl 的日本人，其中風機率高出達三倍。

加上史上最大低脂飲食的實驗在九〇年代開始執行，十年後發現，低脂飲食對於控制心臟病與癌症完全不成立，結果令主流派難以置信。

## 脂肪對女性及兒童的重大影響

許多科學研究都是以男性為主，女性往往被疏忽，然而，在膽固醇代謝上，男女之間是有所差異的，女性需要更多的體脂肪，女性運動員若體脂肪太低，會出現眾所周知的停經現象，也因此不能排卵受孕，而且正在成長中的小孩子也特別需要油脂，細胞繁殖不能沒脂肪做細胞膜與細胞線體的體膜。但是，低脂飲食的推廣卻完全沒有多加考量不同人口的特殊需求。

傳統原始部落流傳著對希望懷孕的婦女進行特別的營養補充，這些補充通常是豐腴的美味食物，一般是充滿脂肪與膽固醇，像蟹黃。

五十歲以上的女性其總血清膽固醇與冠心病致死率之間並無關聯，所以實在沒必要減少飽和脂肪的攝取，但這個事實在七〇年代被忽略了，九〇年代發現膽固醇值低的女性比膽固醇值高的死亡率更高，但這個結果也一樣被忽略。

美國小兒科學會曾根據生化專家艾默・麥考倫（Elmer McCullum）的動物營養實驗結果，力抗低脂肪飲食的潮流。由於豬與老鼠這種雜食動物跟人飲食特性比較相近。他發現，素食的老鼠較難繁衍與撫育下一代，壽命也較短，透過穀類與豆類的正確比例組合可以改善生長，比較簡單的方式是餵食奶、蛋、奶油、內臟肉與青菜。後來逐一從這些具保護性的食物分析出特定維生素，結果錯信只要補充這些營養素即可以達到生理需求。殊不知，有些營養素需要飽和脂肪才能被吸收，脫脂或低脂牛奶缺乏飽和脂肪，其鈣質在腸道會形成皂塊無法被吸收；而生菜沙拉的維生素配上無脂沙拉醬，將無助脂溶性營養素的吸收。

在兒童飲食介入實驗中，低脂飲食並未對總膽固醇、低密度脂蛋白、三酸甘油脂有任何顯著改善，反而在一些研究中，兒童出現生長遲緩的現象。

但是，即使是受高度教育的醫學專家仍然逃脫不了政治的思維，在美國國家衛生研究院與美國心臟病學會的推波助瀾下，一九八四年達成的共識逐漸掩埋了反對意見，於是，在沒有反對聲浪下，一言堂即造就了低脂飲食的黃金規範。

英國醫師曾就低脂肪飲食對兒童不利的影響做研究，英國與甘比亞的幼童六個月斷奶前，生長發育無差別，六到十八個月雖然卡路里相當，但生長已有差別，甘比亞幼童的副食以米粥與堅果植物油為主要脂肪來源，脂肪攝取量低於 18%，英國寶寶的脂肪（37%）則來自奶蛋與肉類，體重卻多了八磅（將近四公斤），雖然下痢腹瀉會影響甘比亞寶寶的體重，但也不至於差到八磅之多。

一九九八年一場在休斯頓召開的兒童營養研討會上，貧窮的國家低脂飲食與其他國家不同脂肪攝取量形成很好的對比，少於 30% 卡路里就有令人憂心的症狀，低於 22% 有生長遲緩現象，富裕國家的脂肪高於 40%，兒童反而健康比較好，身高上有很大差異。雖然結果如此顯示，但來自美國國家衛生研究院的專家依然建議，兒童脂肪攝取量應介於 23 ～ 25% 卡路里。

較高脂肪含量的飲食才是我們需要的健康來源，最嚴謹的科學不僅證明如此，而且其他研究終究也無法證明低脂、高碳水化合物飲食能挽救健康，甚至低脂飲食會導致肥胖與糖尿病暴增，心臟病有增無減，癌症發病率更是突飛猛進，也對女性與小孩產生更大的危害。

## 碳水化合物帶來的傷害

在低脂文化中，穀類的攝取往往伴隨著高碳水化合物的攝取，其中以小麥及其製品的攝取增加最多也最廣。小麥已經是全球化的食物，連傳統米食普遍的南方溫熱帶文化都受到嚴重侵蝕。我在美國從一九九七年開始執行無麩質飲食，剔除掉小麥、大麥、裸麥、黑麥的進食，小麥的攝取會讓我昏昏欲睡，甚至燕麥經食用測試後，發現會導致胃酸逆流，所以與小麥等麩質穀類一併避開，改採食用米、印加麥、莧籽、蕎麥、小米等無麩質穀類。小麥與其他澱粉類的過敏因子在醫學歷史上並不是最近才被發現的，早在上世紀初，即有醫師發現澱粉攝取與精神疾病有關。

英國精神醫師法蘭西斯・赫爾（Frances Hare）在一九〇五年就曾經提出，包括痛風、濕疹和心絞痛在內的許多疾病，都和身體無法處理糖與澱粉有關。他認為，只要去除這些有問題的食物，症狀就會消失。當然，這種突破性的想法在當時並沒有被醫學界所接受。

接著在三〇年代，被稱為「食物過敏學先驅」的瑟隆・藍道夫（Theron Randolph）醫師開始試著尋找引起病人症狀的原因。

其中最著名的研究，是討論食物過敏與精神疾病的關聯性。他曾經運用食物過敏的觀念，成功的治癒了超過兩萬名的病人，而不只是利用藥物來壓制病情。幽默的藍道夫醫師有句名言傳世，他說：「請記住，頭痛並不是一種缺乏阿斯匹靈的狀態。」

然而，低碳飲食減重的近期歷史，可以溯源至一九六三年英國的威廉・班廷出版的書籍，身材不高的他重達兩百磅（約九十點七公斤），他先採用運動與低卡減重，但成效不彰，威廉・哈維（William Harvey）醫師建議他改採低碳飲食，因為農家會餵食動物糖與澱粉讓牠們豐腴。班廷基本上三餐大魚大肉，但避開一切的糖果、牛奶（含乳糖）、麵包、啤酒、根莖類菜，結果一年內減輕了四十六磅（將近二十一公斤），一切的不適感覺全消失，一九六九年暢銷書出第四版時，他說他減掉了五十磅（約二十二點五公斤），當時七十二歲，他活到八十二歲，超過當時英國人的平均壽命。

更早在一九〇五年的時候，倫敦的納森尼爾・約克 - 戴維斯（Nathaniel York-Davis）醫師已經用低碳水化合物飲食治療美國總統塔夫特（William

Tufts），而且除了英國，法國與其他歐洲的醫師也採用低碳飲食幫助病人減重。十九世紀末，美國著名的威廉・奥斯勒男爵（Sir William Osler）也採用類似低碳飲食的療法。

一九一九年紐約布萊克・唐納森（Blake Donaldson）內科醫師因無法幫助病人減肥而非常苦惱，在偶然發現高脂飲食後，四十年期間幫助超過一萬七千名病人，每週減二、三磅，無飢餓感，也無復胖現象。艾佛列・潘寧頓（Alfred Pennington）醫師聽到唐納森醫師的一場演講，決定找二十名男性主管在杜邦公司進行高脂飲食，結果一如唐納森醫師所言，而且他未限制病人的卡路里數，他們還是一樣瘦下來，甚至整體健康也改善。

潘寧頓醫師於是開始挖掘德國與奧地利的荷爾蒙內分泌研究，由於二次大戰，讓這些已經既有的知識無法有效散佈，早期對「碳水化合物—肥胖」的另類假說也因此遺失。

潘寧頓醫師在一九五三年發表一篇〈重新定位肥胖〉的文章，該年也是基斯博士提出脂肪是慢性病的罪魁禍首的時間，而顯然當時基斯提出的脂肪假說占了上風。潘寧頓醫師的研究還附帶說明，肥胖不是因為我們平常的認知——吃太多或運動不足——所致。

歐洲人從南北美洲新大陸發現了許多新奇食物，遂一窩蜂的覓食，但以玉米為例，後來發現玉米吃太多會得玉蜀黍症，其實就是菸鹼酸匱乏的精神疾病，而印地安人是不會吃新鮮玉米的，他們是將玉米與萊姆汁磨粉釋放出營養素，再配大紅豆達到必需胺基酸的最佳比例，才進食。

更不用說，低脂飲食讓很多人用甜飲與甜食來取代脂肪，造成肥胖與相關的慢性病廣為流行，讓人類經歷一場原本可以避免的不幸災難。

## 為什麼要多吃好油？

我們從細胞建構的微細觀點，再來談一下為什麼要吃油？

想一想人的細胞膜是什麼構造成的？

再想一想我們的皮膚是什麼構成的？

主要是脂肪！脂肪！還是脂肪！不是蛋白質，也不是多醣體或醣類。

**脂肪是構成細胞的最重要營養素！**

但只有脂肪的細胞膜是軟的不易成形，所以增加了像膽固醇之類的「硬」脂，讓細胞膜軟硬剛好。這樣，細胞膜上的蛋白質功能器才能適中的調整裡外訊息（或營養素與毒素）的進出。細胞健康，器官組織才健康，而器官組織健康，身心才健康。

可是很多人都是過片面生活，為了皮膚漂亮，都去塗抹昂貴的護膚乳液，卻不注重吃進體內的油。所以我就想問一下，為了身體內部細胞與器官的健康，不需要吃好油嗎？外在美不需內在美的支持嗎？

當然需要囉！特別是靈長類人類的腦部。

反之，為什麼吃不好的油是那麼需要被檢視呢？

我們的細胞的圍牆（細胞膜）主要是用油脂形成的，我們的皮膚也是，外在皮膚的保養很受重視，但內在的皮膚卻不去重視，人就虛有其表。不好的建材蓋不了好的房子，壞油造就不了健康的細胞，唯有好油可以讓我們裡外健康自然美，更不用說讓腦袋瓜變聰明啊！

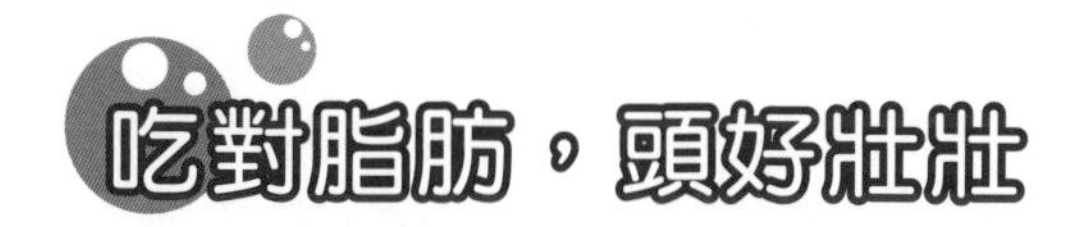

# 吃對脂肪，頭好壯壯

## 腦部的成長

腦部的形成約在出生後兩年內決定，不過從受孕到出生，要是母親攝取的養分不佳或／和身體積滿毒素，胎兒的腦就可能會「先天」不足。根據研究，懷孕的最後三個月以及出生後兩年是最關鍵的時期。在懷孕期的最後三個月，腦神經細胞及其他支持細胞正以高速進行分化，而且數目快速增加。

腦部除了自己的實體外，還包括浸泡的腦液，這種體液供應養分、神經傳導物質、神經激素及一些蛋白質，腦部能源則由葡萄糖和血液供給，其「硬體」結構由蛋白質與脂肪構成，礦物質與維生素則會刺激神經細胞內所有酵素的運作。神經外膜是由蛋白質和礦物質所組成，並有脂肪酸嵌入蛋白質基質裡。神經細胞的樹突與軸突是化學訊息傳送與接收的工具，有如電線的銅線導體，要讓銅線電流傳導不短路，電線就要有塑膠絕緣體，因此，要讓神經傳導訊息得以順利傳遞，神經樹突也要絕緣體，這個絕緣體就是髓磷脂，主要由脂肪酸構成。史旺細胞（Schwann cell）就是特別包覆著神經樹突發揮傳導功能的主角，它們必須仰賴 ω-3 脂肪酸來建構絕緣體，如果缺乏，就會出現情緒與精神上的各式問題。執行生酮飲食的幾個醫師與我自己也都發現，在情緒與精神上的穩定程度有大幅改善的現象。

脂肪其實主宰著腦部，去除水分後，大腦的六成重量均來自是脂肪。因此，要建造完整的嬰兒腦袋，必須提供充分的素材，這些材料只能來自母親的飲食。

胎兒不論是在受孕的頭三個月，或出生前三個月，任何需要的營養素都必須全數供給，若缺貨，就會有偷工減料的現象發生，這種遺漏（猶如漏電）讓某些大大小小的神經功能無法運作，最重要的階段則在胎兒出生前的第十到第二十三週，因為腦細胞數目急速增加，若營養失調，可能造成無法彌補的傷害。

DHA 是一種非常重要的 ω-3 脂肪酸，參與眼睛與大腦皮質的運作，而大腦皮質掌管著人類理解力、記憶等作用，胎兒若缺乏 DHA，會對腦部影響終生。所以，懷孕與哺乳的婦女最好補充乾淨無毒的魚油或磷蝦油。

因為生酮飲食的主要脂肪酸是飽和脂肪酸，所以我每每會提醒執行者要吃魚或補充磷蝦油，來獲取腦部需要的 DHA。

## 腦部的缺陷

普萊斯牙醫說：「儘管肉體上的衰退容易察覺而不易追根溯源，但腦部發展上的缺陷，也正是心智衰退的肇因，則是更難以追溯。」不過，普萊斯還是將他橫跨五大洲的營養人類學研究成果做出結論，把腦部的缺陷歸咎在營養不良的主因上。

營養不良的肇因，是人類脫離了祖先遺留下來的當地傳統（富營養的）飲食方式，只要一採取少數幾樣精緻食品（如白糖、白麵粉），一切健康問題就開始產生，甚至遺害到下一、兩代。

在傳統飲食裡，要生育的母親通常會經過特別的營養補充，以利生育，如此胎兒在腹中與出生後才能獲得必需的營養素，進而發育完整，而營養的母乳則提供孩子應有的抵抗力以利存活。所以，**唯有回歸到營養的傳統飲食方式，才能提升生育力！**

有關傳統營養飲食的十二項特色，我將之附錄於書後，以供讀者參考，更詳細的解說可以參考普萊斯醫師的《體質大崩壞》一書。

其實，我們在應對現代小孩近視、散光、駝背、齒列不整、皮膚問題、過敏體質、氣喘……等症狀時，卻不曾想過這些可能是「生產缺陷」。而孩子大一點時的行為或態度問題，如注意力不集中、過動、天真快樂程度低、易怒、具侵略性、無法思考體恤別人，或種種「人格缺陷」，都只會怪家庭或學校管教不佳，卻忽略了這可能是「生產缺陷」的逐漸呈現，或現代飲食無法提供恰當心智運行的養分。

人之所以為人的重大原因之一是，我們的腦部已進化到了第三層的腦，也就是可以思考的大腦皮質。因此，胎兒在母體與出生的前幾年，腦部發育仰賴充足的營養是十分重要的事。

現在小孩子過動與注意力不集中的問題很廣泛，是否與母親懷孕時，以及生產後的哺乳期，營養不足有關呢？我敢說絕對有，因為根據普萊斯醫師跑過五大洲所做的詳細調查，證據很充足的指出，現代（西化或美式）飲食其實很可悲！

我們都聽說過「吃什麼像什麼」的講法，意即吃垃圾食物，身體就像垃圾一般不會健康。但比較少聽到「吃什麼想什麼」（You think what you eat.）的講法，而其實，我們吃的東西確實會影響腦袋瓜的敏銳度、情緒的平衡度、體力的持續性，以及快樂的程度。腦部需要的必需營養素有五大類：

### 提供燃料的葡萄糖

腦部主要以葡萄糖當燃料，但直接吃葡萄糖或濃縮型態（高血糖指數）的食物，腦部卻不喜歡，因為血糖產生得太快時，身體會馬上用胰島素將血糖吸收進入所有細胞內，結果腦部反而搶不過其他器官的細胞。複合碳水化合物（如全穀類糙米與精緻穀類白米）可緩慢分解成葡萄糖（低血糖指數），才能穩定提供腦部運作的基本能量來源。

### 必需的智能脂肪酸

腦部在去除水分後，六成重量屬於脂肪，而這六成裡，有四分之一是DHA，所以不用說，建構腦部必需的智能脂肪一定很重要，包括了五種：飽和與單一不飽和脂肪酸、膽固醇、ω-3與ω-6多元不飽和脂肪酸，DHA屬於ω-3多元不飽和脂肪酸，以無受污染的深海魚與南極磷蝦油為最佳來源。

### 磷脂

磷脂是幫助腦神經記憶的含磷脂肪，主要成分是磷脂醯膽鹼與磷脂醯絲胺酸，可幫助建構神經髓鞘。

### 胺基酸

胺基酸是構成神經傳導物的原料，人體需要八種必需胺基酸，包括：色胺酸、甲硫胺酸、苯丙胺酸、息寧胺酸、纈胺酸、白胺酸、異白胺酸、賴胺酸，還有有點半必需身分的牛磺酸。

由必需胺基酸形成的神經傳導物計有：色胺酸生成的血清素與褪黑激素，苯丙胺酸經轉化成酪胺酸，再分別形成甲狀腺素或多巴胺、正腎上腺素、腎上腺素，以及牛磺酸或麩胺醯胺形成的 gama 胺基丁酸（GABA）。

第四個重要的神經傳導物是乙醯膽鹼，是由磷酸絲胺酸或乙烯肉鹼形成的。由麩胺酸、半胱胺酸、甘胺酸三者形成的穀胱甘肽，則是細胞內最多的抗氧化物。

### 智能營養素（維生素與礦物質）

智能營養素就像幫助機器運轉的潤滑油，其中還包括一些 B 群維生素與幾個主要的礦物質。

英國獵捕狐狸是一種貴族傳統活動，狐狸是很聰明的動物，所以是一種挑戰性的娛樂。也因此，英國人發現狐狸最喜歡的食物是雞頭。其實，我們傳統飲食裡也有吃（豬）腦補腦的習慣，看來恢復吃腦補腦的飲食傳統，也是我們現在應該做的一樁好事，畢竟只有腦部含有所有智能營養素啊！

## 母乳 VS. 嬰兒奶粉

現在，大家知道母乳是最好的！但是，曾經有一段時間卻鼓勵上班女性使用嬰兒奶粉或配方奶，其實嬰兒奶粉與配方奶並無法十全十美的模仿真正母乳，所以在當時，很多小孩並未成長完全或夭折了！

不管我們如何指謫美國藥廠當時大力推銷嬰兒奶粉的不是，最好的理性訴求，還是直接將母乳與嬰兒奶粉的成分做詳細比較，讓不知情的大眾能真正的理解。

母乳的成分不是像奶粉般一成不變，它會隨著餵哺的時間、哺乳期的長

## 飲食小常識

### 腦脂肪最重要的成員

腦脂肪最重要的成員以 AA、ALA、DHA、GLA、PC、PS 為主。

| 前列素（PG）系列 | 脂肪酸 | 脂肪酸家族 | 食物來源 |
|---|---|---|---|
| 1 消炎、↑免疫 | LA | ω-6 | 葵花油、紅花油、芝麻油、玉米油 |
| 1 消炎、↑免疫 | GLA | ω-6 | 月見草油、玻璃苣油、黑醋栗油 |
| 2 高度發炎 | AA | ω-6 | 動物油、牛奶、蛋、花枝、暖水魚 |
| 3 消炎、↑免疫 | ALA | ω-3 | 亞荸薺油、亞麻仁油、紫蘇油、星星果油 |
| 3 消炎、↑免疫 | EPA | ω-3 | 冷水魚、磷蝦油、一些特定海藻 |
| 3 消炎、↑免疫 | DHA | ω-3 | 冷水魚、磷蝦油、一些特定海藻 |

腦部脂肪酸中以 DHA 為最重要。DHA 最集中的腦部與神經部位是突觸體、光受器、粒腺體與大腦皮質。DHA 也會增強腦衍生神經滋長因子（BDNF）基因的表現，腦衍生神經滋長因子不僅參與神經細胞的發育與成長，也會保護腦避免受傷。除了脂肪酸外，膽固醇也是腦神經必需的成分。神經髓鞘有四分之三是脂肪，而這些脂肪中必須有四分之一是膽固醇，可見膽固醇不是一味不好，但過度烹飪的魚肉會產生氧化膽固醇，而氧化的膽固醇就不是必需營養素了。

磷脂質是另一類腦部重要的脂肪，可防止腦神經受損，以 PC 與 PS 為主。PC 又叫做蛋黃素、卵磷脂，學名磷脂醯膽鹼，也是排脂溶性毒所需的膽汁成分之一。蛋黃中含有 DHA、膽固醇、蛋黃素，是很好的食物營養來源，可惜有很多人對蛋（白）過敏，必須小心服用，而且要購買品質最好的蛋，以避免吃進抗生素、生長激素、飼料農藥等殘毒，蛋也不能過度烹煮而導致營養素氧化。至於 PS，其學名是磷脂醯絲胺酸，主要來源是黃豆與牛（腦與脊椎），現今還是以黃豆來源為佳。

AA 花生四烯酸、ALA 亞麻油酸是一種十八碳三烯酸的 ω-3 必需脂肪酸，GLA 亞麻油酸是 ω-6 十八碳的三烯酸，LA 亞油酸是一種十八碳的二烯酸的 ω-6 必需脂肪酸。

短而有顯著的差異。初乳是蛋白質與礦物質含量多於脂肪，但成熟乳汁則是脂肪含量逐漸遞增。嬰兒奶粉以及改良的配方奶成分則是一成不變。

母乳更含有許多生物活性物，包括益生菌、免疫球蛋白、消化酵素、有助腸道成長與修復的生長因子、激素、膽固醇，以及非必需胺基酸。可能還有數百種有利嬰兒生長的不明物質，但奶粉卻都沒有。

兩者間的比較有如農業上使用的氮磷鉀人工肥料與有機肥料，前者是粗枝大葉，後者是鉅細靡遺。看來，要建造一個完整的腦，要使用「鉅細靡遺」的母奶，而不是「粗枝大葉」的嬰兒奶粉與配方奶。

嬰兒奶粉是乾燥版的牛乳，像牛奶般富含支鏈胺基酸。然而，支鏈胺基酸是用來建造肌肉的，太多這些非必需胺基酸，又會把色胺酸這種必需胺基酸給排出進入腦部的運送管道。牛奶是為了讓小牛可以在短時間內快速成長奔跑，以逃避危險，而嬰兒則是在母親愛的呵護下讓腦部優先成長、身體慢慢發育的。所以，養小牛的牛奶本來就不適合腦部需要發育的嬰兒。

兩造食物的營養還有更重要的差異。母乳富含血清素與色胺酸，色胺酸會被代謝成血清素，是一種具有安撫功能的神經傳導物，牛乳雖然色胺酸與母乳同高，但其高支鏈胺基酸會產生排擠效應，以黃豆為主的嬰兒奶粉配方則更慘不忍睹。母奶與黃豆配方的睡眠比較研究顯示，前者比後者可讓嬰兒早十四分鐘進入淺睡，早二十分鐘進入熟睡；血清素也有調節睡眠的能耐。喝母乳的嬰兒好養育，說的就是這個。

母乳不僅養分更好，餵母乳還有無形的好處，當嬰兒吃奶時，可以凝視媽媽的臉龐，也可以聽到媽媽的心跳，讓嬰兒有無比的安全感，對腦部活動有良性影響，說穿了，親自餵哺不僅餵飽嬰兒的胃，也胃飽嬰兒的心。

## 現代人心智下降的因素

當許多醫師發現多發性硬化症病人腦部的 DHA 很低時，同時也發現血

液的 ω-3 脂肪酸很低，且脂肪組織中幾乎沒有 ω-3 脂肪酸；當歐洲醫師發現中度到嚴重程度的憂鬱症患者血液中 ω-3 脂肪酸很低，而成年人，不論是否有老人失憶症或只有認知問題無失憶者，其血液中的 DHA 也都很低；當普渡大學的研究員發現，有過動與注意力不集中的人血液 DHA 含量很低；當有越來越多的症狀可以藉由補充 ω-3 必需脂肪酸來舒緩時……我們終於知道，腦神經問題與 ω-3 必需脂肪酸的關聯是非常緊密的。

所以在服藥之前，適當的營養補充應該是我們的首要考量才是。

一項老鼠實驗可彰顯這個重要性。餵食魚油或玉米油，以及隨性吃或節食（卡路里限制）的四組對比結果，吃魚油或玉米油但未節食的兩組動物，壽命差將近一百天，ω-3 魚油組活三百四十五天，ω-6 玉米油組的二百四十二天。所以，ω-3 魚油比 ω-6 玉米油有助於延年益壽。

在卡路里限制的兩組，依然是吃 ω-3 魚油組活得久，高達六百四十五天，比 ω-6 玉米油組的四百九十四天超過一百五十天。

不過，卡路里限制卻比隨性吃更延壽，讓不管是吃魚油或玉米油的老鼠，壽命拉長了將近一倍。所以，吃好油不比節食更有助於延年益壽，若吃好油又節食最好。

人類必須靠食物攝取 LA 亞油酸與 ALA 亞麻油酸兩個脂肪酸來維持生命，LA 與 ALA 分屬 ω-6 與 ω-3 脂肪酸，但這兩個脂肪酸在腦部很少，取而代之是 AA 與 DHA。所以，假若病人身體無法自行生產 AA 與 DHA，LA 與 ALA 這兩個脂肪酸就會變成必需脂肪酸。

ω-6 與 ω-3 的比例以三比一到一比一為最佳，但現代飲食已經過度偏重 ω-6 脂肪酸，造成比例提高到二、三十倍，有的母奶甚至高達四十五倍，更不用說醜陋的反式脂肪酸也充斥在母奶中。

在過去七十五年來，美國的 ω-3 脂肪酸攝取量降低了 80%，原因來自：

1. 增加消費富含 ω-6 脂肪酸高的植物油，如大豆油、玉米油、葵花油、芝麻油……等油品。

2. 熱壓油製造過程產生了氫化脂肪。
3. 減少魚的攝取量。
4. 穀類胚芽在現代研磨過程被去除了。
5. 反式脂肪酸攝取量增加二十五倍。
6. 糖的攝取增加二・五倍。

後兩者皆會干擾身體脂肪酸的生產。飲食西式化的台灣人也隨之受害，三高問題比比皆是，只要看滿街都是麵包店就是佐證。

可以幫助腦部有益脂肪酸生產的營養素，包括一些維生素與礦物質，也包括鐵。

腦的樹突神經細胞主要是生產神經髓鞘，髓鞘與神經傳導速度有關，這種細胞富含鐵，鐵的缺乏自然會影響神經髓鞘生產。

腦脂肪酸 DHA 的生產過程需要一特殊酵素叫 Δ6 去氫鍵酶，它會受下列因素的負面影響而無法生產 DHA：高度食物或血液膽固醇攝取、高飽和脂肪酸攝取、高反式脂肪酸攝取、壓力、酗酒、糖尿病、高糖攝取、西藥（類固醇與非類固醇類消炎藥）、高血糖或胰島素、肥胖、抽菸、斷食或飢荒、遺傳性過敏症、老化或處於嬰兒期。所以，不良的現代飲食習慣會造成必需脂肪酸缺乏的惡性循環現象。

不單單要注意如此，**生酮飲食者攝取高量的飽和脂肪酸，也一定要搭配魚油才會有更好的效果，不然所吃的食物可能陷入 DHA 缺乏的現象。**

上述這些因素中，又以肥胖最為顯著。腰圍越粗，腹部肥肉越多，腦部功能就越差，特別是與記憶功能有關的海馬區。血糖也會因肥胖而升高，而血糖也會影響海馬區。

事實上，脂肪細胞會釋放與發炎有關的激素，如反應蛋白 C、白細胞介素 $-1\beta$ 與 $-6$、腫瘤壞死因子 $-\alpha$，進而造成組織損傷。而且升糖負荷高，會導致氧化與發炎現象，糖中的果糖又特別會引致血液胰島素快速上升，也容易誘發血液三酸甘油脂上升與增重。

在睡眠中，若有呼吸中止症，也容易造成發炎，而且影響海馬區，恐怕也會減少腦部的幹細胞量。很僥倖的，我們也發現運動具有消炎的作用，只要中等到適高度的運動，就會有好的降低反應蛋白 C 效果。所以，缺乏運動或過度運動都不好。

## 腦部所需營養素的攝取

綜合腦部所需營養素與建議攝取量，如果要一一補充這些營養素，是不切實際的作法，**最簡易的方法是，攝取動物內臟與現在生食或素食者所喜歡做的發酵堅果起司。**

動物腦部富含腦部需要的多種營養素，心臟則富含牛磺酸與 Q10 輔酶，大骨頭湯則提供很多鈣、鎂與微量的礦物質，素食者則使用昆布與紫菜補鈣與鎂，食材的攝取量適當即可，並不需要太多。

一般堅果容易長黴，所以像葛森（Max Gerson）與以色斯（Josef Issels）醫師這類的另類癌症療法醫師都不建議食用堅果。

經過發酵的堅果一般黴菌污染較低，而且發酵過程會破壞多數反營養素與過敏原，甚至釋放出原本無法被吸收的營養素供人體使用，因此建議素食者學習做發酵堅果起司。

豆類的攝取最好經過比較徹底的發酵，避免攝入過多反營養素與凝集素（lectins）、黴菌毒素、未分解完成的類嗎啡肽，因此建議素食者也學習做發酵豆類。

很重要的提醒是，很多素食者號稱海藻類與發酵黃豆物有維生素 $B_{12}$，其實經過精密檢測發現，那其實是偽 $B_{12}$，結構雖然相近，但非真正的 $B_{12}$，反而偽 $B_{12}$ 對真的 $B_{12}$ 會有排擠作用。

穀類的攝取以全穀類為主，最好是無麩質，藜麥、莧籽、蕎麥、糙米是首選，若能先浸泡與催芽則最佳。

又叫做生育酚的維生素E可以從很多堅果或其他種油（如麻油、南瓜籽油等）獲得。

當然，不論吃葷或吃素，綠色蔬菜絕對不能少。

## 原始傳統 VS. 現代飲食

既然脂肪是腦的最大宗原料，胎兒成長期需大量的脂肪酸，在好幾個時期中，花生四烯酸（AA）的需求量較大，其他時期則是二十二碳六烯酸（DHA）較大。總之，大量的 ω-3 與 ω-6 脂肪酸是必需的。髓磷脂組織在快速成長期特別容易缺乏 DHA 脂肪酸，其後果是神經傳導受阻造成傳遞訊號改變。

但是，腦部對脂肪的需求不是唯一的，肺部也需要脂肪才能呼吸！

人的肺部內呼吸靠肺泡，肺泡是細胞壁相當薄的器官，具有可擴張的彈性組織結構，肺泡細胞壁分為一與二型兩種，第二型分泌表面張力素，表面張力素藉由胞吐作用（exocytosis）運輸到細胞外，可降低肺泡表面張力，以利呼吸。

表面張力素的成分主要是飽和與不飽和卵磷脂（PC）、膽固醇、磷脂甘油（Phosphatidylglycerol）、磷脂醯乙醇胺（phosphatidylethanolamine）、甘油酯髓鞘磷脂（Sphingomyelin），飽和卵磷脂的飽和脂肪酸是棕櫚酸，這下子不用說了，（飽和）脂肪在肺部也是很重要的，只是肺部具有彈性的結構質地跟軟趴趴的腦部完全不一樣罷了！腎臟與心臟也飽含脂肪，但結構質地又跟腦、肺完全不一樣，人體的脂肪還真的很善變！根據謝旺穎醫師演講所秀出的自己生化檢測數據，他的腎功能在長期執行生酮飲食後，不僅沒因吃魚肉而降低，反而改善良多。

表 1-3 各類營養素的攝取建議

| 營養素 | 每日需求量 | 匱乏的症狀 |
|---|---|---|
| 維生素 $B_1$（硫胺素） | 5 mg | 出現疲勞、食欲不振、噁心、憂鬱、急躁、生長遲緩、腿部麻木、心電圖異常 |
| 維生素 $B_2$（核黃素） | 50 ～ 200 mg | 引起眼部、唇部、舌頭以及皮膚等部位發炎疼痛、傷口難以癒合 |
| 維生素 $B_3$（菸鹼酸） | 150 ～ 500 mg | 精神緊張、躁動不安、脾氣暴躁、神經質、糙皮病。賀弗醫師說：「菸鹼酸並無肝毒性，菸鹼酸療法會讓肝功能指數增加。但是，這意味著肝臟是活躍的，並不代表示潛藏著肝臟病變的危機。」 |
| 維生素 $B_5$（泛酸） | 200 ～ 500 mg | 食欲喪失、舌炎、胃酸缺乏、對稱性皮膚炎、神經症狀 |
| 維生素 $B_6$（吡哆醇） | 10 ～ 25 mg | 貧血、神經損害、癲癇、皮膚問題、口腔潰瘍、嘔吐、抽筋 |
| 葉酸 | 800 ～ 1000 mcg | 影響胎兒神經管的形成 |
| 維生素 $B_{12}$（氰鈷胺素） | 10 ～ 30 mcg | 導致舌瘡、體虛、皮膚蠟黃、頭髮細黃稀疏 |
| 維生素 C（抗壞血酸） | 500 ～ 2000 mg | 壞血病 |
| 維生素 E（生育酚） | 50 ～ 400 IU | 腸胃不適、陽痿、水腫、皮膚病害、肌肉衰弱、溶血性貧血 |
| 維生素 A | 2000 ～ 10000 IU | 夜盲症、皮膚乾燥症、乾眼病、骨骼發育緩慢、牙齒髮育不健全、喉痛、腹瀉、泌尿結石 |
| 維生素 D | 400-1000IU | 骨骼酥鬆、許多疾病出現缺乏症狀 |
| 鐵 | 20 mg | 除貧血之外，影響神經髓鞘生產 |
| 鎂 | 400 ～ 800 mg | 心律不整、影響神經肌肉正常興奮，導致肌肉筋攣 |
| 鈣 | 800 ～ 1200 mg | 鈣與人體的成長、骨骼發育相關密切，在血液凝固中也扮演了重要角色。而且維持血清中正常濃度的鈣（離子）含量，才能維持正常的心臟與血管健康 |

| 食物來源 | 其他功能 |
|---|---|
| 肝臟、小麥胚芽、花生、豬肉 | 幫助能量轉換，維持神經、心臟及肌肉正常功能 |
| 肝臟、魚、小麥胚芽、綠色葉菜 | 幫助能量轉換，促進紅血球形成，維持神經系統運作 |
| 葵花籽、蕎麥、南瓜籽、芝麻 | 有安定神經的功效，能緩和暴躁、焦慮的情緒，甚至幫助精神分裂症，低量也可以助眠 |
| 酪梨、葵花籽、腰果、核桃、糙米 | 幫助能量轉換，為荷爾蒙、神經系統形成及正常成長的必要營養素 |
| 蕗蕎、開心果、腰果、葵花籽、心肝 | 參與單胺、神經遞質、血清素、多巴胺、去甲腎上腺素和腎上腺素生成 |
| 萵苣、龍鬚菜、橘子、草莓、肝臟 | 維護神經系統健康，促進紅血球細胞生成，並預防胎兒中樞神經管缺陷 |
| 蛋魚肉蝦貝類（海藻類與發酵黃豆物的 $B_{12}$ 是偽 $B_{12}$） | 促進紅血球形成，幫助代謝及維護細胞健康，為素食者最容易缺乏的維生素 |
| 番石榴、檸檬、其他水果、生牛肝 | 維持牙齦及骨骼健康，幫助鐵質吸收，增進免疫功能，可以排鉛 |
| 蛋肉類、堅果、萵苣、羽衣甘藍、小麥胚芽 | 為形成紅血球、肌肉及組織的重要營養素，增進免疫、抗氧化、延緩老化 |
| 魚肝（油）、肝臟、鯖魚 | 提升免疫、保護皮膚、眼睛、牙齒及黏膜的重要營養素 |
| 牛肝、沙丁魚、鮭魚、蛋黃 | 幫助色胺酸形成血清素，防止認知功能退化 |
| 肝臟、腦、心臟、綠色蔬菜 | 腦部樹突神經細胞富含鐵，主要是生產神經髓鞘，與神經傳導速度有關 |
| 紫菜、大骨頭湯、綠葉蔬菜、糙穀、堅果 | 調節鈣的恆定，維持心臟、肌肉及神經系統運作，可拮抗鋁 |
| 大骨頭湯、昆布、發酵莧籽、催芽芝麻 | 維持骨骼及牙齒的健康，幫助肌肉收縮及神經系統運作、可拮抗鎘與鋁 |

| 營養素 | 每日需求量 | 匱乏的症狀 |
| --- | --- | --- |
| 錳 | 150～750 mcg | 影響腦功能、脂肪代謝不正常、影響細胞粒腺體之完整性、無法形成成輔酶 |
| 鋅 | 15～80 mg | 免疫力低下、食欲不振、生長減緩、下痢、掉髮、夜盲、前列腺肥大、男性生殖功能減退、動脈硬化、貧血等問題 |
| 硒 | 25～100 mcg | 心肌壞死、萎縮、軟骨組織壞死，與甲狀腺腫、呆小症、習慣性流產有關 |
| 磷脂膽鹼（PC） | 250～400 mg | 神經受損、無法排毒 |
| 磷脂絲胺酸（PS） | 20～100 mg | 神經細胞細胞膜組成成分，可活化蛋白激酶 C（protein kinase C，PKC） |
| EPA/DHA | 250～400 mg | DHA 是腦細胞與視網膜細胞膜上磷脂質的主要成分，缺乏的話會影響這些組織的發展和功能 |
| 色胺酸 | 300～600 mg | 食欲不振、睡眠不良、情緒起伏、焦慮憂鬱 |
| 苯丙胺酸 | 500～1000 mg | 影響記憶與學習、憂鬱、疼痛難治 |
| 牛磺酸 | 1000-5000 mg | 對嬰兒腦部及眼部發展有不良影響，在心臟濃度最高，缺乏時可能影響心臟作用 |
| 必需胺基酸 | 8～9 種 | 細胞生長與修復癒合受阻 |
| 脫氫表雄酮（DHEA） | 10～20 mg | 過低與多種老化相關的疾病有關 |

必需脂肪酸 ALA800～1100 mg 由亞苧薺油、亞麻仁油、紫蘇油、奇亞籽油、印加堅果油獲取，GLA50～100 mg 則由月見草油、琉璃苣油、黑醋栗油獲取。亞麻仁粉可以使用在烘焙上而不受高溫氧化，比亞麻仁油好很多。在台灣過敏問題嚴重下，使用紫蘇油比亞麻仁油好。而且亞苧薺油也比亞麻仁油更抗氧化，所以酸敗速度慢。亞麻油酸（18：2）氧化速率比油酸（18：1）快了約 30 倍，而次亞麻油酸（18：3）

| 食物來源 | 其他功能 |
| --- | --- |
| 茶（但鋁高）<br>骨骼、肝臟、腎臟、胰臟 | 幫助骨骼、結締組織成長及再生，維持正常細胞功能，除草劑會造成低錳 |
| 胚芽、牡蠣<br>肉類、肝、海鮮、南瓜籽、蛋、芝麻、芥末 | 參與新陳代謝的酵素所含的重要成分，維持免疫系統的健康，幫助傷口復原，可拮抗鉛、汞、鎘 |
| 巴西堅果、魚肉、柿子、蒜頭、蔥、南瓜 | 活化免疫系統，協助維生素 E 保護細胞抗氧化，結合汞靠膽汁排除體外 |
| 卵磷質、蛋黃、內臟 | 防止腦神經受損，可以幫助入眠，製造乙醯膽鹼，為副交感神經的訊息傳導物 |
| 蛋黃、內臟、黃豆、牛（腦與脊椎）、魚 | 防止腦神經受損、在細胞凋亡中發揮關鍵作用 |
| 深海魚、磷蝦、藻類 | DHA 是腦部與眼睛含量最高的單一脂肪酸 |
| 腰果、南瓜籽、葵花籽 | 色胺酸生成血清素與褪黑激素，色胺酸可以幫助入眠（色胺酸與維生素 B6、菸鹼酸和鎂在大腦合成 5- 羥色胺的神經傳導物質，有幫助睡眠的效果） |
| 蛋白、豆腐、杏仁、花生、葵花籽、芝麻，魚肉類<br>請再補資料 | 苯丙胺酸經轉化成酪胺酸再分別形成甲狀腺素或多巴胺、正腎上腺素、腎上腺素 |
| 海鮮、肉類 | 加速神經元的增生以及延長的作用，有利於細胞在腦內移動及增長神經軸突，維持細胞膜的電位平衡，可以形成 gama 胺基丁酸（GABA）幫助抗壓與放鬆 |
| 魚肉、藜麥、莧籽、蕎麥，野生動物比圈養動物含量都高 | 人體必需營養素，形成重要的神經傳導物 |
|  | 量高者記憶好<br>舒緩代謝症候群 |

則比油酸快了約 80 倍。

（磷）蝦油除了 DHA 與 ω-3 脂肪酸外，所含 PC（攝取量 500 ～ 2000mg）與人體的相近，而且含抗氧化劑藻紅素，所以也是補充的極品。有時候魚肝油比魚油還要好，因為富含脂溶性維生素 A、D、E、K，更可以提升抗壓與免疫能力。

一九三〇年代，美國牙醫普萊斯周遊世界多個原始部落，發現雖然飲食皆不盡相同，其飲食卻都能把嬰兒生得健健康康的。

在傳統飲食的完整營養呵護下，嬰兒不僅健康，長大後臉頰較寬，下顎也較寬，讓三十二顆牙齒整整齊齊的排列長出，也少齲齒。當然，寬廣的前顎可以寬裕的容納全腦。相反地，受所謂較「文明」飲食的同一部落族人，所有上述優點皆遺失殆盡。

最重要的傳統飲食特色是，脂肪比例往往高於現代許多營養專家所建議的標準，特別是飽和脂肪酸。其 ω-3 與 ω-6 不飽和脂肪酸僅占約 4%，不過 ω-3 與 ω-6 兩者比例也要均衡，同時脂溶性維生素 A 與 D 要高。其他礦物質與維生素的食物供給量，也比現代飲食高出數倍。難怪我們變成了文明的野蠻人，而我們的祖先則是原始的文明人。

現代飲食所含的脂肪無法讓胎兒腦部發育完全，那麼，補充俗見的亞麻仁油這種 ω-3 不飽和脂肪酸高的油可以補救嗎？

脂肪專家麥克・施密特（Michael Schmidt）博士認為「不能」，因為它的 ω-3 不飽和脂肪酸無法在體內有效地轉變成 DHA 與 EPA。雖然亞麻仁油富含的亞麻油酸可轉換成 EPA，但比例視條件因素卻只有 5 ～ 21%，進一步再轉換成 DHA，則更少至 1 ～ 4%，而且前提是，反式脂肪與 ω-6 不飽和脂肪酸要少，不然會抑制轉換的步驟。

現在的生活又可能多出很多環境毒素，會影響這個轉化過程，如干擾粒腺體運作的毒素與藥物比比皆是。

比亞麻仁油更好的油，是富含所謂硬脂四烯酸（SDA）的油，如藍薊油、印加堅果油（或叫星星果油、美藤油），它們還被美稱為是吃素者的魚油。硬脂四烯酸跳過轉化的受限點 Δ6 去氫鍵酶，離 DHA 僅幾步之差，所以可以更有效地轉化成腦部所需要的 DHA。

然而，專家建議，還是不要用這些植物油來取代本來就在攝取的魚與魚油裡的 DHA。

DHA 是腦細胞與視網膜細胞膜上磷脂質的主要成分，因此，缺乏的話會影響這些組織的發展和功能，所以父母告訴孩子要多吃魚才會變聰明，印地安人讓失明的白人吃鮭魚眼復明，的確都是有根據的。在飲食中攝取富含玉米油、葵花油、紅花籽油和花生油的人，容易產生 ω3 系列多元不飽和脂肪酸群缺乏症，容易發炎與過敏。

以養殖魚為例，因為人工養殖餵給的飼料含較多的 ω-6 亞油酸，因此人工養殖魚體內的 EPA 和 DHA 含量會變低，充分顯示了人如其食（You are what you eat.）的真諦！

## 油是農產品

油是農產品，所以不是一成不變的。例如，餵養動物的方式絕對會改變其體脂肪，因此所產生的豬油、牛油、鵝油、鴨油也會跟著改變。

很多人攻擊動物油脂，說動物油脂除了不良的飽和脂肪酸，還富含容易發炎的 ω-6 脂肪酸，其實我們吃動物油的老祖宗們哪像我們一樣死於許多文明病，因為吃草的牛比吃飼料的牛，其油脂會多 ω-3 脂肪酸，而且其 ω-6 與 ω-3 的平均比例是二比一，也是較適合人體的，在飼料中添加亞麻仁籽或海藻，會大幅提升油脂的 ω-3 脂肪酸，所以這種餵食亞麻仁籽或海藻的動物油是比較好的。

現代大規模工業飼養（使用黃豆與玉米渣）與快速成長（高蛋白、低纖維）的方式改變了油脂成分，破壞其自然營養。所以，不要吃餵飼穀物長大、油花多的美國牛肉，要改吃紐西蘭與澳洲吃草的牛肉，奶油也是，最好是生的、未加過溫消毒的。

現代人喜歡吃穀類的和牛肉，是因為其肉質柔軟易咀嚼，但當你了解油脂不應當長在肌肉細胞裡，而應處於肌肉與肌肉之間的間隙，那你就知道這是有病的牛。

被強迫餵食玉米的鵝隻才有美味的鵝肝醬，其實這種肝臟是脂肪肝，有病變的器官，我哪裡敢吃這種美食！

現代流行病學研究完全忽略飼料改變營養結構的這一事實，因此，一直攻擊動物油脂致病的說詞是不正確的，要視食材來源與餵養方式再下結論。

植物是農產品，一定是看天吃飯，所以氣候一定會改變植物油的品質。而且比起動物油，植物油的成分變化因素更多了，如原料採收的狀態、採收的方法、儲存的方式、油脂萃取的方法、裝瓶的方式、運送的過程……都會改變它的品質與風味。所以，**採購任何植物油絕對要先試過樣品，確保品質與風味才能進行採購。**

在台灣常見的十大慢性過敏原中，花生、黃豆、玉米、芝麻皆上榜，這是因為它們的油偏 ω-6 脂肪酸，而且黃豆、玉米常用高溫與溶劑萃取，也易產生反式脂肪酸。花生、玉米與芝麻若儲存不當便容易長黴，汙染油品。此外，黃豆油與芥花油本身的特性又有降低雄性荷爾蒙的疑慮。

然而，問題絕對是有對策的，不好的也可以補償。芝麻油我則偏好有經黃麴毒素檢驗的冷壓催芽芝麻油。孫思邈對芝麻做九蒸九曬的處理方式，是為了讓芝麻中含量高的鈣質從植酸中釋出，營養才能被人體吸收，而現代催芽的技術也有異曲同工之效，加上催芽以後，抗氧化的芝麻酚變高了。所以，買冷壓催芽又有黃麴毒素檢測的芝麻油才是王道。

但 ω-6 脂肪酸豐富的芝麻油一定要以另一種富含 ω-3 脂肪酸的油來平衡，芝麻油還富含維生素 E 可抗氧化，所以發炎性因此降低些，若還富含有益的植化素芝麻酚，以及沒被精煉過還含有幫助油脂吸收的卵磷質，這種芝麻油的好處就多了。

跟任何食物一樣，有的很一般、有的馬馬虎虎，只有少數幾個被冠上超級食物的抬頭。

阿甘油只產於摩洛哥，來自恐龍時代的樹木堅果，是當地的珍貴藥油，用來防治心臟病，因含高量維生素 E 與角鯊烯，角鯊烯的藥性之一是防止癌細胞轉移至肺部，其他作用是保肝、護膚、抗疲勞與老化，以及補充細胞的氧氣，但阿甘油偏多 ω-6 脂肪酸，需要一些 ω-3 脂肪酸的油來平衡，不過也含高（45%）ω-9 脂肪酸與維生素 E，對心血管有利。

好的橄欖油也是非常神聖的，但神聖的意義也會隨區域而改變，北歐蠻族入侵南歐後，奶油取代了橄欖油，這是蠻族討厭橄欖油苦辣風味的緣故。

椰子油對熱帶國家也是神聖的，松子油、核桃油與苦茶油對我們則有多一點的地方意義。

其實每種油都各有千秋。

ω-3 脂肪酸的主要來源有亞麻仁油、核桃油、魚油、海豹油、紫蘇油等，可以依自己的需求挑選。

ω-6 脂肪酸的主要來源比較廣，有蔬菜、種子、堅果、豆類，如紅花籽油、葵花油、南瓜籽油、玉米油。為了避免 ω-6 脂肪酸太高，一定要謹慎攝取這些油脂。

ω-9 脂肪酸雖是非必需脂肪酸，但可以幫助身體有效吸收及利用 ω-3 和 ω-6 脂肪酸，橄欖油、苦茶油、榛果油、酪梨油、夏威夷豆油皆富含 ω-9 脂肪酸，是重要的油源。

選擇時則以個人口味為主，有人喜歡橄欖油，有人討厭橄欖油，有人喜歡苦茶油，有人討厭酪梨油，自己挑選吧！

許多人，不論老少，皆因代謝不良而日益肥胖，他們會以為低脂肪飲食是解決問題的必然答案，但是事不如人願，越少油卻越吃越胖。問題所在到底為何呢？

傳統居民鮮少有肥胖者，但傳統飲食絕不是低脂飲食，而且脂肪消耗量占所有熱量的比例相當高，不過多鏈不飽和脂肪酸只占所有熱量的 4%。現代的飲食，常使用含有大量多鏈不飽和脂肪酸的植物油，而且以 ω-6 為主，問題是，ω-6 是人體製造發炎因子的來源。

所以不必畏懼油，特別是飽和脂肪酸。

提到飽和脂肪酸，還有許多人認為它會提升膽固醇，也是心血管疾病的殺手，其實它們是人體需要的營養成分。

我們人體細胞膜的組成，有 50% 以上需要飽和脂肪酸；在骨骼保健上，飽和脂肪酸也扮演著非常重要的角色；除此之外，它能保護肝臟，抵抗酒精與阻斷毒素的毒性，增強免疫力。所以，多吃一點飽和脂肪酸，減少一些澱粉與穀類的攝取吧！

飽和脂肪酸也不是全部都同樣性質，不要以偏概全，要區分清楚。長鏈的飽和脂肪酸同時是維持肺臟、腎臟正常功能的重要營養素，還會降低引起心臟病風險因子脂蛋白 A 的量。

況且由十六個碳的棕櫚酸和十八個碳的硬脂酸（stearic acid）組成的長鏈飽和脂肪酸，是心臟偏愛的燃料，但吃多了也有積存於體脂的顧慮，相形之下，較短的中鏈飽和脂肪酸則不會囤積於身體，又有抗菌力，特別是月桂酸，飽具療效。而更短鏈的飽和脂肪酸丁酸，則是大腸表皮細胞的營養素，來源主要是纖維素被益生菌分解後所產生的。

## 脂質的代謝、消化與運送

最後，讓我們來搞懂脂質的代謝、消化與運送的大圖像。

在消化的部分：參與脂質消化的酵素，有口腔脂肪分解酶、胰臟脂肪分解酶與小腸脂肪分解酶，而脂肪分解酶的功能要彰顯，必須藉由膽汁中的膽鹽對脂質進行乳化作用，其作用是均勻混合成細小的脂肪球，再進一步被胰臟脂肪分解酶與小腸脂肪分解酶水解成單酸甘油脂肪酸，或甘油與脂肪酸。

既然唾液裡已經有含脂肪分解酶，所以吃肥肉時，要細嚼慢嚥，讓脂肪在口腔就有機會開始分解。

在吸收上：甘油、短鏈脂肪酸及中鏈脂肪酸均可直接吸收進入血液循環中，單酸甘油脂、長鏈脂肪酸則於小腸細胞內先合成三酸甘油脂，再與蛋白質、膽固醇、磷脂質等結合成乳糜微粒、送到淋巴系統運送，進一步送到血液中，後來再送至肝臟中。

脂質的運送需要有車手：游離的脂肪酸與血清中的白蛋白會結合在血液中運送，三酸甘油脂、磷脂質、膽固醇及膽固醇脂則利用脂蛋白在血液循環中運送。

脂蛋白分為乳糜微粒（chylomicron）、非常低密度脂蛋白（VLDL）、低密度脂蛋白（LDL）、高密度脂蛋白（HDL）。

非常低密度脂蛋白主要的成分為三酸甘油脂，作用是將肝臟所合成的三酸甘油脂送至血液中運送。低密度脂蛋白主要成分為膽固醇，作用是將膽固醇送至身體細胞內來利用。高密度脂蛋白則將周邊組織過多的膽固醇運送至肝臟分解、代謝。

過去一直把高密度脂蛋白稱為「好」膽固醇，低密度脂蛋白是「壞」膽固醇，最近則又把低密度脂蛋白分為幾個亞型。

緊實而小的低密度脂蛋白跟動脈糜粥的形成有關，可是最新的臨床實驗完全否定了低密度脂蛋白的「壞」，年齡介於六十至六十九歲少運動但健康者接受肌力訓練，結果肌肉長最多者，低密度脂蛋白最高，所以要長肌肉可能就需要低密度膽固醇了。

脂質的運送路徑，大約是細小脂肪球帶著食物中經過消化吸收的脂質，先在小腸細胞形成乳糜微粒，然後進入到淋巴系統，再進到血液循環；甘油、短鏈脂肪酸及中鏈脂肪酸則直接吸收進入血液系統；非常低密度脂蛋白、低密度脂蛋白將肝臟所合成的三酸甘油脂與膽固醇送至身體細胞供利用；高密度脂蛋白則將周邊組織過多的膽固醇運送至肝臟分解、代謝。

假如你對西醫的膽固醇理論還是很執著，下頁表 1-4 的天然產物是可以考量的替代藥物。

表 1-4 天然產物（補品）對血清中膽固醇與三酸甘油脂濃度的相對作用力

| | 菸鹼酸 | 大蒜精 | 丁酸 | gugulipid | pantethine |
|---|---|---|---|---|---|
| 總膽固醇降低% | 18 | 10 | 25 | 24 | 19 |
| 低密度脂蛋白降低% | 23 | 15 | | 30 | 21 |
| 高密度脂蛋白升高% | 32 | 31 | | 16 | 23 |
| 三酸甘油脂降低% | 26 | 13 | 減少 | 23 | 32 |

本表從麥克・莫瑞（Michael Murray）與約瑟夫・披桑諾（Joseph Pizzorno）兩位自然醫學醫師合著的《自然醫學百科全書》第二版翻譯而來，並加上防彈飲食裡關於丁酸的部分。奶油裡的丁酸會讓體溫升高促進代謝、改善粒腺體功能、減少腦部發炎、防止毒素穿透大腸壁、增加腸內益生菌數、增加對胰島素的敏感度達 3100%。

■ 根據油脂在人體的確切生理作用，「脂肪 - 心臟」假說以及膽固醇相關的種種不是，皆被後來的證據推翻，因此我們多攝取對身心有益的好油，特別是對腦部有益的 DHA 與對心臟有益的硬脂酸，才能有健康的體魄。

## 第二章

# 油好關係：群起肖油

過去幾年來，台灣食安問題可真是鬧得風風雨雨、人心惶惶，籠罩在這陰影中，大家當然無法與油保持良好關係。

幾年前，在中華民國能量醫學學會的帶領下，與十來個友會合辦第一屆亞太實證醫學論壇，當時頂新大統假油事件剛好鬧得沸沸騰騰，社會輿論四起，論壇其中一天，我在早上的專題演講中，提到葛森療法執意使用對癌症病人有益的亞麻仁油，我建議使用小瓶的，不要買大「桶」的。

當然，我言下之意不在「大統」，但底下還是有很多人嘻嘻作笑，可能是苦中作樂吧！

食油風暴讓消費者陷入了兩難的困境，原以為多是不知名的公司行號才容易推出黑心油品，所以大家都往知名與上櫃公司靠攏，誰知道這次事件，卻讓大家真正體驗知名大廠瞞天過海的障眼法，如何以劣等油生產獲利高的混合油與假純正油。

從《失去貞操的橄欖油》一書中，我們得知，實際上很多世界食品大廠都故意裝做不知自己進口假油，然後當做好價錢的橄欖油賣，而早在羅馬帝國時代，也同樣有造假的記載，看來，這是普世的人性問題。

還好我養生課程提倡與推薦的食用油沒有在數次的食安風暴中淪陷，油品來源的把關真的很重要。

另外，我還鼓勵低溫與無油煙烹飪，避免產生毒害最大的反式脂肪酸與其他裂解的有毒物質。

# 關於假油，你應該知道的事

如果因為無知養成錯誤的飲食習慣與方法，以為自己很養生，恐怕最後的傷害會更大。所以，關於食用油，有幾個重點我必須幫消費者澄清一下。

## 沒死人不代表安全

最常聽到似是而非的官方說法是：「吃了也沒死人，所以還好。」好像只要沒立刻死亡，人（的健康）並未受傷害，所以可以忍受。如果這樣說，那打了疫苗增加過敏症狀或腦部受損，但也沒死人，所以還好，大家能接受（疫苗安全論）嗎？這就好比道路坑坑洞洞的，不修雖然不會造成汽車全毀，只是行車不方便，對車子的影響也只是些許，但根據經濟原理，路況不良造成車子的損傷是會積少成多的，所以還是應該要修吧！

因此，用死亡當做問題有無的標準是不切實際的，我們不要等吃死人了才去關注食安（健康）問題，官員的那種官僚說詞，我們是不會接受的。

## 餿水油的省思

在美國讀研究所時，經常做的實驗跟細胞抗氧化機制與不飽和油脂的氧化物分析有關，前者可以看到細胞面臨氧化壓力時所做的回應，後者則學到光要正確分析不飽和脂肪酸的氧化代謝物丙二醛，就花了至少一年的時間才開發出最正確的檢測法。可見，正確分析油脂帶來的氧化壓力是不容易的。

所以，餿水油能得到衛福部合格化學分析的證明，不是台灣的製油業造假功夫高超到檢驗不出不良物質，就是衛服部的檢測人員反應遲鈍，檢測功夫差勁到不行。更糟的是，若兩者同時存在，老百姓就真的要自求多福了。

我在肯塔基大學唸書時，就已經由研究所的教授得知，肯塔基的賽馬是全美國三大競賽之一，賭注金額很高，所以賽馬主人會竭盡所能，用各式各樣的方法讓賽馬的體能可以勝別人一籌，其中一種就是用藥，用藥要用到比大會的禁藥檢測還高竿，才能躲過懲罰進而得到獎金，所以這是一場貓鼠的嚴峻競賽。

回過來看食用油也一樣，不論是橄欖油或其他油品，檢測專家必須很懂得各種油的「專一指紋」，然後再費功夫分析成分，才能確切抓到造假者，若只是上上班敷衍了事，根本就抓不到造假的油。

不飽和脂肪酸普遍存於植物油，而典型外食所用的油脂若屬此類，一定會有很多氧化裂解物，若是動物油脂，因牛豬雞已經改用榨油的大豆與玉米渣做飼料，所以飼養動物的脂肪也富含大豆與玉米的油脂。

不飽和脂肪酸的氧化裂解物很複雜，除了前述的丙二醛的醛類外，還有一些致癌醛類與其他致癌物，以及不知名的油溶性毒素。任何學科學者一定知道，有一分證據講一分話，沒查驗其他毒素的存在與否，是無法確切的講受檢測物是沒毒的，只能說沒查出哪些物質。

另外，說合格不合格則必須要有標準，但這過程還有一可疑之處，就是所謂合格油的標準是誰訂定的？很多歐洲訂橄欖油的遊戲規則者本身就是橄欖油造假者，聽起來很熟悉吧！在台灣也發生過了，那賣假油的人，也正是參與檢測設立遊戲規則的人。

合格油的標準是誰訂定的？

一般是政府請一些所謂的專家學者訂的。若這些專家與製油業者有很強的利益關連，可能標準就會圖利廠商。從幾個事件中，我們便可看出有些專家學者的風範是堪慮的，有教授會說吃什麼油都健康，也有教授在電視上喝檢驗合格的餿水油，更有教授為兩次出包的頂新集團背書！

然而，GMP 球員兼裁判的不公正認證方式，應該也是有所謂的專家學者背書，這徹底讓我們感受到，今天很多學者的風範都一致向錢看齊了，若否認，那他們的把關功夫也太差了，不配當專家。

從三聚氰胺到餿水油等多件食安事件，我三環養生課程的學員若依照所學的去吃，是不會採購到假油、假食物，或吃到前述的任何毒食品。

以食用油為例，我所挑選的供應商幾乎超過了七家與十多種油品。

為什麼選這麼多家？

因為沒有一家所提供的油能滿足所有的需求。即使法國有機行星能提供最多的款項，但也不見得每一款油都是最佳的品質。油品也是農產品，技術再好，受其原料品質的好壞限制，油質也會變。每一年、每一批、每一款油都要隨時注意其品質的變化。

為什麼挑這麼多款油？

延續長壽中醫孫思邈的思緒，養生就是要輪替吃單一穀類，所以油也是要輪替食用，油品還含其他營養素，所以輪替時，不會出現營養偏頗的問題。但基本上，**吃油必須是包含高量中鏈飽和脂肪酸與單一不飽和脂肪酸，以及只需少量的兩種必需不飽和脂肪酸（ω-3、ω-6）。**

其次，大家可以揪團集資購買一大批樣品，包括在地的幾款油品，以及其他原裝進口好油，品油後再決定團購油品的項目與數量。如此，不僅可以確保品質與價錢，也可以自行混合均衡油品，而不會被作假。

簡單提供一下我的油品採購方式，我有兩家來自法國的油品商，一家的油品是石磨的，提供小分子化的油脂容易吸收，另一家全是有機的，兩家進口的油品也不盡相同，所以品項上可以互補，有時品質也不是每一批盡皆理想，所以同一種油也要有補位備胎。

另外，有兩家公司提供老欉與極端嚴酷生長環境的橄欖油，百年至千年老樹的橄欖，含有地表深處的微量元素，能量敏感者可以體驗出其差別。而極端嚴酷生長環境所產的橄欖油，含有比一般同款油高達三十倍的橄欖多酚。

四、五家公司提供了特殊功能性的油品，如脂肪酸種類均衡的沙棘油、保肝的奶薊油、高效抗過敏的紫蘇油、必需脂肪酸量高的月見草油、護眼的枸杞油。

但是，最近被告知奶薊油被衛福部列為藥物不准進口，不知衛福部是在為人民謀福祉？還是在替藥商避免天然產物的競爭？

兩家公司提供了歐盟認證的有機椰子油，以及兩、三家公司提供了本土最頂級的冷壓苦茶油。

最近又有好的油品出現，製油的公司非常專業，只待進一步確認後，也許可以變成好油選項。

有時，我們自己會從國外自己攜帶如大麻油等好油回來享用，此大麻油並無大麻的禁藥成分，而且德國臨床實驗顯示，其對接受化療的癌症病人有保護作用，但被官員擋在關外進不來，因為跟呼麻牽連在一起。

雖然，餿水油事件把許多環節的人事物醜陋面暴露無遺，更顯示我們所受到的環境汙染已經非常深入日常生活與全面性，但危機也是轉機，我早知台灣的外食環境險惡，早已限制自己外食僅至少數幾家餐廳，因為這些餐廳的食材都是精挑細選過的，如此才能拒毒於千里之外。

想多了解一下我們所提倡的全面性有機或樂活生活（包括食衣住行育樂醫七大生活層面），不妨參閱個人所寫的《一生無病絕對有機會》一書。

## 大眾常問的油品疑問

最近託油品食安問題之福，為油品做了多場說明講解與示範使用，所以聽眾問了很多相關問題，剛好藉此提出來，供閱覽大眾參考。

首先，我要破解的是絕大多數健康飲食法皆宣稱要少油的迷思。

因為此說，所以時下很多人不特別注重油品或特別補充油，但這是天大的錯誤觀念。少油的說法來自科學偏見，與一直吃錯油所引致。最新的科學與臨床研究發現，吃對油、吃多好油是不會生病的！但吃錯油，即使少量，也容易罹病！

據研究發現，人體細胞組織的 ω-3 與 ω-6 脂肪酸比例是一比四・七，但現代飲食是一比二十至三十，甚至更高，如果能多攝取 ω-3 高的脂肪酸，便可扭轉身體組織 ω-6 偏重的比例。通常 ω-6 脂肪酸容易造成發炎現象，而且與很多現代文明病有關，包括癌症，更不用說最醜陋的人造油——充滿反式脂肪酸的零膽固醇人造奶油，所以吃錯油比吃太多油更有問題！

再來，很多人誤認肥胖是因為吃太多油的關係，所以要少油。其實，吃對油不會胖，不吃油還是照胖，因為攝取過多的碳水化合物，特別是果糖，會轉化成脂肪，最新的臨床研究也發現，澱粉攝取過量很可能才是現代人肥胖的主因。還有，吃錯油更糟糕，腦會笨，腦需要大量的 DHA，而且 ω-6 脂肪酸無法轉化成 DHA。

除此之外，還有很多迷思，包括：椰子油充滿飽和脂肪酸，會造成心血管疾病；葡萄籽油冒煙點很高，而且維生素 E 很高很好，是有機店長推薦的好油；基改的芥花油是兼含兩種人體必需脂肪酸的健康好油，也是素食店常用來烹飪的健康好油，但芥花油根據美國 FDA 的檢測，從出廠往往就有少量的反式脂肪酸囉！還有，要多吃含 ω-3 脂肪酸非常高的亞麻仁油，因為 ω-3 脂肪酸會消炎，而 ω-6 脂肪酸會助發炎。以下我會一一討論這些重要課題！

硬硬冷凍的椰子油拿一塊放在手掌上，不需幾分鐘就完全溶解，根本不會塞住血管。結凍的動物油也一樣，在手心的溫度加溫下即溶解成液態，唯獨反式脂肪或乳瑪琳不會，放在手心再久也溶解不了。

葡萄籽油是最差的油，只有極度高量的 ω-6 脂肪酸，完全無一點一滴的 ω-3 脂肪酸，這對現代人的發炎現象簡直是提油澆火，更糟糕！

基改的芥花油一般製造過程會含氧化脂肪酸與少量萃取溶劑，加上烹飪容易氧化的不飽和脂肪酸，所以並未博取健康的好處，更不用說基改所帶來的除草劑殘留禍害。

亞麻仁油雖好，但吃到剩一半時，氧化會加快，酸敗的好油還是不好，因此要非常非常注意亞麻仁油開罐以後的質變。有些人也不適合攝取亞麻仁油，我們知悉，有癌友因為攝取過量而致腫瘤一發不可收拾。

人民可以用選票換掉主政者，所以消費者也有權用自己的荷包淘汰不良黑心廠商，花對錢、吃對油，對好廠商才是一種正向的鼓勵。所以，什麼是好油呢？讓我們一邊認識各種油，也一邊讓我們從油品的分類說起。

## 以荷包淘汰黑心廠商

這裡先提一下，黑心油事件的最大不幸絕對是有意的詐欺，不論任何一家公司，把低價的B級品當高價的A級品賣就是詐欺！記得前一陣子米商用劣級米混合本土米充當升級品的事件嗎？這些米也是可以吃的，但當你知道真相，嘴巴沒留下不爽的受騙味道嗎？不管這個油是否是安全與適合食用的，你一樣也是不爽被騙吧？

沒有人樂意被騙的，騙一次算巧合與倒楣，騙兩次就有點傻，被騙三次真是蠢蛋。而在最近幾年裡，我們已經被騙很多次了！所以，多吃一些DHA脂肪酸，讓自己變聰明吧！

## 優油自在：要有智慧學習吃好油

吃對油讓腦神經化學平衡，人才會感覺悠遊自在。

飽和脂肪酸含量高的油在一般人的印象中很壞，視豬油、牛油、雞油、動物油這一類的飽和脂肪酸好像是洪水猛獸，吃不得，也碰不得，臭名滿天下。其實，飽和脂肪酸並沒有那麼壞，細胞膜需要「她」，在骨骼塑型中也扮演著重要角色，還能保護肝臟抵抗酒精與毒性。

飽和脂肪酸的一身臭名與人為操作反式脂肪酸有關，當年美國FDA批准反式脂肪酸為食品加工添加物，油商為了鼓勵消費，開始大肆批評膽固醇與飽和脂肪酸對身體的壞處，鼓勵大家吃不含膽固醇的人造奶油，結果反式脂肪大贏，真正健康的飽和脂肪酸只得退居一角。但諷刺的是，不飽和的植物油氫化製成的零膽固醇人造奶油，卻多含反式脂肪酸，而今天氫化油已確切被證實對身體有害。

所幸，反式脂肪醜陋的面貌終究被識破，即使氫化的脂肪具有安定油脂與降低酸敗效果，但無法被身體代謝，即使吃進肚子裡的量很少，還是會囤積讓人變胖。此外，反式脂肪酸會壓抑吸收進人體的必需脂肪酸轉化成多元不飽和脂肪酸，後者具重要荷爾蒙的生理作用，所以反式脂肪酸真的是十分醜陋的油，真的碰不得！

其實，吃好油是要靠智慧判斷及學習，反式脂肪和我們已經做了數十年的朋友，只是沒想到竟是壞朋友。同樣的，椰子油是最健康的油脂，是我們的好朋友，卻在錯誤知識引導下，竟被認為是富含飽和脂肪酸的壞朋友，白白浪費了數十年之久的青春未享用到。還好椰子油又力爭上游，重新被大眾接受，值得欣慰。

要用智慧「揩油」不只這一樁，很多人以為自己揩到多數無膽固醇植物油的便宜，但精打細算後，賺到的卻是失去健康與日益肥胖的無窮害處。

想想看，傳統原始部落的飲食為什麼會常吃飽和脂肪，少吃植物性的不飽和脂肪？

一方面與他們的打獵、畜牧生活有關，容易取得動物性脂肪，另一方面是，如果要攝取植物油，需要有萃取過程，以前沒有化學溶劑，萃取過程很繁瑣，所以只有橄欖、芝麻、花生等含油豐富的植物才會用來做油源。

可是萃取技術逐漸純熟，可以很輕易用化學劑或熱技術萃取到植物油後，玉米油、黃豆油與衍生的沙拉油就變成普遍性的食用油，問題是，這種便宜行事的作法，會讓不飽和脂肪酸在加熱的過程中氧化，變成醜陋的反式脂肪酸，更不要說因氧化而產生的裂解副產物，很多副產物都有毒性，將來會慢慢被發現對身心是有害的。

再來，是我們傳統大火快炒的壞處。尤其是大火的烹調，只要油一冒煙，就會很容易製造反式脂肪酸。所以吃油時，要少觸碰這類容易轉化成反式脂肪酸的油脂，尤其是含高量 ω-6 脂肪酸又缺乏 ω-3 脂肪酸的葡萄籽油、葵花籽油、玉米油、芝麻油。外食族要特別忌諱這種植物油煮的餐點，很多自助餐店往往會用油炸過的壞油炒菜，我一吃就知道了。所以，有時需外食時，我會先喝一些好油墊墊肚子，或是攜帶好油出門為菜色添油加醋。

## 好油壞油聰明分清楚

我們若以脂肪酸比例最高者為主，可大分類為飽和脂肪酸、ω-3、ω-6、ω-9，以及 ω-3 與 ω-6 均衡等五大類。必須說明的是，很多油是含多種脂肪酸的，但我們這裡是以含量高的為屬性歸類。

油品款項雖多，但經過分類後便很好記住。

飽和脂肪酸多的油只有椰子油、棕櫚油、奶油或澄清奶油（ghee）、動物油（牛油、豬油等等），以及醜陋的乳瑪琳（反式脂肪酸）。

我幾次的演講示範，是以結凍的椰子油與乳瑪琳做對比，將兩者塗抹在手腳容易冰冷的聽眾手上，結果椰子油沒幾分鐘就融掉了，乳瑪琳到活動結束還是一坨完好如初，所以會阻塞血管與心臟的不是椰子油，而是反式脂肪。眼見為憑，不要再聽無正確營養知識的醫師與營養專家唱反調了！

而我最完整的飽和脂肪酸油品公開示範，是在一次永豐餘客戶的聚會上，我用聽眾的手來塗上冷凍的有機椰子油、乳瑪琳、室溫硬硬的有機可可油脂、冷藏的法國艾許奶油，結果溶解速度最快是結凍的椰子油，因為它在攝氏二十三度就溶解了，更不用說是略低於三十七度的手溫，其次是冷藏的艾許奶油，很快也融化了，再來是可可油脂，融化得很慢，而且不甚完全，因為它的溶解溫度是介於攝氏三十四到三十八度之間，至於乳瑪琳呢？則一點也不會在手的溫度中溶解。

所以，我給聽眾總結說：椰子油與奶油可以好好的享用，可可油與巧克力不要吃太多，因為溶解的溫度介於攝氏三十四到三十八度，乳瑪琳則要遠遠避之。

請告訴我，在手心溶解最快的椰子油，如何能夠阻塞你的血管？

我曾使用過紅棕櫚油，在手心也很快溶解。

再請告訴我，為何在體溫不溶解卻無膽固醇的乳瑪琳會比奶油好呢？

假如你的醫師與營養師告訴你椰子油不好，在他們的面前做一下上述的人體實驗給他們看看。科學與偽科學是可以用實驗分辨的！

我最近又拿購買的夢幻雞雞油與天和豬油做實驗，一放到掌心，兩者都很容易就溶解掉！

這些油都富含飽和與單一不飽和脂肪酸，如表 2-1 所列。

表 2-1 各類油品飽和與單一不飽和脂肪酸含量比例

| 油品 | 飽和 % | 單一不飽和 % |
|---|---|---|
| 椰子油 | 92 | 6 |
| 棕櫚仁油 | 83 | 15 |
| 棕櫚油 | 45 | 39 |
| 橄欖油 | 15 | 73 |
| 奶油 | 69 | 29 |
| 豬油 | 46 | 42 |
| 牛油 | 54 | 43 |

（註）令人莞爾的是，椰子油與橄欖油混合後，其飽和與單一不飽和脂肪酸的比例與豬油或牛油相近。

椰子油絕對是最健康的油！我們在第五章時會再陳述它的好處，我也會用已經吃超過二十年的經驗來做個人見證。

但是，至今還有許多醫師與營養師在說椰子油的不是，我現在把這些人當做未跟上時代者，不列為採用的專業者。假如他們在更多議題上又選錯邊，自然而然就可以獲得很低分的醫術評比，歡迎大家開始在網路上聚集這樣的資訊，做為醫師醫術好壞的選擇標準項目之一。

椰子油是最健康的油之一，在此先不贅述。我想分享的是，每次我的整合養生三環舊學員聚會時，話題最熱烈的，往往是椰子油的使用心得分享，如之前一次新教室成立而辦的聚會裡，我得知有學員以椰子油的服用與塗抹改善了不少種身體症狀，小孩子的腳臭與狐臭、大人的胃潰瘍、傷疤的癒合、眼疾、髮質、皮膚炎、腸道蠕動速度……也有女性用於卸妝與當保養品，省下了大筆花費買時尚化妝保養品。

我到印度觀察到，當地婦女多有黑溜溜的長髮，知道她們每天抹油的習慣造就了漂亮的頭髮，而椰子油是南印到處都很容易買到的油品種類。

布魯斯・菲佛（Bruce Fife）自然醫學醫師在他撰寫的《椰子療效》一書曾描述一件奇蹟，證明椰子油的萬靈妙用。一個男子被割草機幾乎割斷了大拇指，他緊握著纏縛著血跡的布衝進羅德島州新港市的一間小店，店主是一個菲律賓老人，朋友簡稱他保羅，他查看傷口後，發現兩截指頭依然有皮膚連結著，骨頭未被破壞，他便將指頭頂端接回位置，再用紗布包紮好，然後將整個指頭浸泡到椰子油裡，並交代傷患回家繼續用油保持紗布的濕潤，幾天後再回來看看。數星期後，大拇指的傷口已經完全癒合，甚至沒有傷疤，簡直是不可思議。

店主保羅（一八九五至一九九八年）一生使用大量的椰子油，非常樂於助人，活到了一百零二歲的高壽。

正統醫學食古不化的專家一定會說，這好到難以置信，一定是騙人的謠言！我踏入另類醫學以後，看到很多這種爭議，都有同樣的兩極反應現象。

總之，好處多多，就看自己如何去運用或參考之後有關椰子油的章節。

還有，我對乳瑪琳很深刻的印象來自一次淡水烘焙店之旅，在一間無紗窗的工作間，看到一大桶未加蓋的乳瑪琳居然無老鼠、蒼蠅與蟑螂會光顧，我記起美國朋友拍過的照片，把真假奶油放在後院給烏鴉吃，烏鴉挑真貨避假貨。哎，人真得比畜生還不如了！

我不敢再罵下去了，因為我們真的可能連小強、蒼蠅、老鼠辨識食物真假的本能都沒有。

## 絕大多數植物油都是 ω-6 脂肪酸高

除了 ω-3 與 ω-6 均衡的大麻油（比例四比一）、沙棘果油（一比一）、印加堅果油（一比一）外，其他沒歸屬上述三項分類的油，幾乎全是 ω-6 脂肪酸高的油，包括葡萄籽油（很高）、摩洛哥堅果油（或稱阿甘油）、南瓜籽油、開心果油、杏仁油、核桃油、胡桃油、松子油、葵花籽油、黑種草（茴香）油、芥茉籽油、芝麻油、花生油、玉米油、大豆油、紅花籽油、芥花油……。

特別要提一下葵花籽油，原本的品種是 ω-6 脂肪酸高的，另有一種是改良型的，屬於 ω-9 油酸高的品種，所以有時候文獻會出現令人混淆的葵花籽油屬性歸類。

除了素食者使用大量 ω-6 脂肪酸高的大豆油外，食品工業也是很大量的在使用，其他則用於生質柴油、印刷業（環保油墨）。大豆不是傳統炸油的來源，是製油工業開始採用化學溶劑萃取後才登上人類餐桌，便宜的大豆油生產後，又造就了大量的豆渣，豆渣是餵食動物用的。吃素救地球的論點之一，是大豆富含蛋白質，可以取代肉，其實種植的大量大豆不只是在畜牧業上餵養動物用，吃素者也吃了很多大豆蛋白與其衍生製品。因此，雨林的砍伐，不論是吃素或吃葷者，都有所貢獻。

此外，大豆的蛋白質含量雖然高，但不是優質蛋白，所以身體最終能轉化運用的比例是相對很低的。

不論是實驗室或田野的觀察，魚肉才是最佳的蛋白質來源。台灣是海島，本適合漁業發展，但環境保護非常不周，島邊海洋與河川入海口的污染過於嚴重，我對近海魚的食用非常不鼓勵。加上日本福島核污染的嚴重廣泛性，讓全球遠洋漁業也蒙上相當污染之虞。

深海魚的重金屬污染透過生物累積性而加劇，所以近年來有越來越多大型魚，如鯨魚、鯊魚、海豚等，沖上岸邊死亡，這往往都跟環境污染（包括塑膠顆粒）有關，因為也有長期海洋研究發現，鯨魚冬天禦寒生成的脂肪囤積了很多重金屬。

杏仁油是 ω-6 與 ω-9 比例一樣高的油，但 ω-6 脂肪酸傾向發炎的作用會比較高，所以我還是把它歸類於 ω-6 屬性的油。

有人說植物油最好，這是偏見。絕大多數的植物油多是 ω-6 脂肪酸過高，容易引起發炎，除非油裡的抗氧化物含量非常高，但化學溶劑萃取與油脂精製的過程往往棄除了很多抗氧化物。

而且所謂超臨界低溫萃取，雖然對不飽和脂肪酸較無破壞性，但往往在萃取過程中會失去較極性的抗氧化物。

所以，油品的種類只有簡單的飽和脂肪酸、ω-3、ω-6、ω-9、ω-3 與 ω-6 均衡等五類。

表 2-2 列舉了很多食用油品的脂肪酸構造比例，讓大家好挑選適合的油種使用。

表 2-2 各式油品的脂肪酸比例（%）與特性

| | 飽和 | ω-9 | ω-6 | ω-3 | 備註 |
|---|---|---|---|---|---|
| 飽和脂肪高油品 | | | | | |
| 椰子油 | 84～90 | 8～14 | 2 | | |
| 棕櫚仁油 | 79 | 11 | 1 | | 維生素 E 高 |
| 棕櫚油 | 50 | 40 | 10 | | |

| | 飽和 | ω-9 | ω-6 | ω-3 | 備註 |
|---|---|---|---|---|---|
| 可可油 | 58 | 32 | 3 | | |
| 牛油 | 62 | 29 | 2 | 1 | 脂溶性維生素A、D、E、K |
| 奶油 | 54～73 | 24～28 | 3 | 1 | 脂溶性維生素A、D、E、K，含丁酸 |
| 羊油 | 56～57 | 26～33 | 2.9 | 1～2.4 | 脂溶性維生素A、D、E、K |
| 豬油 | 40～43 | 44～45 | 9～15 | | 脂溶性維生素A、D、E、K |
| 鴕鳥油 | 32～34 | 38～51 | 15 | 2 | 脂溶性維生素A、D、E、K |
| 鵝油 | 33～37 | 55～57 | 10 | 0.5 | 脂溶性維生素A、D、E、K |
| 鴨油 | 27～29 | 52～57 | 14 | 1 | 脂溶性維生素A、D、E、K |
| 雞油 | 35 | 41～47 | 15～18 | | 脂溶性維生素A、D、E、K |
| ω-9 高油品 | | | | | |
| 橄欖油 | 15 | 73 | 11 | 1 | 角鯊烯 |
| 榛果油 | 7.4 | 72～78 | 10～12 | | 高維生素E |
| 夏威夷果油 | 16 | 80 | 1.4 | 0.4 | 非常高油酸 |
| 葵花籽油改良 | 7～10 | 80 | 10～13 | | 非常高油酸，高維生素E |
| 苦茶油 | 10 | 80～81 | 2.5～9.3 | | 非常高油酸，角鯊烯 |
| 辣木籽油 | 21.7 | 70 | 0.7 | | 山崳酸9%，有護肝作用 |
| 酪梨油 | 13.4～18 | 65～ | 9～17 | 0.5 | |
| 茶葉籽油 | 17 | 62 | 21 | | 高維生素E 角鯊烯 |

| | 飽和 | ω-9 | ω-6 | ω-3 | 備註 |
|---|---|---|---|---|---|
| 腰果油 | 18 | 54.5 | 18 | | |
| 杏仁油 | 6～10 | 61～65 | 21～29 | | 高維生素 E |
| 芥末籽油 | 12 | 59 | 15 | 6 | 不錯的油，唯芥酸高，殺菌驅蟲 |
| 杏桃油 | 6.3 | 60 | 29.3 | | 苦杏苷，殺菌驅蟲 |
| 開心果油 | 10～14 | 50～60 | 27～33 | 1.4～2.4 | |
| 胡桃油 | 9.5 | 52 | 36.6 | 1.5 | |
| 巴西堅果油 | 25 | 36～45 | 33～38 | 0.1～0.3 | |
| 阿甘油 | 12～17 | 42 | 33 | | |
| 油菜籽油 | 11～25 | 38～81 | 8～34 | 0～2.2 | |
| ω-6 高油品 | | | | | |
| 芥花油基改 | 7 | 31～54 | 18～40 | 9～21 | 低芥酸，但基改不建議使用 |
| 葵花籽油 | 10～13 | 19～22 | 59～68 | 10 | |
| 核桃油 | 4～9 | 14～17 | 56～68 | 11～15 | 少數堅果含顯著 ω-3 脂肪酸 |
| 花生油 | 17～23 | 39～41 | 33～36 | 1 | 少量山崳酸 |
| 芝麻油 | 14～16 | 39～46 | 37～46 | 1 | |
| 元寶楓籽油 | 8.3～10 | 24.8～38.2 | 41.1 | 2.4 | 高維生素 E，芥酸高 / 神經酸 5.5% |
| 文冠果油 | 7.0 | 48.9 | 43.8 | 0.3 | 芥酸高 / 神經酸 2.5%，山崳酸 7.2% |
| （紅）松子油 | 23 | 30 | 47 | | 松子酸具洗血作用 |
| 南瓜籽油 | 17 | 33～37 | 41～45 | | 對攝護腺腫大有作用 |
| 莧籽油 | 22～23 | 22～26 | 46～50 | | 植物中角鯊烯含量最高 |
| 奶薊油 | 11～16 | 28～37 | 48～58 | 2 | 保肝作用 |
| 玉米油 | 13～14 | 26～28 | 54～59 | 1 | 不建議使用的油種 |

| | 飽和 | ω-9 | ω-6 | ω-3 | 備註 |
|---|---|---|---|---|---|
| 大豆油 | 16 | 23 | 59 | 2 | 不建議使用的油種 |
| 黑種草油 | 14 | 20～21 | 54 | | 殺菌驅蟲 |
| 罌粟籽油 | 14 | 15 | 67 | | 碘化油沖輸卵管助孕 |
| 葡萄籽油 | 11 | 16～19 | 70 | | 不建議使用的油種 |
| 紅花油 | 6 | 12～21 | 71～73 | | 高維生素E，不建議使用的油種 |
| ω-3 高油品 | | | | | |
| 杜仲油 | 6.8 | 15.8 | 10 | 67.4 | 中國特產新興特殊好油之一 |
| 紫蘇油 | 8～10 | 12～17 | 13～14 | 56～62 | 抗過敏 |
| 亞麻仁油 | 4～10 | 17～21 | 15～17 | 47～61 | |
| 奇亞籽油 | 10 | 8 | 18 | 56 | 高維生素E，不易酸敗 |
| 田紫草油 | 11 | 5.5 | 12.6 | 55.2 | 具有硬脂四烯酸15.9%，真正素食者魚油 |
| 魚油 | 21 | 57 | 1.6～2.7 | 28～35 | |
| 海豹油 | 11 | 47 | 0.2 | 28 | 含稀有的DPA |
| 磷蝦油 | 26～31 | 24～26 | 2.5 | 34～49 | 比魚油易被吸收，含蝦紅素 |
| 魚肝油 | 23 | 47 | 0.5 | 13 | 脂溶性維生素A、D、E、K |
| 最均衡的油 | | | | | |
| 亞葶藶油 | 10 | 29 | 17 | 34 | 降血脂龍腦酸15% |
| 藍薊油 | 11 | 16 | 29 | 43 | 硬脂四烯酸13%，真正素食者魚油 |
| 牡丹籽油 | 7 | 22 | 27 | 43 | 有可能是世界最優質的油之一 |

| | 飽和 | ω-9 | ω-6 | ω-3 | 備註 |
|---|---|---|---|---|---|
| 星星果油 | 7 | 10 | 33 | 42 | 高維生素E，優質油 |
| 沙棘油 | 果肉多飽和 | 與單一 | | 籽多 3,6=1：1 | 最佳均衡油，胡蘿蔔素又高 |
| 葫蘆巴豆油 | 11.2 | 21 | 37 | 19 | 殺強悍黑黴菌 |
| 大麻油 | 9～10 | 11～12 | 59 | 18～21 | 硬脂四烯酸少量 |
| 高 GLA 油品 | | | | | |
| 琉璃苣油 | 16 | 24 | 55（GLA） | 4 | 硬脂四烯酸（SDA） |
| 黑醋栗油 | 10 | 9～13 | 44～51（GLA） | 12～14 | 硬脂四烯酸 2%，GLA15～20% |
| 月見草油 | 8.4 | 8.4 | 72.6（GLA） | 9.1 | 硬脂四烯酸 |
| 特殊油種 | | | | | |
| 石榴籽油 | 4 | 6.5 | 7 | 0.03 | ω-5 石榴酸 74% |
| 粉紅調經 | 10 | 20 | 24 | 23 ? | 含肉桂石榴酸健康功能油 |
| 橙色活力 | 9 | 18 | 14 | 47 | 含花粉橙油健康功能油 |
| 綠色靜心 | 12 | 22 | 23 | 27 | 含南瓜黑種草油健康功能油 |
| 藍色補腦 | 11 | 19 | 23 | 32 | 含核桃油 DHA 健康功能油 |
| 枸杞油 | 10.2 | 19.1 | 2.8 | 68.9 | 護眼 |

* 不同油的脂肪酸比例以實際產品上的註明為準，此表僅供參考。數據源自不同網路資訊。

以下再對各類油品做簡單的應用說明：

1. 椰子油是飽和脂肪酸含量最高的油品，也是生酮飲食裡最健康的天然油，棕櫚油次之。當然，濃縮的 MCT 油更好，更濃縮的辛酸（C8）則最佳。
2. 動物油若以蘊含在肉裡的型態烹飪攝取，油脂會比榨取出來的品質要好，因為比較不會因加熱變質，一如亞麻仁粉烘焙會比亞麻仁油來得耐高溫。
3. 吃草的牛羊飽和脂肪反而比雜食的雞豬鴨鵝高，雞豬鴨鵝則是單一不飽和脂肪高，動物油中雞豬鴨鵝的 ω-6 脂肪酸比較偏高，不如牛羊，除非豬油來自刻意飼養 ω-3 脂肪酸。
4. 苦茶油與夏威夷果油的單一不飽和脂肪含量不低於知名的橄欖油與榛果油。
5. 芥末籽油、杏仁油、杏桃油、腰果油、開心果油、胡桃油、巴西堅果油、阿甘油其實單一不飽和脂肪還滿高的，若不是容易受黴菌感染的問題，也是不錯的生酮飲食油品，加在咖啡或其他適當的食物可以提味。應該可以建議製油公司加以檢測黴菌污染以提供消費保障，台灣源順的冷壓催芽芝麻油就是開啟黃麴毒素檢測的先鋒公司。
6. ω-3 與 ω-6 脂肪酸的比例很重要，只要沒有 ω-3 脂肪酸，幾乎都是比較偏 ω-6 脂肪酸，比較不適合現代飲食了。葵花籽油與核桃油是比較好的油，因為還含有 ω-3 脂肪酸，算是比較均衡的植物油。星星果油、藍薊油、牡丹籽油、沙棘籽油、大麻油、葫蘆巴豆油算是 ω-3 與 ω-6 脂肪酸最均衡的良油。黑醋栗油、月見草油、琉璃苣油雖然 ω-6 脂肪酸高，但是其中 GLA 含量高，所以比較不會引致發炎，加上含有一些 ω-3 脂肪酸與可以轉換成 EPA 與 DHA 的硬脂四烯酸（SDA），所以也是不錯的補充物。
7. 硬脂四烯酸在 ω-3 脂肪酸中可以有三成的 DHA 轉換率，比亞麻仁油與紫蘇油裡的亞麻油酸一成以下轉換率要來得好，所以這些油才真正是素食者的良友。植物以田紫草油（Ahiflower）、藍薊油含量最高，黑醋栗油、月見草油、琉璃苣油、大麻油含少量此脂肪酸。魚以鯖魚含量最高，海藻也有。所以，鯖魚除了本身含有的 DHA 與 EPA 外，還可以透過硬脂四烯酸的轉換得到 EPA 與 DHA。

8. 海產魚蝦以及養殖鰻魚的骨髓都富含 EPA 與 DHA，魚肝油則因為脂溶性維生素 A、D、E、K 高，而對小孩成長過程很有幫助，但品質良莠不齊，要慎選！磷蝦油之所以變成很夯的健康補品，是因為成分比魚油容易吸收，以及成分對補腦與眼睛非常好，又是唯一動物性產品中含有抗氧化劑蝦紅素的。海豹油則因為多含了人體特有的 DPA，而變成生病時 ω-3 脂肪酸的極佳來源選擇，當然必須檢測是無毒安全的最重要。
9. 許多油具有特殊健康功能，如角鯊烯具有抗癌的功能，亞葶薺油含 15% 的龍腦酸，此脂肪酸可以降低血液三酸甘油脂濃度，其他如保肝、洗血、護膚、殺菌……的功能皆有。芥酸一度被認為有害，但比它多兩個碳的脂肪酸神經酸卻是對神經髓鞘有益的非常長鏈脂肪酸，所以含神經酸特高的中國特有元寶楓籽油變成了功能性食用油。其 ω-9 脂肪酸計有油酸（十八比一）、二十碳烯酸（二十比一）、芥酸（二十二比一）、神經酸（或稱鯊油酸）（二十四比一）、11- 二十碳烯酸（或稱龍腦酸，Gondoic acid）（二十比一）、二十碳三烯酸（Mead acid）（二十比三）。大陸的文冠果油也含神經酸。其實，每種好油皆有其特殊優點，輪替用不同的好油，會有意想不到的更多好處。
10. 還有一些其他特殊的配方，如枸杞油就是護眼的濃縮配方。也因為油有特殊的健康（藥效）功能，若再與一些健康產物一起調和，則變成健康功能調和油，如法國的 omega 四色油即具有每天不同時段所需的特殊作用，也是提升優良健康油的攝取法，況且比一般的調和油要來得美味多了。
11. 法國 omega 四色油的粉紅油是專門為女性調配的，主要以味道溫醇的亞麻仁油為主，提供 ω-3 亞麻酸，以葵花籽油補上維生素 E 抗氧化，還有琉璃苣油與石榴籽油、覆盆子粉，以及薑黃與黑胡椒，配上肉桂油，讓油品具有水果味與微辣味，可用於水果沙拉、各式麥片餐、奶昔、燉飯、湯、黑咖啡，也可以加幾滴到堅果抹醬添加風味。橙色油具有水果橙香，是啟動一早的活力好油，以味道溫醇的亞麻仁油為主，加上石榴油、柳橙精油，以及淡淡甜味的花粉，與水果沙拉、各式麥片餐、優格、黑咖啡很適配，堅果抹醬也可以加幾滴添加風味。綠色油除了亞麻仁油外，另添加了琉璃苣油、黑種草油、南瓜籽油來打造特殊風味，可用於很多食譜中，如燕麥或優格早餐、沙拉、生魚片、湯品、含蛋餐點或水煮蛋與太陽蛋，拌飯或米粉也很適合，不僅添加強烈口味，也增加鮮豔色彩。藍色油含有珍貴的海洋微藻的補腦與護眼營養素 DHA，對小孩、孕婦、長老者特別有益，其基底還是亞麻仁油，加上補腦的輕烘烤核桃油，以及葵花籽油與小麥胚芽油，具堅果味與微酸，可用於萵苣、煮熟蔬菜，對義大利麵與豆腐餐點可多添加風味，拌飯或米粉也很合宜。

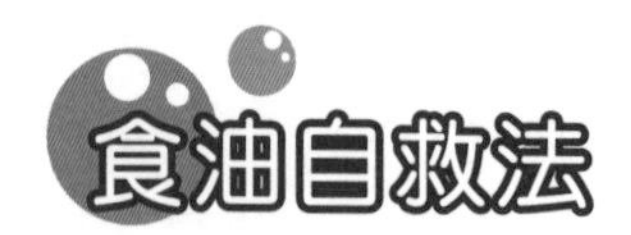


該救救自己了。但除了補充 DHA 以外，該如何自救呢？

## 組品油會

很多人會揪團吃美食或品酒，同理，你也可以組一團親朋好友做品油。

首先，合資購買市面上不同品牌的同款油回來，自己做研究比較看看，再決定團購什麼油。

我曾利用養生課學員與大型聚會的機緣，做過有機椰子油與苦茶油的品嚐調查，所以之後我選好的有機椰子油（富含中鏈飽和脂肪）與苦茶油（camelia oil，ω-9 脂肪酸）購買，就定調了。我買的椰子油是產地原封不動進口的，避免讓進口商有混油的機會。我喜歡的苦茶油是種子冷藏保存、低溫現榨、小瓶裝、色澤呈綠色（自然葉綠素，無銅葉綠素添加）。

## 只買玻璃製小瓶裝的好油

因為油瓶一開封就接觸到氧氣開始氧化，小瓶裝才能快速使用完。玻璃才是最好的裝油容器，若是能隔絕陽光又更好，才不會快速氧化。塑膠罐容易釋出塑化劑，紙罐內襯的防油層也會釋出環境荷爾蒙的化合物，若是金屬鋁箔，內襯也會在開封後加速氧化。

若是買到比較多量的油品，盡量分裝成小瓶，除了現行要使用的，多餘的請放置冰箱，或是冷凍櫃保存。但同一瓶油不要重複結凍、溶解，這些冷熱交替的過程也容易加速不飽和脂肪酸的氧化。

在廚房，許多人都將油放在爐火附近，每每煮菜燒飯，廚房溫度一升高，就會加速油品氧化，所以油要盡量遠離溫度最高的爐火。

任何含高度不飽和脂肪酸的油，最好能冰箱冷藏減低氧化速度，絕對不買超過二百五十毫升，一百毫升的容量是最好的。更佳的是在一個月內即使用完畢，聞到油耗味就該丟了。

## 檢查油品

油品有無氧化，有兩種檢查方法，一種是用力塗抹在皮膚上，因為熱，耗味就更容易散發出來，另一種是把油滴在熱水上，熱水也會將耗味散發出來。之所以不建議用舌頭品鑑，是大部分的人因長年吃不良食品，味蕾遲鈍無法品嚐出油的好壞。

身體健康是無價的，也就是說，在攝取油脂時，不能只以味道、價格、方便性做為考量，而要以是否健康，是否會對身體造成失衡為選購要件。我經常替換使用的油種，防止脂肪酸種類攝取偏失，而且盡量使用小瓶裝，避免油氧化酸敗，喜歡購買不透明包裝，防止光線造成氧化，開瓶以後若需要冷藏就冷藏。

## 避免不安全的烹飪方式

以下是三種食用油不安全的烹飪方式：

### 選用的食用油不安全

我母親的那個年代，難得吃到肉，記憶中，媽媽常會買生的豬油回家煎成油，然後直接入菜或拌飯吃，豬油很香，每次我都會多吃幾碗。現在很少人會再用豬油拌飯，因為醫師不斷在散播「豬油是一種飽和脂肪酸，是造成心血管硬化的隱形殺手」的主張。不過，根據我多年的研究，豬油並不是造成心血管硬化的隱形殺手，倒是醫師與食品業共同推行三十年以上的植物油或沙拉油，不僅讓我們吃錯了，還讓含有反式脂肪油脂成為干擾細胞、影響身體健康的毒素。

不過，現代的豬油可能與祖母時代的豬油又不一樣了，不僅添加許多脂溶性的抗生素、生長激素、農藥，飼料中的玉米還可能有黃麴毒素，骨粉或魚粉則可能含重金屬毒素。

所以，選油要選對！

### 冒煙快炒與高溫油炸會使油脂產生劣變

很多家庭或餐廳在烹調料理時，很喜歡製作油炸物，像炸魚、炸排骨、炸雞、炸丸子，香脆可口的炸物，非常好吃，但連續高溫的油炸，油脂會發生劣變，經過分解、氧化、熱分解與聚合作用下，顏色會變深、黏稠度會變大、發煙點降低、泡沫低，還會有產生丙烯醯胺的疑慮，很有可能引起基因突變，形成癌細胞。

一般我們覺得中式的快炒可以保留食物的營養，所以喜歡大火炒菜，但現在知道，只要油燒到冒煙時，其實已經質變了，雖然有保留營養的好處，卻也帶來油脂變質毒素的侵犯。

再者，油煙傷害也真的很大。長期在廚房料理，如果烹調習慣不當，很容易受到油煙毒素的傷害，尤其是國人很喜歡使用快炒、油炸、油煎料理食物，習慣將油倒入炒鍋，等到油品加熱至發煙點後，再將食材倒入鍋中快炒，這種烹調方式一直是中國菜的靈魂，許多人只在乎色、香、味，卻疏忽及無意識到這種烹調方式會形成油煙，並會在空氣中形成異環胺類、多環芳香烴過氧化脂聚合物及硝基多環芳香烴（DNP），這些物質都無法被肺部吸收、代謝，日積月累就會造成肺部健康的損害，甚至病變而罹患肺癌。有許多研究顯示，廚房油煙可能是台灣不抽菸婦女罹患肺癌的禍首。

以前我們覺得使用豬油，油煙機會很難清洗，但一位朋友告訴我她使用豬油的經驗，清洗油煙機反而比較好洗，而且很乾淨，這真是個有趣的印證！

## 反式脂肪真的很不安全

油脂會讓食物變得好吃，但你使用的油對嗎？不要因為貪圖好吃而讓健康失衡。前文有提到，外食族很容易吃到反式脂肪，其實反式脂肪早已經進入到每一個家庭的廚房，很多家庭主婦更是依賴成性，即使各大健康養生機構大力宣傳反式脂肪的壞處，還是照用不誤，真讓人捏把冷汗。

很多家庭都有使用過人造奶油、植物牛油塗抹麵包、製作餅乾或蛋糕，此油脂一般人稱為乳瑪琳、瑪琪琳，價格便宜，保存期限很長，味道很香，但它可是經過氫化的反式脂肪。

還有些家庭喜歡吃又酥又脆的油炸食品，所以會購買「酥炸油」炸東西吃，可是一看標示，大部分都是氫化油，如「氫化植物油」、「烤酥油」、「精煉植物油」、「氫化棕櫚油」，這些油脂均為反式脂肪，因為油脂安定，很受一般人的喜愛，常常用來炸魚、炸蝦、炸雞排、炸豬排、炸薯塊。

還有，很多高溫烹飪製造的食品，在成分分析表裡會顯示無反式脂肪，請絕對不要輕易相信，炸洋芋片溫度要高，所用的植物油不會氧化嗎？何況洋芋片油炸過程還會產生丙烯醯胺（acrylamide）致癌物。

反式脂肪幾乎不存在自然界，進入人體之後，我們的生理機制非常難以處理這類脂肪酸，只好滯留在人體，這反而會降低高密度脂蛋白、提高低密度脂蛋白，提高了罹患心臟血管疾病的機率。而反式脂肪酸在細胞內分解時，會產生氧化物，這也是一種不必要停留在體內的毒素。有些鐵板燒餐廳也使用乳瑪琳，而不是真正的奶油，我便曾在一家高檔的日式海鮮餐廳的後門看到一大桶乳瑪琳。反式脂肪是非常醜陋的油，這種含高量人造飽和脂肪酸的植物油絕對是一種壞油！

對反式脂肪做最多研究的，是伊利諾大學的教授佛雷德・庫莫諾（Fred A. Kummerow），一九五七年他發表二十四名死者解剖樣本，發現反式脂肪會累積在身體各處，而心臟最多。庫莫諾教授進而研究，將臍帶細胞浸泡在不同油中，發現浸泡在氫化油所吸收的鈣質最多，因此跟動脈鈣化現象與心臟疾病有緊密關係。一九七七年，庫莫諾的同事發現氫化油不僅會生成反式脂肪，還會將四種自然生成的脂肪酸排除，並以五十多種不自然的脂肪酸取代，這些生成物的毒害可能不亞於反式脂肪。庫莫諾一九七四年以雜食的迷你豬研究動脈硬化，結果反式脂肪比牛乳脂肪、牛油、無反式脂肪的植物油，更容易在血管壁囤積膽固醇與脂肪。

於一九六〇至一九九〇年代，美國心臟協會、食品工業有關的商會，與其非營利組織打手，對庫莫諾可說是手下不留情的，無不想盡辦法污衊他的研究與會議文獻發表，或是釋出與他結果相反的研究，其實也就是所謂的烏賊戰術。但擊敗反式脂肪的是來自荷蘭的研究，顯示反式脂肪不僅會升高總膽固醇與壞膽固醇，甚至降低好膽固醇，也升高三酸甘油脂，接連的研究終究顯示，反式脂肪一無是處，邪不勝正，反式脂肪於是相繼被許多城市禁用，美國食品藥物管理署終於從善如流地跟進。

反對反式脂肪酸陣營中，以哈佛大學的魏立特（Walter Willett）教授最出名，他以反對反式脂肪而為自己先奪得盛名，繼而在地中海飲食中為自己奠定一方營養醫學疆土。可是，他的個性與基斯博士一樣的獨斷，他強力推廣的地中海飲食與基斯力推的飽和脂肪與心臟假說一樣，未建立在紮實的科學證據上。因此，在營養科學裡，不論是何陣營，往往還是有過度獨斷不民主的思維出現在不同的課題上。

很難想像食品企業不會再找下一個人造油脂，來改善其龐大食品種類。

植物油加熱的過程會產生很多異物有害健康，如大豆油與玉米油含高量的亞麻油酸，在高溫加熱下會形成乙醛與甲醛，以及 4- 羥基壬烯醛（4-HNE，4-hydroxy-trans-2-nonenal）和丙二醛（MDA，malondialdehyde）的毒素，這些毒素非常具毒性，可以殺死細胞，毀壞 DNA 與 RNA，還有油炸鍋具底部會形成黏稠難以清洗的膏狀物，以及浮游空氣中一百多種對呼吸造成損傷的物質。不飽和油脂裂解的毒物很早就被發現，但在飽和脂肪與膽固醇的研究中被忽略了。直到 4- 羥基壬烯醛在一九九〇年代被披露以後，發現它與動脈硬化有極高關聯，也會氧化低密度蛋白上的膽固醇，油脂氧化的研究才慢慢增加。油炸過程產生的丙烯醛也極具毒性，會誘發急性期反應，代表生物處於一種嚴重氧化發炎狀態。還有其他陌生如單氯丙二醇與甘油酯類，可能導致癌症與腎疾，歐洲食品安全局已經開始規範它們的含量，但美國依然在觀望中。相對於反式脂肪，植物油的使用量非常龐大，因此加熱過程產生的毒素也非常可觀，可是迄今為止，我們依然沒有臨床研究可以提出說明。

因為我研究所待的實驗室專門研究油脂氧化，所以我很早就採取好油不加熱的烹飪方式，烹飪與烘焙均採飽和脂肪豐富的椰子油，其他油採冷壓製造與不加熱食用。看來，我的策略是對的，如果要等到所有答案出來，恐怕已經吃進太多毒了！

■「油好關係」不僅講究認識好油的功效，還注重正確的使用好油，以及有智慧的選擇品質會改變的油品（農產品也看天吃飯）。

# 第三章
# 油來油去：好油在哪裡？

油品款項很多，選對油與吃對油，你才會快樂似神仙！

## 富含飽和脂肪酸的好油

當你在閱讀此章節的時候，不要只有閱讀而已，假如經濟能力允許的話，不妨去買各類富含飽和脂肪酸的油品回家一一品嚐。假如你有一群好友，你也可以組織他們一人買一瓶不同品牌的椰子油一起來作品油活動。

活動結束前，可以請每位參加者評比，最後選出最優的一兩個贏家，可以供大家購買時做參考，或是集結成群做團購，大量採購有議價的空間，省下的錢讓大家可以更悠哉地享用大量好油，不必惜油如金捨不得食用。

椰子油富含飽和脂肪酸，跟椰子油一樣富含中鏈飽和脂肪酸的另一種植物油是棕櫚油，特別是紅棕櫚油，含高量的維生素 E 結構相似物。可惜很多東南亞國家砍掉原生植物，改種油產量高的棕櫚樹來生產生質材油，所以環保者抵制購買棕櫚油，我也鼓勵不刻意去採用棕櫚油。

奶油與澄清奶油也富含飽和脂肪酸，母牛吃春天剛長出來的營養嫩草，其牛奶與製造出來的奶油自然而然也很營養，所以春天的生奶油特別富含維生素 A、D、E、K，以及胡蘿蔔素，甚至被普萊斯牙醫師當做急救藥，有些病人瀕死時，他發現一管春天的生奶油即可以神奇地起死回生，而且在民俗傳統上，春天的優質生奶油被視為藥油，有藥效。市售的奶油幾乎都加過熱，會破壞許多寶貴的營養素以及膽固醇，氧化的營養素沒營養，氧化的膽固醇還有毒，而未氧化的膽固醇會變成身體生產許多荷爾蒙的前驅物，氧化的膽固醇則無法幫助我們生成身體所需的荷爾蒙。

印度盛產澄清奶油，就是以低溫烹煮奶油，把表面冒出的泡沫清除，讓蛋白質沉澱至底部，再取上層澄清的油脂，在印度的醫學系統裡被視為是珍貴藥用油。

還有，沉澱的蛋白質通常是會讓很多人過敏的牛乳蛋白，所以澄清奶油在這方面就比奶油優質，唯獨加熱可能破壞部分營養素，所以製作過程需要甚為小心。奶油經過發酵，也會減少過敏性的牛乳蛋白含量。

澄清奶油含有稀有的短鏈脂肪酸——丁酸與己酸，大腸表皮細胞以丁酸，四個碳的短鏈飽和脂肪酸做燃料，所以古印度醫學以澄清奶油灌腸治療大腸疾病是有其智慧的，而且澄清奶油也被用來入（草）藥。

在富含飽和脂肪酸的油脂裡，椰子油算是非常健康的，但也不能只吃單一種油，因為椰子油缺 ω-6 與 ω-3 的必需脂肪酸。

棕櫚油、黃豆油、芥花油與葵花油是全世界食用一億噸的主要四大油品，估算有三千二百萬噸是 ω-6脂肪酸，四百萬噸是 ω-3脂肪酸，比例是八比一，對身體容易造成發炎，而且還未把可能殘留的化學溶劑與高溫產生的反式脂肪酸的罪責加到發炎之上。

除了棕櫚油外，有任何過敏與發炎現象者，可能要大量補充富含 ω-3 脂肪酸的油品來均衡，並減少去攝取這些便宜的黃豆油、芥花油與葵花油。無過敏問題者，則建議多採用 ω-3、ω-6、ω-9 皆有或較均衡的油，或者可以自行調配。

永遠記住，飽和脂肪酸沒有罪，天然飼養與適當飼養的紅肉沒有罪，少油、壞油才有問題。

## 普萊斯牙醫師的營養學傳奇

普萊斯牙醫師退休以後，費時十年對全球五大洲的五十幾個原始部落進行飲食與牙齒狀況調查，拍攝一萬五千張照片、四千張幻燈片，以及大量研究資料。他發現，只要任何原始部落忠於自己的傳統飲食，便能牙齒齒列整齊（沒有虎牙、暴牙、戽斗、咬合不正的問題）、接近零蛀牙、不易罹患肺結核、無現代的文明病（肥胖、心疾、不孕、癌症、認知功能障礙）。相形之下，同一部落的族群只要因交通便利接觸到西方飲食的三白（白糖、白麵粉、白鹽／牛奶），上述的健康問題便統統出現，更糟的是，牙齒蛀牙率高升，而且連帶影響到下一代的齒弓。

普萊斯牙醫師還把原始部落的食物帶回美國分析營養成分，發現非洲內陸部落的原始飲食比美式飲食多了七・五倍的鈣、紐西蘭的毛利人飲食多了五十八倍的鐵、玻里尼西亞的島民飲食多了七倍的磷、愛斯基摩人多了四十九倍的碘、所有的部落皆多了至少十倍的脂溶性維生素⋯⋯。

加拿大北部的洛磯山印第安人，寒冬的溫度皆在零度以下，沒有海產及任何植物性食物可吃，只能吃動物性食物，所以殺死一隻麋鹿時，含有維生素 C 的腎上腺是最補的部位，立刻分給全家每個人一塊，要立即生吃。

對他們來說，這是古代遺留下來確保族群生存的智慧，他們根本不知道維生素 C 是何物，但這種傳統飲食卻讓印第安人得以在嚴酷的生活環境下延續不斷。

洛磯山的印第安人一年有九個月須靠吃野味為生，主要是吃麋鹿和馴鹿、穀物，不過，重點是會吃內臟，肌肉反而是餵狗用，骨髓則是小孩的專用食物。雄性麋鹿的甲狀腺在秋天交配期會腫大，這時候，不論男女都會盡情享用富含碘的甲狀腺，以提升自己本身的生殖力。在夏天，洛磯山的印第安人會有植物吃，但其他時間都是啃樹皮與吃樹芽。

這些吃傳統飲食的印第安人，一共有八十七名受檢，僅發現四顆蛀牙。

愛斯基摩人吃很多魚與野生動物，這類食物的脂肪含量相當高，但愛斯基摩人所吃的脂肪卻是讓他們健康的食物來源，原因是脂肪屬性不一樣，不僅沒抗生素、生長激素、農藥的殘毒，而且他們是以生吃的方式吃進尚未氧化的不飽和脂肪酸（魚油）、維生素A、D、E、K。

愛斯基摩人吃的維生素D是尚未氧化的天然結構，很容易被人體吸收及利用。加入牛奶中的合成維生素D，會因為加溫殺菌的製造過程而受到氧化，形成軟組織的鈣化與動脈硬化，反而有礙健康。

鮭魚是愛斯基摩人最常吃的魚種，經過乾燥與煙燻的鮭魚乾是留至冬天食用的主要食物，吃的時候，常會沾著海豹油一起吃，滋味很棒，同時也吃進了海豹油所含有的維生素A。

曬乾後的鮭魚卵就好像烏魚子一樣，口感絕佳，但不一樣的是，這是特別用來餵養剛斷奶的幼童及供適婚婦女食用，以提高懷孕率，而雄性鮭魚精巢（milt）是男人生吃的極品，用來提升生殖力。

其他吃的食物，還包括馴鹿、穀類、富含維生素C的鯨魚皮、浸泡於海豹油含維生素C的酸模、海藻、野生植物與槳果，只要食物能夠儲存過冬，就會想辦法儲存。

在愛斯基摩人的傳統飲食中，小孩、適婚的男女都有特別進補的方式。

普萊斯牙醫在一九三五年到達非洲，他總共跋涉將近一萬公里，訪問東非與中非的三十個部落，拍了超過二千五百張的照片。

非洲的馬賽族（Masai）素以英勇聞名，膽量很大，敢以長矛搏鬥獅子，他們以吃畜養的牛羊肉品、乳品及飲血為主。牛羊的血是特別給小孩、懷孕與哺乳的婦女，以及征戰的戰士食用。

普萊斯牙醫一共檢查了八十八名馬賽人，發現有四個人一共有十顆蛀牙，蛀牙率很低。同樣是畜養牛隻的穆西馬族（Muhima）也是英勇善戰的種族，在普萊斯牙醫檢查中，是屬於毫無蛀牙的六個部落之一。而吃魚、穀類的馬拉溝里部落（Maragoli），在十九個檢測者中，僅發現了一顆蛀牙。

馬賽族鄰居的齊庫優族（Kikuyu）主要務農，大抵吃地瓜、玉米、豆類、香蕉與小米的植物性飲食，牙齒的一般狀況良好、齒弓還不錯，不過約有5.5%的蛀牙。結婚前半年，年輕婦女會特別吃含有動物食材的飲食，懷孕與哺乳的婦女也會吃這種飲食，小孩出生間隔以三年為主。

其他務農吃穀類的民族，一般牙齒狀況也很好，但體型就不像吃畜養乳肉品、獵捕山珍魚味的民族強壯、高大。

一九三六年，普萊斯牙醫抵達位於澳洲北端，新幾內亞的南邊托瑞斯海峽（Torres Straits）的海島群、紐西蘭。

他與遵行傳統生活習俗的澳洲原住民相處，他們不僅體格完美、視力敏銳、孔武有力，也非常靈活。澳洲原住民的生活環境出奇困難，但他們以擅長追蹤、捕捉動物出名，男及女孩都必須經過一系列的考驗才能進入成年期，認識澳洲原住民的人說他們非常值得信賴，不會偷竊，而且會關心其他人的生活，一點都不自私。

普萊斯牙醫檢查了住在內地與海岸的原住民，十至十六歲的小孩是他特別關照的對象，目的是要檢查恆齒的狀況，他對保存在博物館裡的原住民頭骸也做了不少檢查。

這些澳洲土著婦女從未看過牙醫或刷過牙，結果發現，牙齒發育得非常完美，完美得如假牙。可是住在城鎮中的澳洲土著婦女，吃了白人食物後的下場就變得很可憐，下一代子女的臉頰變窄了，牙齒發育也不健全。

普萊斯牙醫在托瑞斯海峽的海島馬來族與紐西蘭毛利人身上，一樣觀察到原住民的飲食對身體健康好壞的左右。

一九三七年，普萊斯牙醫最後來到南美洲的祕魯，登高到印加民族的安地斯山，並深入亞馬遜河叢林，他再次發現，吃傳統食物的居民體格非常完美，也就是越與世隔離的部落民族，蛀牙就越少。

乾燥海岸地及嚴峻高山內地部落皆已發展出適合該居民的飲食傳統，高山內地部落的居民會養一群天竺鼠來吃，以提供身體需要的維生素D，他們還會向海岸居民購買乾魚仔與海帶，因為知道乾魚仔對生育有益，海帶可以避免甲狀腺亢進的粗脖子，所以這些印加民族的體能很強壯，可以抬起非常重的物品。

住在亞馬遜河叢林的部落一樣是食源充足，居民體格也非常完美，不過與教會接觸，開始吃白麵粉與白糖後，體魄就開始瓦解了。

總之，普萊斯牙醫在觀察五大洲數十個部落後，可以很堅定的歸結說，傳統飲食是健康飲食的基本依據。

普萊斯牙醫師對原始部落的營養研究成果記載在《史上最震撼的飲食大真相》這本心血鉅作中，他也因此被稱為營養學界的達爾文，著作被哈佛大學文化人類學系列為課程必讀教科書，迄今七、八十年依然無人出其右！

## 傳統飲食裡的脂肪攝取特色

傳統飲食的脂肪消耗量占所有熱量相當高的比例，約 30 ～ 80%，不是一般低油脂的飲食法，但傳統飲食的多元不飽和脂肪酸只占所有熱量的 4%。現代飲食裡，使用很多植物油，含大量的多元不飽和脂肪酸，而且以 ω-6 為主，而 ω-6 多元不飽和脂肪酸是人體製造發炎因子的來源。

飽和脂肪酸不是一般誤傳的洪水猛獸，而且占了細胞膜最少 50% 以上的量，在骨骼塑型中扮演著重要角色，又可保護肝臟抵抗酒精與毒素毒性，能增強免疫，且為肺與腎臟的功能所需，也是正常利用必需脂肪酸所需，如增長的 ω-3 必需脂肪酸（如 EPA 與 DHA）在飽和脂肪酸多的時候容易存留。它也會降低心臟病風險因子脂蛋白 A 的量，況且十六個碳的棕櫚酸和十八個碳的硬脂酸是心臟偏愛的燃料，較短的中鏈飽和脂肪酸則有抗菌力，特別是月桂酸，而更短鏈的飽和脂肪酸——丁酸，是腸道表皮細胞的營養素。

所以，為何飽和脂肪酸臭名滿天下呢？你的祖父母吃豬油也沒有你得心血管疾病那麼快又早。其實，真正的罪魁禍首是美國食品藥物管理署批准、食品科學家與醫師鼓勵消費的所謂無膽固醇人造奶油，也就是反式脂肪酸、氫化油。六十年來，讓不少聽話的人冤枉死掉了！

傳統飲食攝取幾乎等量的 ω-6 和 ω-3 必需脂肪酸，而必需脂肪酸的天然來源有穀類、豆類、堅果類、魚、動物脂肪、蛋、蔬菜、水果、海藻。其中，動物脂肪與蛋被臭罵一頓又是一樁冤枉，完全錯在人類的貪婪與無仁道之心，你知道放山雞與監籠雞所生的蛋，其脂肪酸成分不一樣嗎？前者含有比較等量的 ω-6 和 ω-3 必需脂肪酸，後者則多含易發炎的 ω-6 必需脂肪酸；你還知道吃草跟吃穀料牛肉的油脂是不同的嗎？前者含有比較等量的 ω-6 和 ω-3 必需脂肪酸，後者則又多含易發炎的 ω-6 必需脂肪酸。

所以，飼養方法會決定 ω-6 和 ω-3 必需脂肪酸的含量，不要不察事情的原委與真相。牛的天性是吃草，不是玉米；雞的天性是不包括吃玉米的，而是吃蟲、吃蚯蚓、吃雜食。用玉米強飼養來的法國鵝肝，是過敏性的脂肪肝，不是美食，是毒肝。任何違反天然的養殖似乎只會造成我們健康的衰退，所以要善待我們的食物來源啊！

普萊斯牙醫師的發現裡，還有一項現代人不太敢回頭品味的食物——動物內臟。原始部落在享受動物食物時，有優先食用內臟的習慣，北極的紐因特人甚至說肉是給狗吃的，肥肉與內臟才是人類的食用珍品，其他科學家也發現在不同民族有此偏好飲食的現象，但他們都一致鮮少受心臟病與其他文明病的纏身。甚至連喜好多吃油的法國人也不受心臟病困擾，而造成了所謂的「法國悖論」，與基斯的理論相違背，而且在歐洲，此矛盾也發生在瑞士、西德、瑞典、丹麥、挪威，所以基斯需要修正他的假說，但他是一個很堅持的人，篤信自己的理論正確無誤，而這已經是違背科學的公正原則了！

動物性的油脂含有非常豐富的飽和脂肪與單一不飽和脂肪，不過吃草的牛羊所衍生出來的動物油脂，包括奶油，都比較富含飽和脂肪，而雜食的豬、雞、鴨、鵝反而單元不飽和脂肪比較高，多元不飽和脂肪在動物性油脂中反而少，那麼，人到底要如何吃呢？

假如人是吃素的，如牛羊，是否勢必要多吃椰子油與棕櫚油？假如人是雜食者，是否多攝取橄欖油、苦茶油、茶樹籽油……等單元不飽和脂肪酸高的油呢？我無法回答這兩個問題，但假如吃什麼像什麼是有理的話，上面的問句答案應該是肯定的。

在滿足人類飽和脂肪與單元不飽和脂肪這個基礎上，要滿足多元不飽和脂肪酸的需求，就是要攝取對各個器官有益的脂肪，簡言之，就是吃相對應的動物器官，如吃腦補腦，吃肝補肝、吃心補心、吃腎補腎。至於吃素者，我想就要多下不少功夫了解許多油的特性，來滿足自己身心不同時間、不同季節、不同生長階段對油脂的需求，不過最需要的，還是要改變既往少油的根深蒂固觀念吧！

## 富含 ω-9 脂肪酸的好油

跟苦茶油與橄欖油一樣，改良型葵花籽油、酪梨油、夏威夷果油、榛果油也多是富含 ω-9 脂肪酸。不像橄欖、酪梨只能榨一次油，所以要造假比較沒機會。榛果油因 ω-9 脂肪酸油酸含量高，所以常常被摻在橄欖油裡造假，夏威夷果豆 ω-9 脂肪酸含量也非常高，而葵花籽油傳統是屬 ω-6 脂肪酸高的油種，但現在出現了改良型葵花籽，其油酸含量變成非常高。

葵花籽與葵花油是歐洲傳統殺寄生蟲的藥油，也有美國醫師與台灣養生專家教導我用葵花油漱口排毒，使用的葵花籽與葵花油應當是傳統 ω-6 脂肪酸高的品種，而不是近代改良型。

我做各式青醬時，常以 ω-9 脂肪酸高的油作基底以利保存。青醬做好以後，如果量多，就放冰塊盒結凍，結凍後一塊塊取出放保存盒，使用時只要溶解需要的量，而不必整罐反覆解凍、結凍，這樣油才不會氧化。

另外，夏威夷豆油與榛果油這兩款堅果油我喜歡滴幾滴在精品黑咖啡上品味，脂肪酸與咖啡鹼中和後，咖啡的甘潤味更形彰顯，在幾場解說會上讓聽眾親自品嚐後，大家都真的有感，其實喝茶也可以加這些香氣十足的油。喝咖啡或茶時，用好油把多數台灣人過敏的牛奶與人造奶精換掉是很好的作法，希望有更多人響應。

## 東方的橄欖油：苦茶油

苦茶油號稱東方的橄欖油，有人曾經問我，橄欖油、苦茶油到底哪種油好？我的回答是，都好。但站在節能減碳的立場，橄欖油要坐很長時間的船或空運，耗費許多能源才能進到你家廚房，所以我通常是建議多多食用本土產的苦茶油，不僅新鮮，又不用耗掉太多能源，加上好的苦茶油含有皂苷，可以抗幽門桿菌，是保護胃壁的好油，一舉數得。可是台灣的苦茶籽或茶籽數量有限，大部分是中國大陸生產的，當然也有好品質的，必須多去了解與品嚐，才能知道好壞。

苦茶油的表兄弟茶葉籽油也是富含 ω-9 脂肪酸油酸的油種，但不如苦茶油的含量高。而且，普洱茶樹也可以結籽供榨油用，多年老欉的普洱茶樹植根深固，所結的籽營養成分相當豐富，因此，普洱茶油的營養也很豐富。

台灣金椿製油廠算是苦茶油製造的翹楚，其中一款低溫壓榨的苦茶油含有種子的葉綠素而成綠色，數量極少，只有在主婦聯盟販售，我極力推薦此款苦茶油。

此外，神茶油創辦人徐永達先生雖然本業是鴻鵠科技的董事長，為了恢復兒時家家戶戶打油的美好年代情景，利用自己自動化生產的背景投身於新鮮油品的製造，以六道製油工序生產出極佳的苦茶油與其他油品。這六道工序是：以醫療級無菌水清洗種子、籽不落地式日曬、二次嚴格籽料篩選、德國工藝冷料冷壓、物理靜置精密過濾、高溫洗瓶自動罐裝。

近來因研究各種油品，又發現印度的辣木籽油屬於富含 ω-9 脂肪酸油酸的油種。辣木是印度的超級食物，嫩葉與軟的豆莢皆可以食用，市面上的辣木粉是嫩葉榨汁冷凍乾燥的產品，也是營養素非常充足的一個食物，歐美最近開始流行此產品，我在印度也曾購買到此產品，唯獨品質有待商榷。

其他的芥末籽油、腰果油、杏仁油也都富含 ω-9 脂肪酸的油酸，芥末籽油在北印、中國回族以及中亞回教國家是普遍的食用油，我在金華街的帕米爾餐廳有吃過芥末籽油炒的芹菜，芥末籽油唯一的缺點是芥酸含量高，不然也含少量的 ω-6 和 ω-3 脂肪酸。我在南印買過冷壓芥末籽油，也跟一些學員分享過，風味相當受歡迎。

在寫本書的過程深入去研究各式油品的脂肪酸成分時，赫然發現腰果油與杏仁／苦杏油雖然被我當成 ω-6 脂肪酸高的油，但兩者的 ω-9 脂肪酸含量實際上滿高的，所以在堅果油群中，是屬於比較不會油耗掉的油品。假如來源是無黴菌毒素污染，又是冷壓，在生酮飲食上也可以少量使用增添風味。

## 失去貞操的橄欖油

橄欖樹有強韌的生命力，它可以生長在炎熱乾旱的環境，傑出橄欖果果肉內蘊含著微細油滴的果皮細胞，油是乾旱氣候儲存大量能量的媒介，一旦果子脫落母樹，果內的酵素就開始分解儲油，發芽前所含的油就消失無蹤。

橄欖油是地中海地區最重要的一項食品，至少已經有七千年的使用歷史，生活上很多層面都與橄欖油脫離不了關係，除了食用外，按摩、美容、香水製造、藝術、木乃伊防腐、宗教、軍事、政治、經濟都搭得上關係，橄欖油的獲益，在古代可以讓貴族世家在軍事與政治上登峰造極，近年來，橄欖油的龐大經濟利益依然吸引很多官商與黑白勢力涉足其間。

只要是有利可圖，就會有造假的機會。湯姆・穆勒（Tom Mueller）是旅居義大利的美裔記者，歷經四年的調查，訪問上百名相關人士，揭發近年來橄欖油大規模造假的真相，獲得「橄欖油警察」的美譽。湯姆的《失去貞操的橄欖油》一書，陳述近年來義大利橄欖大亨們如何造假與脫罪的醜惡事實，以及他們的採購商如何裝蒜購買混合調味油當橄欖油獲利，只是橄欖油造假其實可以回溯到五千年前，歷史悠久。

書中提及百得利（Bertolli）、沙索（Sasso）、雀巢、亞奇恩達、百益（Filipo Berio）、卡拉佩利（Carapelli）、聯合利華、義大利卡薩（Casa Oleoria Italiana）、法沙內琪（Oleifici Fasanesi）、巴西萊（Azienda Oleoria Basile）都涉入賣假油。

其實，不只是義大利的橄欖油賣的量比自身可能生產的還要高，紐西蘭的麥盧卡（Manuka）生蜂蜜也是如此，當然都有添摻造假的行為。

書中提及很多美國現在所賣的橄欖油也是造假的，甚至連馬克・吐溫在他的書中也曾描述過兩名推銷員就造假橄欖油的對話。上述的義大利公司外銷到美國很多摻假的橄欖油，連大廠索芬那（Sovena）、西斯科（Sysco）、威芳食品（Wakefern Food）也購買了這些油。更慘的是，有一檢測研究發現，將近七成的所謂特級初榨橄欖油都是假的！

真正好的橄欖油採收與壓榨上要費力費心，售價根本不敷成本，所以有很多造假，把低級的橄欖油調配充當頂級的賣，所以台灣頂新總算也跟上了世界假油潮流。

根據歐盟的說詞，橄欖油粕含有有毒物質與致癌物，但很多公司還是繼續精煉橄欖油粕以供造假。

二〇一四年三、四月間橄欖油的銅葉綠素事件，衛福部還配合廠商請來所謂的橄欖油專家，開會證明橄欖油本來就含有銅葉綠素的誤導；很難理解這些肩負守門的人員到底是怎麼了？良知哪裡去了？

不過在造假的洪流裡，還是有清明之人努力不懈。美國斯托曼（Ed Stolman）先生開的所有公司皆賺錢，唯獨橄欖油壓榨公司（Olive Press）連續十五年虧損，雖然他的油品質很好，屢獲獎章，但國稅局對其虧損懷疑有漏稅之虞而盯上他，卻讓他的一番解說感動到流淚，最後也所幸獲名主持人歐普拉在電視節目上推薦他的好油，才讓橄欖油生意轉虧為盈。

澳洲米杜拉（Mildura）邦德瑞橄欖莊園（Boundary Bend）生產的橄欖油也讓評家驚艷，澳洲西部新諾西亞（New Norcia）本篤修道院繼承古法製作的橄欖油也經常得獎，這些生產者沒有造假歷史的包袱，讓澳洲新世界的橄欖油生產開始挑戰地中海舊世界的統治權，目前澳洲是地中海以外橄欖油的最大產區，美國加州尚屬於起步的階段，不過也有像柏克萊 Amphora Nueva 這種店在推廣真正的橄欖油。要知道，橄欖油與食物的搭配會產生化學變化，這種變化有如音樂的旋律轉換般豐富與美妙。

橄欖油的分類如下：Extra virgin sinolea 特級初榨冷壓冷滴，酸度為 0.2~0.8%，採果十小時內石磨初榨，溫度採攝氏二十七度冷壓，不鏽鋼板冷滴分離油水；Extra virgin 特級初榨冷壓，酸度小於 0.8%，最佳是二十四小時內機器冷壓，離心分離；初榨 Virgin，酸度小於 2%，品質普通，由機械初榨離心分離。

所以，買橄欖油一定要精挑細選，絕對的定律是，便宜的絕不要買！

我的最愛是來自千年老欉的西班牙特殊橄欖油，與其他橄欖油一起品味，它的濃郁味道遠遠超過同類，但價格不斐，偶爾為之吧！

另外，經過比較，我個人比較偏好來自摩洛哥與約旦沙漠地區（攝氏五十三度）生產的有機高橄欖多酚款項，油品嚐起來味道像在吃橄欖一樣充滿了橄欖味。

只要三個重點記住了，你也可以變成特級初榨冷壓或冷滴橄欖油的品油專家：

1. 橄欖油不苦，表示生育醇（維生素 E）與角鯊烯含量低，品質不佳。
2. 油吞下喉嚨若沒有灼熱感，則橄欖辣素含量低，所以保健能力低。
3. 油沒有絲絨般的質地，表示基酪醇含量低，抗氧化的橄欖多酚少，品質也不優。

以下是一名橄欖油使用者的見證：

頂級的橄欖油即使已屆保質期，只要保存得宜，放兩年半、三年都還是不成問題。還有，如果因為過期不敢喝，可以拿來外用，按摩卸妝、過敏、蚊蟲咬、青春痘都可以擦，尤其還可以用在關節炎外擦。

最近有人還驚訝的發現它的好用途：每次喝完，瓶中總會還有餘油，雖然覺得可惜還是都丟了；最近找了個小盒子，把油瓶倒扣去上班，回來就滴乾淨了，洗頭時加些砂糖到剩油裡，用來當頭皮的去角質霜使用，兼來按摩頭皮，結果意外發現，這一、二年來每次洗頭狂掉髮，浴缸濾網及浴室地板上的落髮量，那真是令人怵目驚心，深怕頭髮要掉光了，而幾次下來，竟然不再大量掉頭髮了，真是開心不已啊！能用這最健康的方式改善，樂得快跟大家分享。

此外，有人也發現口腔有潰瘍時含一口初榨橄欖油，讓它留在口中一會兒，通常一兩次就痊癒了；每天晨起用來漱油殺菌，都是很好的使用價值。

## 揭穿地中海飲食的真相

妮娜・泰柯茲在《令人大感意外的脂肪》一書中還揭露，經過對原始資料的一番檢視，她發現所謂的地中海飲食，有如奠基於低脂飲食法的變形，當然，其中不乏食品公司的推波助瀾，可以多賣跟地中海幾乎有對等關係的橄欖油，廣告與公關讓消費者聽到地中海飲食，就會自動與健康飲食相關聯，也增加了義大利與其他出產橄欖油國家的銷售量，從而增加不肖商人的利潤與促進更多的假冒。

一九九三年，第一次有關地中海飲食的研討會有一百五十名營養專家與會，基斯博士與歐寧胥醫師都在場，議程前面都是文字與數字，以及好壞膽固醇枯燥無味的研討，後來就是橄欖油故事、希臘鄉間風景與盛情生活熱烈登場，最後魏立特教授在掌聲中揭櫫了地中海飲食金字塔，但哈佛大學團隊的印象式結論並未讓所有人都買單，連魏立特的一名參與研究學生也不認同，可是在此之後，地中海飲食靠著媒體與公關的散佈，逐漸深植於人心。

其實，地中海周遭地區的飲食習慣差異是相當大的，但魏立特將定義集中在少數地區，所以並不具代表性。更真實的是，之後並沒有臨床研究測試假說，跟「脂肪 - 心臟」假說一樣，但在哈佛大學教授與地中海會議熱烈的包裝下，橄欖油商業資金的利益資助也變得跟會議提供的地中海美食一樣可口，一切科學細節再也不重要了！

最後，終於有一個一百多人的實驗，確實顯示橄欖油會降低總膽固醇，但美國食品藥物管理署不同意根據此少數人的數據，答應讓橄欖油業者做有益心臟病的廣告行銷話語。

要一直到二〇〇八年，才有真正評估地中海飲食的以色列研究，研究條件與飲食管控比較嚴謹，總共有三組：低碳水化合物、低脂、地中海飲食，結果顯示，地中海飲食確實能降低總膽固醇，增加好膽固醇，降低壞膽固醇，降低三酸甘油脂，降低胰島素，較低的 C 反應蛋白（發炎指標），體重減少十磅（約四・五公斤）。一切都比低脂飲食好，可是低碳水化合物組的數據更好：三酸甘油脂更低，好膽固醇更高，體重減少更多（十二磅）。這個實驗結果顯示，低脂飲食並不如所料理想，地中海飲食確實有正向作用，但低碳水化合物顯然比地中海飲食是更好的選擇。

克里特島居民長壽，心臟病少，他們是基斯與魏立特賴以自圓其說的證據，但希臘克里特島民其實很少吃糖！甜食在芬蘭與荷蘭很豐富，心臟病罹患率也高。基斯的七國研究中，甜食比其他食物跟心臟病罹患率有更緊密關係，西班牙在過去一九六〇至一九九〇的三十年間，肉類油脂攝取量增加，相對的，糖類與碳水化合物攝取降低，結果心臟病罹患率並沒有因紅肉的飽和脂肪酸而增加，反而因碳水化合物減少而下降，但基斯卻不想面對「脂肪 - 心臟」假說顛覆分子的說法，往往稱之為一派胡言。所以，碳水化合物以及糖類與心臟病的關係，應該是該被極力檢視的風險因子。

在低脂領引風騷之際，地中海飲食事實上提供了美國人攝取高脂的取向，對心臟病有其舒緩作用，並不是一無是處。

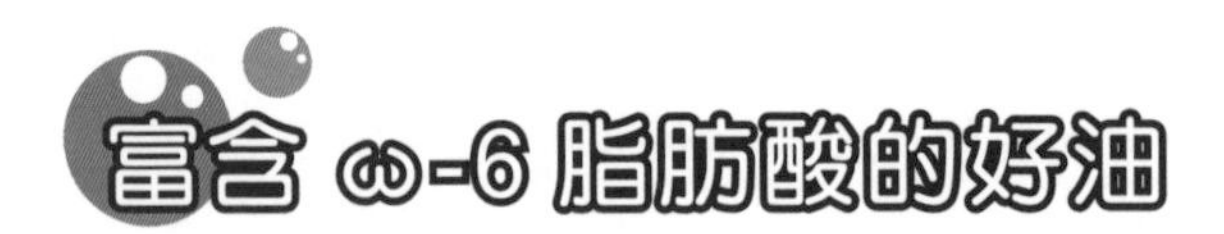

## 富含 ω-6 脂肪酸的好油

讓我們來測試與品嚐富含 ω-6 脂肪酸的油。

富含 ω-6 脂肪酸的油計有：植物性的紅花油、花生油、芝麻油、阿甘（argan oil，摩洛哥堅果）油、南瓜籽油、奶薊籽油、小麥胚芽油、玄米油（米糠油）、黃豆油、玉米油、葡萄籽油，以及大多數的現代動物油脂，如來自雞、豬、牛。

### 黑種草油與芥末籽油

黑種草油與芥末籽油被我設定為殺菌殺蟲的要油，用來輔助吃生食。很多人怕生食會吃進寄生蟲，其實生食不是寄生蟲的單一來源，汙染的熟食、寵物、蚊蟲叮咬、不良生活習慣，都有可能帶來寄生蟲的感染。

在網路上搜尋的資料顯示，黑種草有著令人稱奇的悠久歷史與神奇療效。在西元前一三〇〇年之前，人們就已經用黑種草籽治癒許多疾病和病痛，自古是許多國家與文化中很重要的醫藥草本植物，幾千年來人們都把它當做靈丹妙藥。

三千多年前，埃及法老王圖坦卡門（Pharaoh Tutankhamun）的墓穴中，發現到一瓶保存完好的黑種草油，是特地供法老王在來生健康靈魂和體魄所使用。在古埃及，黑種草籽即被喻為「永恆的生命」，埃及豔后（Queen Nefertiti）便使用黑種草油，來維持她的健康活力、青春美貌和肌膚的滋養。

伊斯蘭教先知穆罕默德說：「黑種草籽能治癒所有疾病，除了死亡。」（Sahih Bukhari Volume 7, Book 71： 592）在阿拉伯的文化中，黑種草籽象徵被「祝福的種子」，具強大的健康益處。

我去大馬吉隆坡講學，走進城邦花園隔壁的伊朗店發現黑種草油，顧店的櫃檯小姐是華人，也向我大力推薦此款好油。另外，我去印度非回教徒的區域時，也發現有黑種草油可以購買。

舊約《聖經・以賽亞書》（Isaiah 28： 25, 27）稱其為「治病的黑種籽」。聖經時代，黑種籽是常用的香料，同時被廣泛用做助消化劑。羅馬人稱黑種草籽為希臘香菜，做為膳食補充劑。西方醫學之父希波克拉底（Hippocrates）用黑種草籽做為肝臟和消化系統疾病的治療。

第一世紀希臘著名醫學家迪奧科里斯（Dioskorides），使用黑種草籽治療和治癒各種疾病，包括腸道寄生蟲病、消化道障礙、呼吸道充血、牙痛、頭痛、鼻塞，還有利尿和促進乳汁的作用。

中世紀波斯著名的阿維西納（Avicenna）醫師，在著作《醫典》（直至十七世紀歐洲人做為標準的醫學教科書）一書提及，「黑種草籽能刺激身體能量，幫助身體擺脫疲勞和沮喪」。

印度阿育吠陀的醫療實踐中，常用黑種草籽治療消化系統疾病和胃腸功能紊亂，還有醫治神經紊亂、厭食和婦科問題，及提高新陳代謝和做為平衡身體的能量。

黑種草油有超過一百種的活性成分，包括脂肪酸、植物固醇、精油、胺基酸（含十五種胺基酸，其中含有八種人體必需胺基酸）、維生素（A、$B_1$、$B_2$、$B_6$、葉酸、菸鹼酸）、礦物質（鈣、鉀、鐵、鋅、鎂、硒）、黃酮類化合物和其他豐富的抗氧化成分。

冷壓芥末籽油也是好油，味道猶如山葵，也會殺菌，所以我也把它用來沾生魚片吃，也用來醃漬小黃瓜，炒菜也很入味，炒過高麗菜、地瓜葉、芹菜。唯一的缺點是，芥酸含量高，比芥花油高，所以化療病人要小心避開。

芥末籽油其實 ω-9 脂肪酸高，然後含有一些 ω-3 脂肪酸，所以在某種程度上是不錯的功能性食用油，我使用這樣的名詞有兩個意義，一則是在特殊場合（如吃生魚片）使用，另一則是少量提味使用，可以用以防病與避免芥酸攝取過多。

## 安心的吃生魚片

以下一段是朋友 LINE 傳來的內容。

請問博士：我不吃生魚片，但朋友家人有吃，所以我想求證博士，這段文字的說法正不正確，適合再轉傳出去嗎？

現在已經發現好多病人因為吃了生魚片，胃壁附著「海獸胃腺蟲」，大小隻不一定，有的病人甚至胃壁上滿滿都是，無法夾出，驅蟲藥也很難治。得的機率每個國家都一樣。生魚片中的生鮭魚含蟲量是最可怕的！

答：那個影片我看過，但我無數據驗證，所以採保留態度，不過我會鼓勵用有殺菌、殺蟲效果的黑種草油、芥茉籽油，加上好酒的酒精會殺蟲。此外，盡量飯水分離，讓胃酸足，飯後吃酸梅或小杯好醋，提高胃酸，如此才能預防寄生蟲。

日本人在吃生魚片的時候會喝清酒是有道理的！講究的店家會提供 15.5% 度以上的清酒，才能有殺蟲效果！不然的話，就是飯後吃一顆「會鹹死人的鹹梅」來殺菌和幫助消化！

只有少數紅葡萄酒才能達 15% 左右，其他好的茅台與高粱酒也有效果，像好的龍舌蘭酒（tequila）及其他洋酒類都好，但還是要看個人體質，因為口腔有病灶，是除不掉寄生蟲的，我推行的三環系統很清楚明白這些連帶現象，也鼓勵治療要整體，而且越完整越好。

生魚片主要有三種寄生蟲感染的風險：Clonorchis sinesis（中華肝吸蟲）

是一種吸蟲，會引起 clonorchiasis（肝吸蟲症）；Anisakis（海獸胃腺蟲）是一種蛔蟲，會引起 anisakiasis（海獸胃線蟲症）；Diphyllobothrium（廣節裂頭條蟲）是一種條蟲，會引起 diphyllobothriasis（裂頭條蟲症）。

因為寄生蟲感染的風險，歐盟規定禁售新鮮生魚片，生魚片要經過零下攝氏五十五度殺蟲與卵處理後才能販售，或在低於攝氏零下二十度冷凍超過二十四小時，因此有些捕魚船、魚商、店家直接將魚超級冷凍至零下六十度，再做生魚片用，除了殺死寄生蟲外，超級冷凍也可避免鮪魚的血液氧化，鮪魚肉在高於零下二十度以上會褪色。台灣只有少數壽司店是有這種零下攝氏五十五度的設備，我有時就會去這種店吃生魚片。

然而，我們也有自己針對寄生蟲清除的治療方案。傳統飲食的特色之一就是吃生的動物性食物，泰雅族人吃生山豬肉採發酵殺菌，越南人吃生魚也採檸檬汁強酸熟成，所以原始部落早知道要如何處理這樣的問題，就是現代人失去了智慧，卻還津津自喜！

**強效寄生蟲清除法：先空腹喝下蓖麻油五十毫升，半小時後將兩杯半的椰纖分早中晚三次吃下肚，兩餐之間只喝水與捷克苦水（高鎂鹽），不吃任何食物，很快地就會腹瀉，把腸道清得一清二淨。如怕有蟲卵殘留，再服用丁香粉幾天。**

## 保肝的奶薊油

台灣罕見的奶薊籽油也富含 ω-6 脂肪酸（60%），不過也含 20% 的 ω-9 脂肪酸，但主要是含有保肝成分與許多營養素，算是保肝的佳品。我廣為研究各地的油品，又發現引渡來的辣木籽油也有保肝的作用。

奶薊的應用歷史悠久，至少超過二千年，翻開歐洲古籍，它早已被當做食物與藥物使用。古羅馬作家兼科學家大普林尼（Plinius Secundus），在他的重要著作《自然史》一書中，就提到奶薊汁加蜂蜜可以促進膽汁排放。到了文藝復興時期，奶薊的醫療效果已被清楚地描述，主要用於肝脾阻塞。到了十九世紀初，德國科學家萊德馬契（Johann Gottfried Rademacher）正確地描述奶薊的主要有效成分來自於奶薊子的種皮。

到了十九世紀末，《金氏藥典》已清楚描述該草藥的適應症為：脾區鈍痛，傳及左肩；精神嚴重消沉與體力衰弱；肝、脾、腎臟的充血；徒手檢查時，肝膽區有腫脹與疼痛反應，可伴隨有膽結石、黃疸。

奶薊對毒鵝膏蕈（amanitaphalloides）有神奇的解毒效果，向來被歐美草藥界與自然醫學界稱為是「最佳解藥」。

毒鵝膏蕈這種蕈類又稱「死亡帽」（death cap），外觀像是可口美味的磨菇，卻含有劇毒，是全世界最毒的幾種蕈類之一。這種毒蕈含有超強的肝臟毒素（hepatotoxins），吃下後幾小時內會產生劇烈腹痛、嘔吐、黑便腹瀉，而且只要吃半個蕈蓋就會致死。二〇〇六年，波蘭有個一家三口的家庭誤食毒菇後，一名死亡，兩名需要肝臟移植。它的毒性不能經過水煮、冷凍或風乾方法減低。

奶薊對於肝臟的保護、修護效果，在毒蕈的解毒療效中一覽無遺。實驗證明，把致死性劑量的「死亡帽」注入老鼠體內，幾分鐘內再給予奶薊，不但老鼠不會死亡，而且肝臟僅受微小傷害。據悉，德國的醫院已經使用奶薊的萃取物做成注射藥劑，在急診室施打在誤食毒菇的病患身上。

奶薊對於常服人工西藥的病人尤其有幫助，因為很多西藥對肝臟會造成損害。例如，有一個研究給六十位長期服用 Phenothiazines 和 Butyrophenones 精神藥物的病人，每天再服用八百毫克的奶薊，九十天後，證實肝臟損害明顯降低，而且奶薊不會影響精神藥物的效果。

奶薊素對急性肝中毒有解毒功效。另外，奶薊素具抗強力氧化功能，能增加肝細胞分泌穀胱甘肽（glutathione）的濃度，能保護肝臟細胞免受自由基破壞，效力遠勝於維生素 E。奶薊素還可抑制 P450 酵素系統，降低高毒性的中間產物，因此減少對肝細胞與 DNA 的破壞。對於促進蛋白質的合成，奶薊素能加快製造新的肝臟細胞，讓受損的肝臟細胞自行修復再生。肝臟是人體唯一可以再生的器官，而研究發現，奶薊素可以讓肝臟再生速度至少加快一倍以上。

奶薊素能穩定肝臟細胞膜，維持肝細胞之完整性，使毒性無法穿透破壞肝臟，並能加速合成肝臟細胞的 DNA。

目前全球有很多研究報告顯示，奶薊可用來有效治療許多肝病，如酒精性肝炎、急性肝炎、藥物性肝炎、肝硬化（纖維化），甚至對 B 肝、C 肝、肝癌患者，對脂肪肝、懷孕時膽汁滯留、膽道炎都有很好的療癒效果，如果能搭配維生素 B 群使用，效果會更好。除了肝膽方面疾病，也逐漸發現它對降血脂、血糖調整、降低胰島素抗性肝硬化、許多癌症（肝癌、乳癌、子宮頸癌、前列腺癌）均有明顯效果。

如何服用奶薊最有效？

由於奶薊素難溶於水，影響療效，為了發揮效果，科學家將奶薊素與磷脂醯膽鹼（Phosthatidylcholine）結合，形成所謂的水飛薊素（Siliphos），它的療效比原來的奶薊素提高十倍。磷脂醯膽鹼就是俗稱的「卵磷脂」（lecithin），是一種天然的界面活性劑，可增加脂溶性物質的水溶性。奶薊油自然也含水飛薊素，是保肝的好油，我把它用來溶解對眼睛有益的枸杞粉做成明眼抹醬，對成天盯著 3C 產品的我們有所幫助。

奶薊素幾乎不具毒性，老鼠每公斤體重攝取二十公克也不會出現副作用。不只沒有急、慢性毒性，對胎兒與幼兒也沒有負面影響，難怪歐美人以前會用奶薊籽來促進泌乳。

知道奶薊的效用，所以我們也自然而然也會選用奶薊油！台灣曾經有家公司進口奶薊油，銷售不太理想，找到我們，沒多久就把庫存賣光。

法國有機行星的行員曾告訴說現在該公司也出產奶薊油，但很不幸地，奶薊在台灣衛福部管理下屬於藥物，連奶薊油的進口都受管制，人民的權利又被剝奪，實屬不幸！

## 液態黃金——阿甘油

摩洛哥之旅印象最深刻的，就是一大群羊爬上摩洛哥堅果樹上啃食堅果的畫面。摩洛哥堅果樹生長在亞特拉斯山區下方與撒哈拉沙漠上方的阿加迪爾地區。樹形蒼老有勁，帶有尖刺，枝葉乾燥，結的果實不大但非常多，也很堅硬，據說就是因為果實太硬，最早是收集羊啃食果實後拉出的果核，才方便製油。

阿甘油（Virgin Organic Argan oil，又稱摩洛哥堅果油）中 ω-9 和 ω-6 含量高，另有一特殊的順式脂肪酸（氫鏈尾端會轉彎），根據日本實驗研究，具備抗腫瘤之生物活性。和核桃油交替口服，可改善心血管問題，加乳酸菌口服也不錯。食用後感覺身體像山羊一樣骨幹結實，對重病患者幫助也大，對皮膚也很好。

第一道冷壓阿甘油是美麗與美味的祕訣，這都歸功於阿甘油豐富的 ω6 和維生素 E。

摩洛哥堅果樹是世界最古老樹種之一，只生長在摩洛哥西南方，擁有獨特的香氣與特質。冷壓阿甘油可為你帶來原始風味的驚奇感受，其冷壓法遵循老祖宗的榨油方法，是以珍貴而即將失傳的手工製油方式與稀少樹種的堅果慢慢壓製而成。

阿甘油是眾所皆知最華麗的護膚油，含有大量的 α- 生育酚（由維生素 E 的活化因子所組成），與獨特珍貴的植物固醇、豐富抗氧化成分及多元不飽和脂肪酸，是高營養價值的堅果油，因此有「液態黃金」之稱，對更年期所產生的不適及產後情緒的穩定有舒緩效果。

冷壓阿甘油不只提供許多美饌烹飪上的用途，如高檔的沙拉、糕點及摩洛哥傳統美食塔吉，如果你想要挑起年輕甜美感覺的味蕾，還可以尋找許多關於 amlou（以杏仁、蜂蜜及阿甘油調製而成的醬料）的食譜，感受摩洛哥風情，就如同在摩洛哥渡假般，你將會有許多不同的驚奇發現與快樂經驗。

一位住在摩洛哥的朋友來信談到阿甘油：

今早開了最後一瓶已過期近兩年（製造日：二〇一四年一月，到期日：二〇一五年六月）的阿甘食用油，氣味一樣芳香，沒有絲毫氧化油耗味，這在台灣你一定很難相信，但在原生態的摩洛哥，你只要找的是可靠的廠商，這都是正常的。

是的！摩洛哥堅果樹早年只有摩洛哥原住民自種自用，他們不懂它神奇護膚效果的價值，便很便宜的賣給法國那些名牌化妝品，這二十多年來，才懂得開始自己行銷，也大概是近十年來才廣為人知。來了摩洛哥那麼多年，我原也沒當它回事，加上是買貴的送好同學，自己買便宜的用，應該是摻了別的，因此不覺得好用。

後來是因為台灣食用油事件，原也想進阿甘油，也同時寄回去檢驗，結果跟橄欖油一樣檢驗都標準，後來還是擔心大家不熟悉阿甘油，而且我也發現它較燥熱而作罷。倒是阿甘保養用油，我是極力推薦的；原先廠牌不佳，所以覺得沒什麼感覺，後來找到好產品，沒幾天就發現效果比 Chanel 的晚霜好，就乖乖地每天晚上擦，至今大概已三、四年，我已經停用所有的保養品與化粧品。前年夏天返台，參加了四十年後的高中同學會，當年的導師看到我認不出是誰，知道後不敢相信的張嘴愣在那兒，這是因為青春期痘痘留下了很嚴重的坑疤，現在已經被修復得好了很多的緣故。

之後老師找我女兒，一口氣要買四瓶，我們告知用得很省，不用買那麼多，她還是堅持買四瓶，這也是趣事一樁啦！倒是我那同學，也因為不懂阿甘油，就擱著沒用，浪費了那一瓶寶物。賣家告訴我，阿甘油在法國要賣到六百歐元一瓶，讓我好好嘮叨了她一頓。

## 對男女都好的南瓜籽油與小麥胚芽油

南瓜籽油雖然是偏 ω-6 脂肪酸，但也有藥性，含豐富的鋅，一般都宣稱對男人好，對糖尿病人與前列腺腫大有益，有助眠的功效，傳統用來除寄生蟲，不過對停經婦女也有幫助，對提升免疫力有所幫助。

雖然南瓜籽油也是偏 ω-6 脂肪酸，不過也含非常豐富的維生素 E ，所以發炎性不是像玉米油、大豆油那樣強，但使用上還是應與富含 ω-3 脂肪酸的油來平衡一下。

南瓜籽油味道非常濃郁，香氣強，拌飯、生菜都好吃，只要補一些亞麻薺油或亞麻仁油均衡一下即可。

奧地利施蒂里亞一地出產的南瓜籽油是低溫烘乾後壓榨的，品質優秀又香，常用於沙拉或拌飯，我最常食用的方法是搭配鬆餅或酪梨一起吃。由於當地的綠南瓜籽已退化成無殼，所以籽大營養豐富可禦外敵，所以是屬於「超級食物」。

小麥胚芽油雖偏 ω-6 脂肪酸，但也是富含維生素 E，所以也有其用處，一樣以富含 ω-3 脂肪酸的油來平衡即可。

不過，這款油我多使用在傷疤的療癒上，根據美國整合醫學大師克林哈特（Dietrich Klinghardt）博士的教導，傷疤往往會阻斷能量的運行，他發現塗抹小麥胚芽油會有幫助，但要塗抹沒有氧化毒素的好油才行，所以以膠囊包裝的最好。

**飲食小常識**

### 多種堅果油的使用

很多說詞說堅果健康，但堅果與其堅果油真的健康嗎？

其實，堅果營養卻容易長黴，所以德國的另類癌症醫師以色斯勸病人治療期間不要吃堅果，因為容易有黃麴毒素。一般人如要吃堅果，最好是浸泡過小分子水洗滌與催芽後，再低溫烘乾保存。坊間的堅果容易上火，又常常有油耗味，這是儲存不當以致油脂氧化的結果。

我僅偶爾會使用堅果油，主要是提味使用，量相對比較少，像喝一杯黑咖啡，滴幾滴榛果油，很香、很享受。杏仁油、胡桃油、夏威夷豆油也都別有風味。

讓我們再來看看堅果們的 ω-3、6、9 脂肪酸的比例。

ω-9 脂肪酸的含量以夏威夷豆（80%）最多，榛果次之，然後依序為杏仁、苦杏、胡桃、腰果，巴西堅果（35%）也有很豐富的 ω-9 脂肪酸，核桃（23%）最少。添加在沙拉的油醋醬裡，有提味的作用。

在 ω-3 脂肪酸方面，核桃比較多（10%），胡桃些許（1%），其他的堅果都沒有。因為 ω-3 脂肪酸高，所以自古來核桃即有補腦的美譽，但核桃容易油耗，核桃油也容易酸敗，我覺得最好的攝取方法是，直接吃未剝開殼的核桃。

在 ω-6 脂肪酸方面，核桃（53%）最多，巴西堅果次之，然後依序為胡桃、杏仁、腰果、榛果，夏威夷豆（2%）最低。由於 ω-6 脂肪酸含量高，所以核桃與巴西堅果不宜一次攝取太多。胡桃、杏仁、腰果、榛果、夏威夷豆的 ω-6 脂肪酸含量較低，比較可以多攝取一些。

核桃油的 ω-6 與 ω-3 的比例是五比一，而比適合人類攝取的比例偏高一點。除了夏威夷豆以外，其他的堅果油幾乎都該是偏 ω-6 脂肪酸的，夏威夷豆是名副其實的健康堅果，富含 ω-9 脂肪酸，所以我常用在青醬的製作上。

苦杏是杏果的籽，榨出來的油有藥性，自古即用來防治咳嗽、平喘促，現在了解苦杏油因為含有促進合成肺泡表面活性劑的作用，可幫助氣血交換防治咳嗽，以及鎮靜呼吸中樞達到平喘促。

苦杏油還有消炎、解陣痛、降血壓的效用。另外，苦杏油會抑制胃蛋白酶，所以應該空腹服用，不與餐點一起攝入。苦杏出名是因為含有苦杏仁苷（$B_{17}$），有防治癌症與殺菌驅蟲的作用，臨床發現對蛔蟲、鉤蟲與蟯蟲均有效用，又能殺死傷寒桿菌與副傷寒桿菌。

一九二二年，美國醫師對喜馬拉雅山麓遍佈杏林的一個部落人口做研究，發現他們的長壽與不罹癌，可能跟長年攝取杏籽與杏乾有關。

松子油其實也是富含 ω-6 脂肪酸的，但它含有一種特殊的 ω-6 松油酸，性質類似亞麻油酸（GLA），有洗血的作用，在中藥上屬高等種子。

# 富含 ω-3 脂肪酸的好油

讓我們繼續測試與品嚐富含 ω-3 脂肪酸的油品。

富含 ω-3 脂肪酸的油，計有植物性的亞麻仁油、亞葶薺油（camelina oil）、紫蘇油（perilla oil）、奇亞籽油，以及動物性的各式魚油、（鱈）魚肝油、海豹油（seal oil）與南極磷蝦油（krill oil）。

新發現的杜仲油含有亞麻酸 67.38%、亞油酸 9.97%、油酸 15.81%、飽和脂肪酸 6.83%（硬脂酸 2.15%，棕櫚酸 4.68%）。由於其在人體內所具有的獨特降脂、抗衰老功效，而引起人們的廣泛重視。而且大陸學者梁淑芳等人經氣相色譜分析發現，杜仲籽還含有豆蔻酸。

《神農本草經》稱：「杜仲味辛平。」主治「腰脊痛，補中，益精氣，堅筋骨，強志，除陰下濕癢，小便濕瀝，久服輕身耐老」，並把杜仲列為中藥上品。《本草圖經》中王好古認為，杜仲是「肝經氣之藥，潤肝燥，補肝經，風虛」，這一看法，極受名醫李時珍讚崇。

所以，杜仲油極可能是一個有藥效的新興油種，期待將來臨床實驗可以顯示其功效。最近將杜仲油滴幾滴在雞湯裡，滿室芳香，博得眾人好評。

## 亞麻仁油的現代需求

人體需要的必需脂肪酸通常是不飽和性的，儲存不當或遇熱容易氧化。亞麻仁油含有豐富的亞麻油酸與次亞麻油酸兩種不飽和的必需脂肪酸，屬於含 ω-3 不飽和脂肪酸非常高的好油，其重要性的突顯，在於現代飲食與食物供給面出了營養問題。現代飲食充滿了 ω-6 不飽和脂肪酸，特別是黃豆油與玉米油，以及用這兩種製油剩渣餵養的禽肉蛋品，加上即將被禁掉的反式脂肪（富含氫化脂肪酸，可增加食品效期），都在在誘導著許多現代文明病的產生，這些長期慢性病有一個共通症狀，就是疼痛。

疼痛屬於發炎現象的特色之一，ω-6 不飽和脂肪酸容易產生誘導發炎的激素，相反地，ω-3 不飽和脂肪酸有消炎的作用，所以亞麻仁油的重要性在現代社會更是日益增加。

葛森醫師在二十世紀上中期治療癌症病人時，採用低油脂飲食，他早已發現病人還是需要一些必需脂肪酸，但觀察到治癒的癌症病人再添加回許多種油脂後，包括無鹽奶油與許多堅果油或種子油，腫瘤很容易又復發了，唯有亞麻仁油無此副作用。他還發現，癌症病人可能要等復癒達一年半以後才能恢復使用其他油脂，顯然生理的代謝能力（其實是肝臟運轉）要那麼久才會完全回復。

同理推測，許多長期慢性病人應當也要改採用亞麻仁油，來平衡自己的 ω-3 與 ω-6 必需脂肪酸的比例，減輕發炎狀況。

依台灣人吃油的習性，易氧化的亞麻仁油建議絕對不要買超過二百五十毫升，而且最好放冰箱，更佳是一個月內便食用完畢。

不過，有乳癌、卵巢與子宮疾病等荷爾蒙相關的患者，可能要注意亞麻仁油所含的植物雌激素，觀察是否服用後會有不良反應。此外，研究發現攝護腺癌患者服用亞麻仁粉比亞麻仁油要好，主要是亞麻仁粉在烘焙的過程不易被氧化。所以，有一些亞麻仁油服用的細節要注意一下。

## 葛森醫師不知道的二三事

葛森醫師非常推薦亞麻仁油，但紫蘇油也具強烈的抗氧化與抗過敏特性，常用於過敏治療上，也都是屬於 ω-3 不飽和油脂。葛森醫師並不認識紫蘇油，因為這是一種偏「東方」的油。

葛森醫師也不推薦橄欖油，但事實上橄欖油也有抗癌效果，只是我們更知道很多特級橄欖油是造假的，可能只有 2% 是屬於真正的特級有機橄欖油，所以橄欖油抗癌的特性可能在這些次級品中被破壞殆盡了。

葛森醫師可能不知道，至今椰子油並未被顯示會促進癌細胞生長，反倒是有證據證明，椰子油在某些癌症上有療效。

真正被顯示會促進腫瘤增生的，大抵都是富含誘導發炎的 ω-6 多元不飽和脂肪酸，因為癌症也是一種炎症。

亞麻仁油很多人都知道，所以一般我不太會去提它，而且大家都知道現代飲食偏 ω-6 不飽和脂肪酸，所以要補充富含 ω-3 不飽和脂肪酸的亞麻仁油。但在這一片偏向補充亞麻仁油的風潮中，有觀察到少數幾個現象，如紫蘇油比亞麻仁油在治療過敏上有時比較有效，另有少數幾例乳癌病人在補充亞麻仁油後，腫瘤急速擴散，所以不要一味以補充亞麻仁油為上策。

然而，我們今天的油脂知識早已經超越五、六十年前的葛森醫師所知太多，亞麻仁油裡的苦味來自於一種叫亞麻環肽，是一種對健康不會有大影響的胜肽，但有些產品已經去除此苦味成分以改善品質。

另外，某些受雌激素影響的疾病，也要適當地避開含植物雌激素高的油脂，亞麻仁油與奇亞籽油含植物雌激素成分高，可以用亞荸薺油與紫蘇油取代。

## 新穎的奇亞籽油

奇亞籽現在很夯，因為豐富的膠質可以幫助排便，舒緩腸道不適，所以緊張的現代人在強力廣告宣傳下，前仆後繼地購買奇亞籽單獨服用或放在布丁、精力湯、甜點……中一併食用。

奇亞籽是優質纖維食品（37.3%），它的水結合力、陽離子交換力、吸水力均優於亞麻籽、香草、麥麩等，且營養含量也相對較高，可溶性膳食纖維是全麥麩含量的十二倍，可有效增強飽腹感，促進腸道蠕動，防止便祕。

殊不知奇亞籽可以冷壓榨油，也是一種富含 ω-3 不飽和脂肪酸的好油，唯獨它跟亞麻仁油一樣，含有植物雌激素高的木酚素，味道也不是特別迷人，但比亞麻仁油更抗酸敗，因為維生素 E 含量比較高。

奇亞籽原產美洲，從整個墨西哥到現在的美洲西南部，海拔四千英尺以下的沙漠和荒漠地區，都可採收大量野生的奇亞籽。有資料記載，在公元前三千五百年，奇亞籽就是阿茲特克人（Aztec）的主要食物。據悉，奇亞籽還可以用來提煉高質量繪畫用油，提高畫作的光澤和持久性。十六世紀的文獻在描述前哥倫布時期的油畫時，便經常提到奇亞籽。

奇亞籽可以單獨做為食品，也可以與其他穀物摻和在一起食用。印第安人還將奇亞籽用水浸泡後飲用，或者研成粉、榨出油做主食，甚至是藥用。印第安人常用奇亞籽來治療槍傷、感染、咽喉腫痛、皮膚過敏、腸胃不適、體臭、前列腺問題，便祕和肥胖；給即將分娩的女子食用奇亞籽，產婦便可以順利的生出孩子。

根據二〇〇九年一月發表於《英國營養雜誌》的研究結果發現，奇亞籽不但能將糖尿病老鼠的抗胰島素作用（insulin resistance）正常化，同時還能降低血液中的脂肪與膽固醇。

這個研究發現，也強化了二〇〇七年的研究結果：奇亞籽改善了二十位第二型糖尿病患的某些心血管危險因素。

我比較建議攝取奇亞籽本身，比榨出來的奇亞籽油美味多了！

1. 一湯匙奇亞籽加入注滿杯子三分之一的水裡或其他液體，靜置十分鐘，偶爾攪拌一下，直到水或液體變稠。
2. 形成凝膠後，可加入甜點、沙拉中，或簡單地將新鮮的水果和乾果添加到凝膠裡，做出美味健康的布丁。
3. 或者加入檸檬蜂蜜水，好喝極了。
4. 還可以在做饅頭、烙餅、蛋糕的時候加入。

奇亞籽富含蛋白質（23.5%）與礦物質，蛋白質含量比大豆更高，是純牛奶蛋白質含量的五倍。尤其是奇亞籽中的蛋白質是含有二十種胺基酸的完整優質蛋白，在植物類的蛋白質中是非常罕見的。

自古以來，奇亞籽即被做為戰士和運動員增強免疫力的高能食物。鈣質也比牛奶含量更高，磷、鎂、鐵、鉀也高，但必須經過催芽與發酵，鈣質才能釋放出來被人體消化與吸收。

除了普通的抗氧化元素（維生素 E、C 和卵磷脂）外，奇亞籽內含有更豐富的天然抗氧化劑，其 ORAC9800 是藍莓的三倍（ORAC 為抗氧化能力，藍莓的 ORAC 是 2906），所以是抗老、防病、防癌的優良食品；另外，咖啡酸（caffeic acid）可預防動脈硬化，綠原酸（chlorogenic acid）能有效抑制癌變，並有減肥作用，其他抗氧劑如槲皮素（quercetin）、山柰黃酮醇（kaempferol）等，也是防癌、抗老化的有效物質。

我使用亞麻仁油與奇亞籽油的方式，是在攝取高飽和脂肪之際，加一點點做為 ω-3 必需脂肪酸的補充。

飲食小常識

**罕見的鴕鳥油與海藻豬油**

動物油其實並不像一些專家所說的那樣可怕，鴕鳥油是動物油裡比較富含 ω-3 脂肪酸的油，而飼養海藻的豬，其油脂也是富含 ω-3 脂肪酸，所以我也採用來當食用油，小火炒飯時，我不是用椰子油，就是用鴕鳥油或海藻豬油。

當然，假如你買到法國餵食亞麻仁籽的牛所生產出的牛油或奶油，一定也可以好好享受油脂的滋潤。

## 鮮為人知的亞葶薺油

亞葶薺又稱假亞麻，亞葶薺油類似亞麻仁油，但雌激素較低，且維生素 E 含量較高，不易氧化產生氫化油汁。

大約在七、八年前，我去美國西岸最大的天然產物展，發現了亞葶薺油，就上網調查一下這種油的好處，結果發現它真的不輸給亞麻仁油，而且味道更容易接受，所以心裡對它一直惦念不忘。果然有一天，法國有機行星的亞洲區經理跟我說他們公司有出產亞葶薺油了，我當然把握此一機會品嚐樣品，也把它分享給養生課程的學員。

亞葶薺油含有高濃度的龍腦酸（gondoic acid），對降低血脂有效。除此之外，亞麻仁油的好處亞葶薺油當然也都有，如改善高血壓、心血管疾病、皮膚悶情緒、呼吸等等項目。

在台灣授課的瑞士自然療法學院的法式芳香療法有介紹到亞葶薺油與星星果油，稱讚它們為優良基底油。亞葶薺油比橄欖油所含的維生素E高五倍，所以更耐氧化，對接受芳療的皮膚也無任何刺激性。

## 紫蘇油的醫療功效

紫蘇又名赤蘇、蘇子，也有叫白蘇，為唇形科一年生草本植物。紫蘇葉葉面呈綠色或紫色，葉背則皆呈紫色，具有解表散寒、行氣和中、止咳平喘、利膈寬腸、解諸毒（具有消痰、潤肺、止痛、解毒）之作用。中醫《本草匯言》稱紫蘇有「散寒氣、清肺氣、寬中氣、安胎氣、下諸氣、化痰氣」的作用。而氣對血有「生、行、攝」的作用，特別是對血行的作用更為突出。

現代營養學發現紫蘇油主要成分：α-亞麻酸、棕櫚酸、亞油酸、油酸、硬脂酸、維生素E，及十八種胺基酸及多種微量元素。其中人體必需脂肪酸尤為豐富。紫蘇油含 α-亞麻酸達56～65%，α-亞麻酸是人體必需的脂肪酸，它在人體中可以轉化為代謝必要的生命活性因子DHA和EPA（植物腦黃金），對人體具有顯著的保健功能和醫藥功效。

經常食用紫蘇油，具有以下功效：

### 降血脂作用

心臟疾病是人類的第一號殺手，α-亞麻酸可降低中風的機率和心臟病的突發，並能預防乳癌和腸癌。$\alpha$-亞麻酸可降低 70% 心臟病突發的風險，研究證明，紫蘇油可以控制人體內血小板凝聚，降低血液中的中性脂質，清除膽固醇，防止血栓形成，因而降低中風的機率和心臟病的突發。

## 健腦並提高學習記憶力

$\alpha$-亞麻酸在體內轉化成的 DHA 大量存在於大腦皮層、視網膜和生殖細胞中，可促使腦神經細胞突觸生長，改善記憶力。如果人體缺乏必需脂肪酸，會導致神經系統紊亂，從而情緒低落、麻痹、掌控能力失調和加速衰老。

紫蘇油適合懷孕的人吃，孕婦體內 $\alpha$-亞麻酸只有透過食物補充足量，才能讓胎兒的腦神經細胞發育的數量多、功能強，使胎兒的神經膠質細胞長得多、長得好。如果孕產婦攝入 $\alpha$-亞麻酸不足，會產生 $\alpha$-亞麻酸缺乏症，主要症 如下：

1. 新生兒腦發育不良，視力不佳，反應遲鈍，抵抗力弱。
2. 產後乳汁少，並且乳汁質量低。
3. 孕產婦精力不足，時常有疲勞感。
4. 孕產婦體重增長幅度大。
5. 睡眠不好、情緒煩躁不安。
6. 產後體重超重，體形、皮膚、精力恢復慢。

## 抗衰老功能

老年性痴呆、動脈粥樣硬化、心臟瓣膜的疾病，甚至癌症，都是由於發炎間接引起的，老化也是體內發炎所致。必需脂肪酸可以控制慢性發炎，卻沒有副作用。

美國專家試驗發現，攝取紫蘇油可明顯提高紅血球中抗氧化的超氧化物歧化酶（SOD）的活力，對延緩機體衰老有明顯作用。研究證明，$\omega$-3 必需脂肪酸也可以有效地治療風濕性關節炎和其他一些炎症。

## 抗癌作用

紫蘇油能明顯抑制化學致癌劑 DMBA 所致乳腺癌的發病率，還可抑制結腸癌的發生。

前列腺素是我們體內生化合成的一種類似荷爾蒙的物質，它有正作用，也有副作用，體內過多的飽和脂肪酸會形成前列腺素E2，會促進炎症的擴散，而 α- 亞麻酸可產生前列素 E3，能抑制 E2 的生成。大量壞的脂肪酸會滋生腫瘤細胞，常常產生大量的前列腺素 E2，同時降低免疫系統，讓腫瘤細胞能夠躲過免疫防線，而一些癌細胞更能支配前列腺素 E2 的產生，並促進腫瘤細胞的增殖。ω-3 必需脂肪酸可以降低前列腺素 E2 產生的風險，維持體內脂肪酸的平衡。

醫學百科根據文獻報導，英國專家發現並分離出了導致癌症患者身體消瘦的一種長期類荷爾蒙的物質，它能利用脂肪來供給腫瘤，促使腫瘤的生長，從而使患者身體消瘦，而且還驚奇地發現，這一物質的活動會受到紫蘇油控制，還能使腫瘤縮小。

根據我自己的文獻翻閱，倒是有 EPA 補充對癌症病患的惡質症有些改善的效果，但是結論尚難奠定。

此外，日本有人用紫蘇油與其他油做抗大腸菌的對比實驗，證明紫蘇油抑制腫瘤的作用強於紅花油、黃豆油，而且紫蘇與紫蘇油含抑制大腸桿菌成分，不好的大腸桿菌與大腸癌有密切關連。

早在二十年前就有美國研究發現，越惡性的大腸腫瘤細胞就有越多的大腸桿菌毒素接受體（感應器）。

紫蘇油的抗癌能力可能來自檸檬油精與單萜、毛地黃黃酮、紫蘇醇，其他像丁香油烴有抗發炎作用，也可能有防癌的功能。

## 抗過敏作用

日本名古屋市立大學奧山教授等的研究證明，給小白鼠餵飼紫蘇油，可以使引發過敏的物質——白三烯和中間體血小板凝集活化因子（PAF），其產生量明顯減少，從而抑制過敏性反應，達到健美皮膚的功效。

看來紫蘇油不僅是一般人的好油，更是大腸癌症病人的首選。此外，椰子油對大腸癌也有益處，兩者搭配可能更加有益。

現代飲食由於攝取太多的 ω-6 脂肪酸，所以容易發炎與過敏。

許多人鼓勵吃亞麻仁油，其實亞荸薺油與紫蘇油的治療功效更好，鮮為人知的亞荸薺油的維生素 E 量高不易氧化，而紫蘇油治療成效在臨床上比亞麻仁油強，再者紫蘇油比較常見於東方社會，日本很流行，而亞麻仁油則是西方產物。

這種容易氧化的 ω-3 油一定要冷壓，非透明小瓶裝，開封後放冰箱冷藏，盡快使用完畢，不然吃進氧化的油酸是對身體無益的。

## 對腦部發育有幫助的魚油與魚肝油

一般會建議吃富含 ω-3 脂肪酸的植物油，可是有些人無法把比較短鏈的 ω-3 不飽和脂肪酸有效轉變為更長鏈時，含 EPA 與 DHA 的魚油、魚肝油、海豹油與南極磷蝦油就是上品選項了。

以真空分子蒸餾方式提煉的魚油會比較安全無污染，再經過重金屬、農藥、戴奧辛檢測篩選的各式魚油最好。

我使用的魚油是來自一家英國公司 Pharmax，配方不僅無重金屬、農藥、戴奧辛污染，而且三酸甘油脂已經經過一道酵素分解，甘油分子上僅剩兩分子脂肪酸，因此更容易消化與吸收。

另外，Pharmax 的配方也經過兩個小型臨床實驗去驗證療效，所以我用得很安心。

小時候不知為何，大人都要我們吃很腥很腥的魚肝油，現在才知道他們用心良苦。魚肝油不僅含魚油，又多含脂溶性維生素 A、D、E、K，對腦部與整體的發育非常有幫助，家長總是希望自己的孩子在還未上學前不要喪失了成長的先機，現在家長也不遑多讓，還有更多林林總總的補腦補品供選擇。

加拿大每年為了控制海豹成長的數量允許捕殺，捕殺的海豹就做為海豹油的來源。海豹油含人類才有的 DPE 脂肪酸，有一說法是，生病者可能無法在身體裡生成此脂肪酸，所以外服海豹油自有一些療效。因為捕殺海豹的殘暴理由，台灣已經禁止海豹油的進口。

飲食小常識

**遺傳基因與營養**

醫師常常說某某病是遺傳的，好像只要是遺傳的就沒什麼解藥。但是，現代分子生物學發現，基因不能決定一切生命的表現，因為它們往往受制於營養素。必需脂肪酸的衍生物透過特殊接受體（peroxisome proliferator activated receptors, PPARs），即有控制基因的表現，綠藻就富含此類物質。維生素 A、D 也會透過特殊接受體有控制基因的表現。由膽固醇衍生的雄雌性激素，也是透過特殊接受體控制基因的表現。

另外，戴奧辛也會透過類似維生素 A、D 和 PPARs 接受體的 Ah 接受體結合，來控制基因的表現。有雌性激素活性的環境荷爾蒙，也會藉由接受體結合，控制基因的表現。

所以，環境毒素會干擾正常基因的表現，排毒與防毒也是養生的重要課題，有機會再談吧！

## 吸收率高的南極磷蝦油

台灣以前去南極捕的蝦就叫南極蝦，其實南極蝦就是磷蝦，它是鯨魚在極地主要的食物，而小小的磷蝦能在低冷的海域存活，就必須有特殊的油脂，在那種寒冷的水中不僅本身不會凝結，還能為細胞保持體溫，因此它的油脂被發現是富含非常長鏈的 ω-3 不飽和脂肪酸，以及非常豐富的磷脂質，而且富含蝦紅素這種抗氧化物。

二〇一七年七月伊利諾大學的科學家發表論文，證明 ω-3 脂肪酸在人體可以自然生成 cannabinoids（鴉片／嗎啡肽），cannabinoids 接受體存在人體的每一個部位，可以提升人體免疫與抗發炎，而且 ω-3 脂肪酸與維生素 D 一起組合，可以降低老人失智症的澱粉顆粒生成，所以 ω-3 脂肪酸的重要性已經超越心血管疾病的防治了！

做為 ω-3 脂肪酸的攝取來源，磷蝦油比魚油要優秀多了！磷蝦油的 ω-3 脂肪酸是以磷脂質存在，也就是類似膽脂成分，因此吸收率非常高，服用量比魚油要來得低，所以磷蝦油沒有魚油的打嗝反嗆壞味道。

況且磷蝦油的抗氧化能耐高，有難得的蝦紅素，又含有維生素 A、D、E，磷蝦油本身的 ω-3 脂肪酸與維生素 D 的組合又對記憶有幫助。

做為食物鏈的一分子，磷蝦比魚的層次更低，因此污染程度更少，而且磷蝦的產量很高，每年捕捉的量相對很小，不會危害鯨魚的食物來源，但魚類正面臨過度捕抓的危機，很多是被做成動物飼料，做為促進動物快速成長的蛋白質來源，因此磷蝦與磷蝦油現今是比魚較好的食物與補品選擇。

我以前在美國就有服用過整隻鱗蝦冷凍乾燥後做成的粉末，不僅含油，又含許多營養素與幫助再生的胜肽，具有極佳的抗衰老功效。當時有人想把此產品推廣，但未能達成願望，目前一般坊間幾乎找不到這類的全蝦產品。

## 素食者的魚油

吃素者則可選取富含 DHA 的海藻油，但不環保，因為要很多海藻才能提煉出一些 DHA。素食病人若身體不健康，無法由亞麻油酸轉換成 EPA 時，還是無法消炎，此時補充含 EPA 前驅物硬脂四烯酸（stearidonic acid, SDA）的植物性藍薊油、田紫草油最好。

雖然很多富含 ω-3 不飽和脂肪酸的植物油被稱為素食者的魚油，其實這些油的十八碳亞麻酸要轉換成二十四碳的 DHA 路途相當遙遠，能達到終點者寥寥無幾，所以發現含有硬脂四烯酸的油更適合被稱為素食者的魚油，這類油主要是藍薊油、田紫草油，比較次要的來源則是含有 GLA 的琉璃苣油、黑醋栗油、月見草油以及大麻油。其中以 ω-6 不飽和脂肪酸較低的黑醋栗油是我的首選，因為現代人攝取過多 ω-6 不飽和脂肪酸時，不需要再從硫璃苣油與月見草油攝取更多的 ω-6 不飽和脂肪酸。

前述的藍色（功能）油具有海藻的 DHA 與核桃油 ω-3 不飽和脂肪酸，可以做為素食者的 DHA 補充來源之一。

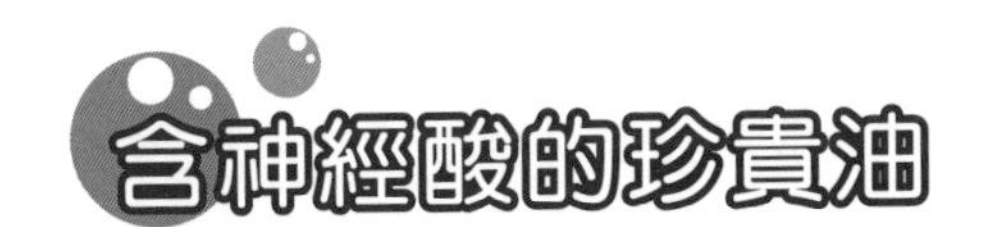


## 富含高級營養素的元寶楓籽油

經過研究發現，元寶楓全身都是寶，其果實、葉含有二百餘種醫藥保健成分，元寶楓籽油是多種生物成分的複合體，含有十二種脂肪酸、十八種胺基酸，其中八種為人體必需胺基酸，占總胺基酸含量的 46.1%，基本接近 WHO ／ FAO 的建議值。

元寶楓籽油中含有多種維生素：$B_1$、$B_2$、$B_6$、A、E、尼克酸等，其中，天然維生素 E 在每百公克中達到一百二十五・二三毫克，為植物油脂之冠，是棕櫚油的八・三倍、茶籽油的四・六倍。元寶楓籽油中還含有鈣、鐵、鋅、鎂、錳等礦質營養元素，多種人體必需的常量元素和微量元素。另含有十二種脂肪酸，油酸 24.80%、亞油酸 36.35、神經酸 5.52%，不飽和脂肪酸達 90%、必需脂肪酸達 53%。

在很早以前，人們發現鯊魚頭部被撞傷後，會以驚人的速度得到修復，這引起了科學家對鯊魚神經組織的研究，直到一九二六年，是日本學者鍔本首次從鯊魚油中提取了神經酸，從此解開了這個謎，但由於國際社會禁止捕獵鯊魚，動物源神經酸於是受到了限制。

研究表明，神經酸是大腦神經細胞和周邊神經組織的核心天然成分；神經酸在大腦白質（White matter，是中樞神經系統中主要的三個組成元素之一）與周邊神經纖維的髓鞘含量特別豐富。最新研究確實發現，神經酸是神經細胞髓鞘製造的中間產物，占神經鞘脂（sphingolipid）的脂肪酸 40% 左右。所以迄今為止，神經酸是世界科學界公認的、唯一能修復疏通受損大腦神經通路神經纖維，並促使神經細胞再生的雙效神奇物質，特別是大腦細胞、視神經細胞、周圍神經細胞生長、再生發育與維持所必需的「高級營養素」。

神經酸的缺乏會引起腦中風後遺症、老年痴呆、腦癱、腦萎縮、記憶力減退、失眠健忘等腦疾病。但是，人體自身又很難生成神經酸，只能透過體外攝取來補充。神經酸能夠完整的通過血腦屏障，直接作用於神經纖維進行修復疏通，也可以恢復匱乏者在語言、記憶、感知力、肢體等方面的部分或是全部的功能，進而恢復腦部健康。

目前全世界的神經酸主要來源於深海魚油及鯊魚腦，但從這些原料中提取神經酸困難大、成本高，純度 98% 以上的每公斤售價為數百萬元。因此，神經酸的全球市場很大。

植物當中神經酸含量以假藍亞麻（lunaria biennis or lunaria annua）、川卷螺屬（cardamine gracea）、碎米薺屬（heliophila longifola）、油桐油（melania oleifera）較高，其中假藍亞麻就是提供著名的羅倫佐油的來源。

直到一九八〇年，中國王性炎教授帶領的科研小組，經過多年研究，才首次從元寶楓植物中發現和提取了神經酸，從此，元寶楓的開發被列入中國重大科技研發課題，中國衛生部於二〇一一年發佈了《衛生部二〇一一年九號公告》，批准元寶楓籽油為新資源食品。

美國著名的腦病變專家、「人類腦計畫」核心成員麥凱文（M. M. McGovern）博士對此評價說：「中國成功地從天然植物中研製出神經酸，開創了腦病科學史上的新紀元。」

## 號稱「神油」的文冠果油

文冠果樹與文冠果油在中國藏、蒙佛教界有很崇高的地位。文冠果樹被視為神樹，文冠果油被稱作神油，只有活佛和少數高僧、喇嘛才有資格享用。一些廟裡用文冠果油點長明燈，不但燈光明亮，而且不冒黑煙，不燻佛像。因此，每建一處新的廟宇，僧人們都要將文冠果樹種子帶去，種植於廟宇前後，小文冠果樹結籽即可供廟宇內部使用。至今在中國西藏、青海、內蒙古以及河南一些舊喇嘛廟內，仍有樹齡較大的文冠果樹。這就是以前醫藥條件不發達，但寺院內和尚能夠長壽的原因之一。

歷史上，人們採集文冠果種子榨油供點佛燈之用，以後逐漸轉為食用，文冠果油在民間則被譽為「長壽油」。本種花序大而花朵密，花期可持續二十多天，是難得的觀花小喬木，也是很好的蜜源植物；抗旱性很強，是荒山綠化的首選樹種；木材堅實致密，紋理美，也是製作家具及器具的好材料。

文冠果種子含油量非常高，種子含油量為 33.7%，種仁含油量則高達 50 ～ 70%，優良品種的種仁中含油量甚至可以更高達 72%，超過一般的油料植物。文冠果油的品質也特別好，色黃透明，食用味美，油中所含亞油酸是中藥益壽寧的主要成分，具有極好降血壓作用。食用文冠果油可有效預防高血壓、高血脂、血管硬化等病症。

近年來，中國科學家又從文冠果油中發現了含有神經酸約為 2.5% 左右，這為文冠果油在健腦和保健品行業中的進一步開發利用，取得了重要成果。

文冠果油與元寶楓籽油兩者雖然神經酸高，芥酸含量也有一些，文冠果更含有 7.2% 的山榆酸。

# 商業利益操控下的油脂

## 含高濃度 ω-6 不飽和脂肪酸的葡萄籽油

葡萄籽油便宜又耐高溫，因此市場上被大力推薦，其實是不適宜做為食用油的，因為偏 ω-6 脂肪酸，也完全缺少 ω-3 脂肪酸，癌症病人要小心。

由於葡萄皮的白藜蘆醇具有抗衰老的功效，於是行銷公關大肆廣告說葡萄酒的功效有多麼好，所以造成葡萄盛產，而葡萄的籽是廢棄物，又得到了再利用的機會。

因成本低利潤高，所以資本主義者最喜歡這種廢棄物再利用的產品了，忙著透過各個通路管道，在提倡白藜蘆醇與葡萄酒之際，也多加宣傳了葡萄籽油的好處，訴求維生素 E 高與冒煙點高可以烹飪用，完全不顧其 ω-6 不飽和脂肪酸偏高易氧化的事實。

從經濟模式的運作方式推算，葡萄籽油跟橄欖油一樣，一定有整體的商業操控，在推廣葡萄酒的同時，也推廣葡萄籽油，雙管齊下地賺錢。

## 不曾存在過的油——玄米油

玄米油大約有三分之一的脂肪酸是多元不飽和脂肪酸，其中 ω-6 占絕大多數，所以並不適合現今 ω-6 攝取已經過多的社會，雖然穀維素號稱可以高達 2%，又含有生育三烯酚，是最強的一種維生素 E，又因為耐熱冒煙點高，所以坊間猛推薦它，但是仔細去檢視它的生產過程，會發現必須藉由工業化製造才能獲取足量的油，而且原油顏色黑，所以必須脫色，若有用溶劑萃取，又必須加熱去溶劑，但 ω-6 不飽和脂肪酸會氧化產生反式脂肪，所以不是理想的食用油。

而且玄米油不是傳統的油品，因為在過往，沒有這種油的存在。

## 不健康的油——芥花油

坊間常有號稱芥花油最健康的說法，我要好好駁斥它，我先只提以下四點，後面的章節會再詳細分析。

第一，現在很多的芥花油皆來自基改，起初的芥籽是以交配選種而產出的，但後來採基改生產，其安全性便有待商榷。

第二，雖然芥酸比例已經比基改以前的高濃度降到 2% 以下，芬蘭天皮爾大學（或譯坦佩雷大學，Tempere University）的波伊科能（S. Poikonen）博士與同事發現，芥花油是一種強烈的致敏過敏原，而且會與環境過敏原產生交叉敏感作用，所以芥酸雖降低了，但還是不適合人食用。

第三，若是以高溫與溶劑萃取，其高度不飽和脂肪酸會被氧化產生反式脂肪酸，這是最醜陋的油酸。

第四，芥酸有囤積心臟的現象，癌症病人使用會傷害心臟的化療藥物，進而增強其毒性，所以化療癌友要注意素食餐廳所使用的「健康」油。

大約是十幾年前，市面上突然出現了一種新的烹飪油，英文名 Canola。起先只有在專賣「健康自然產品」的店裡才能看到，但因為政府及私人公司都廣為宣傳這種油的好處：純植物提煉、不飽和性脂肪、低膽固醇、比別的植物油還理想云云。它在北美洲的銷路直線上升，沒多久也引進了台灣。

但是，芥花油到底是什麼東西做的呢？

其他的油都可以從名字望文生義，如橄欖油，當然是橄欖的油；花生油是花生仁的油；椰子油是椰子果實的油等等。結果英文 Canola 一字，是從「Canada Oil Low Acid」四個字的首字母組合而成，意為「低酸加拿大油」。Canola 的前身是一種叫作蕓苔（rape）的植物，原生地是歐洲，俗稱歐洲油菜，屬十字花科。

一九七〇年代，加拿大的科學家把蕓苔做了基因改造，去掉裡面的糖（glycosides，會干擾甲狀腺功能），並減少其中所含的芥酸（erucic Acid，被認為有毒），改良出了第一代的「低芥酸蕓苔子」（Low Erucic Acid Rapeseed，簡稱 LEAR），但荷蘭有研究顯示，這種油會傷害心臟。

此項基因改造工程持續未斷，所以也一直未有官方的長期追蹤研究報告，但由於這個新品種油菜容易種，長得快，蟲害少（蟲子退避三舍，其實我要註明，黃豆也是蟲害少，因為反營養素很強，蟲子也退避三舍），收成多，很快就變成了加拿大的主要經濟作物。加拿大人說這種基因改造的菜籽油有「二低一高」的優點——芥酸低、糖低、好的油酸（oleic Acid）高，又是不飽和脂肪，真的是太理想的「健康」油了，不但鼓勵自己人民吃，也推銷到好鄰居美國去。一九七九年，加拿大的食用油工業決定為它改名為「Canola」，正式擺脫了「有毒蕓苔」的陰影，並突顯為加拿大之光。

加拿大人付了美國食品藥物管理局五千萬美元，把 Canola 登記為合法，並認證為「安全」。於是美國農民也紛紛買種子回去種。這樣經過基因變造的一種主要食用作物，美加政府未要求先做人體試驗，就允許其在市場上大賣，吃進老百姓的肚子裡。當然，這也不是頭一樁了。

加拿大曾用此油作動物實驗，結果是這樣子的：

老鼠的心、腎、腎上腺及甲狀腺中的脂肪產生變性和退化；而飼料中不加芥花油後，老鼠體內這些累積的脂肪殘渣就慢慢溶解，但會在那些主要器官上留下傷痕。

由於超長鏈脂肪酸（C22～C28）不易為人體吸收，鏈數越高就越接近蠟質，容易累積在體內形成瘀塞，不但容易引發心血管問題，並且會破壞神經髓鞘。神經沒有了這個保護層，就如同家中的電線外皮被剝落，這是很危險的事，而芥花油正是含有芥酸與更長鏈的油脂。

可是這種添加到飼料裡的芥花油應該是溶劑高溫萃取的，也會含有反式脂肪酸，所以囤積的到底是非常長鏈脂肪酸，還是反式脂肪酸呢？這也是有待研究解決的癥結。

芥花油跟一般中亞人習慣食用的芥末籽油有何差異呢？

芥花油是來自芥籽（rapeseed），芥末籽油是來自芥末籽（mustard seed），兩者皆是十字花科植物，前者屬於 brassica rapus，後者屬於 brassica juncea，花都是黃色的，前者油色較淡，後者較深，而且有辣味與香氣。除了食用以外，前者可用於按摩、減輕關節疼痛，以及保養皮膚與毛髮，後者具有降低心血管疾病與癌症的風險、幫助消化、抗菌抗黴、消炎、解緩感冒與咳嗽等功效。

但是，芥末籽油與其他少數油也含芥酸，元寶楓籽油與文冠果油是兩種中國特有的特殊油品，也含有高量的芥酸與神經酸。芥酸在人體內經過增長兩個碳鏈可以轉變成神經酸，所以神經酸是比芥酸還長兩個碳的脂肪酸。神經酸在神經裡的含量很高，對神經性疾病如多發性硬化症有幫助，所以才會如此命名。既然人體可以從芥酸生成神經酸，所以芥花油與芥籽的動物毒性是否全由芥酸引致而起，有待商榷。

我認為少量的芥酸可能是無礙的，至於長期攝取大量的芥酸與神經酸是否有毒性，就有待更進一步人體研究釐清，而不能單單就靠幾個老鼠實驗就做出了決定。此外，芥花油的毒性是否由比神經酸更長鏈的脂肪酸造成的，或者是其他非油脂成分（如甲狀腺干擾素與過敏性質）所造成的，也是需要進一步研究的課題。

一九八六至一九九一年間，歐洲大量把蕓苔菜籽加在牲畜飼料裡面，結果動物的眼睛失明，而且會攻擊人。也就是在這段期間，發生了狂牛症（Mad Cow Disease）及羊癢病（Scrapie）。

而歐洲自一九九一年開始全面禁用蕓苔菜籽後，羊癢病就不復見，牛羊豬眼瞎、攻擊人的情況也沒有了，這是巧合嗎？

儘管蕓苔已搖身一變而為芥花油，但它其中的毒性仍未全消，它做為工業用潤滑油的滲透性也還在。

有人做過簡單的實驗：把芥花油沾一些在布料上，用洗衣粉、清潔劑洗了三次，不但洗不掉痕漬，油漬上仍舊有油臭味。滲透力這麼強的油，到了人體裡面，會產生什麼效應呢？不僅如此，芥花油會形成乳膠狀的物質，使紅血球凝結成團（有點像凝集素讓血球粘在一起）。

一九九七年，加拿大有一個很出名的研究，給實驗小豬的飼料裡摻了芥花油，結果發現其體內的維生素E值降到極低，已近危險程度，而另一組吃黃豆油飼料的小豬，其維生素E值並未下降。因此證明，芥花油會破壞體內的維生素E。次年，這一研究小組又發表新的實驗結果，證實芥花油也會減少小豬體內的血小板數量，而且血小板的體積也變小了。

芥酸是否是破壞體內維生素E與減少體內血小板數量的元凶？還是油裡有其他成分才是真凶呢——真的不用擔心嗎？

不過，若你上網上去查有關芥花油的資料，仍會發現說它好的資料很多。甚至美加的專家學者擔保說，這些對人體的效應，在食用芥花油十年以後才會出現，所以不必太擔心。

上述僅是芥花油本身獨具的特性；除此之外，它也不免要經過一般植物油的化學提煉過程，才能從菜籽變成一瓶清清如水的食用油。這個過程大略是這樣子的：

首先用己烷（Hexane）溶劑及別的化學劑將油從菜籽裡分離出來，再以華氏三百度的高溫提煉，去掉蕓苔子油天生的怪味。任何油經過這種高溫都會變質，其中的 ω-3 成分因此腐壞而產生臭味。下一步是把腐敗的 ω-3 的臭味去掉，將其氫化以保持其穩定不易「變壞」。

到了這個程度，油中好的成分已破壞殆盡，只剩餘一些對人體有害的物質。所以，非冷壓的芥花油是氫化油，其中所含的反式脂肪可能高達40%。而有關氫化油及反式脂肪會對人體造成什麼影響，相信大家都已經知道！

如今，芥花油已無所不在，即使你不買來燒菜，它也已經在有機洋芋片、花生醬、餅乾裡，在餐館食物中。如果你想避免它，那麼在選購食品時，要先看一看成分標示。有時候標示表上並未明列含有芥花油，但如果最後加了一句「……以及其他油」，那麼很可能就是芥花油了，因為它最便宜。

現代飲食確實危機四伏，有政府背書的也不能全信，所幸，我們還可以用自己的知識、直覺與智慧來判斷。尚有好些健康的油可供選擇，如椰子油、橄欖油、亞麻薺油、星星果油等等，但都必須是冷壓榨取的才可以。其中，又以椰子油是天然的飽和性植物脂肪，所含是中鏈脂肪酸，對人體最為適宜。至於飽和脂肪及不飽和脂肪究竟誰是誰非，這又是一個誤導和迷思，有智慧的讀者們多收集一些資料，多思維後，便不難明瞭其中答案。在此且引申加拿大一位環保人士托比・麥隆尼（Toby Maloney）的話作結尾：

要改變一般大眾信以為真的事，真是不太容易。芥花油這整件事就是操控的結果：操控種子、操控農作、操控食品加工、操控期貨市場（按：還要加上「操控大眾傳播」）。而為何能夠如此蒙蔽大眾呢？根源就在於大多數現代人已不再親自參與食物的生產了。這才是最不健康的事！

## 無膽固醇人造奶油最醜陋

人造奶油乳瑪琳又是一件大眾被蒙蔽三十年以上的醜聞。

你不可不知的是，脂肪也有好壞的分別。好的脂肪可以幫助保護我們的心臟，主要來自於魚類、種子、堅果和橄欖等。攝取壞的脂肪則容易導致高血壓、心臟血管疾病及腦中風的發生，最糟糕的就是反式氫鍵脂肪酸。

在所有不好的油裡，最醜陋的油莫過於充滿反式脂肪酸的無膽固醇人造奶油（乳瑪琳），而且是正統營養學家、醫師與美國 FDA 批准的！是美國黃豆油利益團體為了打擊椰子油與棕櫚油產業所締造的垃圾科學，貽害無知人類三十多年，目前依然在持續發燒中。

氧化的植物油，特別是油炸油，含有很多反式脂肪酸，台灣清洗吸油煙機的工人可以判斷住家所使用的是豬油或植物油，因為後者會變成像黏黏的塑膠特性一樣，不僅難清洗，而且味道差。

請想像一下，這種油囤積在人的小腹、屁股、大腿與胸部，根本很難代謝掉，更不用說所造成的新陳代謝問題。現代有很多胖胖的貴妃與豬哥，他們從出生就已經從母親身上繼承不少的反式脂肪酸，繼而從小養成的不良飲食習慣，累積了更多反式脂肪。難怪減肥與醫美現在很夯，但這是治果不治因，成效有限。

受反式氫化脂肪酸惡化的疾病計有：動脈硬化、心臟病、癌症、關節與筋腱退化、骨質疏鬆症、糖尿病、自體免疫疾病、 異位性皮膚炎、牛皮癬、經前症候群、低睪丸素、低精蟲數、發育受阻、學習障礙、嬰兒出生體重低、視覺敏銳度減低、母奶脂肪量降低等等。

現代社會流行的心臟病歷史是，一九二一年出現第一次心肌梗塞的案例；到了一九三〇年，有三千名美國人死於心肌梗塞；一九六〇年，躍增到五十萬名美國人死於心肌梗塞；二〇〇八年……

膽固醇一直被認定是心臟病的致因，但此理論已經破功，可是你還會碰到很多食古不化的醫師依然如此說，動不動開藥就是要壓下膽固醇。我呼籲大眾，別讓不懂營養的醫師殺了你，也別讓服務主流醫師的正統營養師告訴你少吃油。

什麼是膽固醇呢？

膽固醇是一個大的脂醇分子，幾乎身體每一個細胞都會製造，主要用於修復傷口，包括動脈的損傷，並使細胞防水，造就裡外不同的生化環境；同時讓細胞膜有些硬度結構比較完整，就像植物的纖維素；是抗壓力荷爾蒙，在受壓下會分泌到血液中；也是維生素 D 的前驅物，維生素 D 參與骨骼生成與鈣質代謝、生殖、正常發育、視力和神經系統；是膽鹼的前驅物，用於脂肪消化；是性荷爾蒙的前驅物和具保護作用的類固醇；是強抗氧化劑，可對抗自由基；是腦和神經系統發展與運作所必需的物質，特別是腦裡血清素接收體的正常運作更需要膽固醇。

膽固醇有抗壓力作用，所以膽固醇過低與服用降膽固醇藥，與患者的自殺、意外事故、憂鬱的增加率有關聯。

影響血液膽固醇濃度的因素之一是重金屬毒的汞。美國赫金斯（Hal Huggins）牙醫師發現，清除汞齊（銀粉）對血液的膽固醇濃度有很有趣的影響，高者變低，低者變高，也就是變成恆定。假如你沒有區分這兩種高與低膽固醇人口，而簡單的觀察清除汞齊對血液的膽固醇濃度的影響，你會錯誤的說根本沒有影響，因為統計上的假象，造成了錯誤的闡述。所以，科學也有好壞之分。

西醫除了降膽固醇藥，就是建議低脂飲食、吃不含膽固醇的人工奶油。低脂飲食的危險是吃多高蛋白質和／或高鈣的低脂食物，如低／無脂牛奶、黃豆、瘦肉、蛋白等，造成身體維生素 A 的庫存流失。

至於天然奶油與人工奶油的差別是，烏鴉會選擇不吃人工奶油。天下烏鴉雖然毛是一般黑，可是不會笨到吃一般黑心的食物。所以，人真的比畜生還不如。

## 牛奶不是給人喝的

人的笨還不只限於吃人工奶油而已。約翰霍普金斯大學醫學院小兒科學系主任暨兒童中心內科主任法蘭克・歐斯基（Fank A. Oskl）是《向牛奶說不》作者，他指出一般人對牛奶價值的信仰，是來自乳業公司的切身利益，以及政府、醫界、師長父母的推波助瀾。人類的乳汁與其他哺乳動物的乳汁不同，喝牛奶是違反大自然的法則。過了斷奶期還繼續喝牛奶的哺乳動物，除了貓之類的寵物外，只有人類而已。

我的學生經常碰到一個問題，祖父母為了讓孫子長高，只知道給牛奶，不知道牛奶是台灣人常見的慢性食物過敏原，而且還有許多害處。乳業公司的行銷策略可說斷送了許多小孩、甚至大人的健康。

牛奶裡含有大量的蛋白質、脂肪、糖類（乳糖）和幾十種激素。出生的小牛重量約二十到六十公斤。第一個月，小牛的體重平均每天增加四百公克，自第三個月起，平均每天增加一公斤。一頭夏洛利牛體重在五個月內需成長四倍，一年後增加八倍，在自然環境裡成長的牛會在這個時候斷奶。但一個小男孩則要到八歲時，他的體重才會是他出生時的八倍。小牛在一歲時斷奶，這是因為牛奶此時已經完成它的重要任務，但小孩的斷奶時機，則是在三、四歲時。

牛奶所含的糖質、蛋白質、脂質，任取一樣，對人體都有不良影響之虞。牛奶不但是嬰兒缺鐵性貧血的原因，而且也可能是許多人胃痙攣、腹瀉、過敏、動脈硬化、心臟病發作的原因。許多惱人的症狀，與其去看醫師，不如不再喝牛奶。

乳製品也是反式脂肪酸的重要來源。依據很多研究結果顯示，反式脂肪酸以另一種形式存在於像奶油麵包、餅乾之中，會增加心血管疾病罹患率。反芻動物製造的反式脂肪酸為共軛亞麻油酸（CLA），乳品工業花了大筆金錢，希望讓人相信某些共軛亞麻油酸不但與其他反式脂肪酸作用方式不同，還能預防癌症發生。但這個論點並未被證實，共軛亞麻油酸目前仍然具有跟其他反式脂肪酸一樣的缺點，降低胰島素的敏感性就是其中一項，尤其是對糖尿病患者而言。

瑞典烏普薩拉大學在最近的一篇研究文章裡寫道：「在其他反式脂肪酸上，從未看到像共軛亞麻油酸對降低胰島素敏感性如此危險的副作用。」瑞典是北歐傳統乳製品攝取量高的國家，其國家的專家都如此警告了，我們為什麼還呆呆的推廣喝牛奶呢？

日本山梨大學的研究人員也想了解，為何在相信乳品益處的國家，與激素有關的癌症發生率偏高。他們宣稱，牛奶含有大量的女性賀爾蒙「雌激素」。「我們認為，牛奶是體內雌激素的主要供應來源。」佐藤章夫（Akio Sato）教授解釋：「但當我們這麼說時，有人會反駁人類飲用牛奶的歷史已經有兩千年，卻什麼事都沒發生。我們忘了，提到今天喝的牛奶，其實和一百年前人類飲用的牛奶非常不同。當時乳牛在懷孕時期並不會製造牛奶，但現在，乳牛在懷孕第二階段後半期，在血液雌激素濃度最高的時候，乳牛仍會繼續製造牛奶。」佐藤教授對照四十個國家中罹患乳癌、卵巢癌和子宮癌病人及她們的飲食習慣後發現，乳癌的發生與肉類攝取有很大的關係，其次是牛奶和乳酪。卵巢癌則與牛奶攝取，還有動物性脂肪及乳酪有密切關聯，而牛奶和乳酪為卵巢癌最明顯的兩個決定因素。牛奶也與子宮癌發生有關，其次是乳酪。

美國乳業公司因為擔心乳脂肪有可能危害人類，所以大量生產脫脂奶粉與低脂奶粉。但低脂乳製品經常添加人工維生素 A，可能獲得有毒和適得其反的作用。低脂乳製品也經常添加無脂奶粉，而無脂奶粉是有危害的氧化膽固醇來源。

脂肪的攝取與癌症（尤其是大腸癌、乳癌、前列腺癌）的發生也有因果關係。第二次世界大戰後的日本，大腸癌隨著飲食生活的歐美化而激增，與一九五〇年當時比較，經半個世紀，死亡率就約增加了六倍之多。自一九八六年起，世界衛生組織就開始分析五十九個國家人民每人的牛奶攝取情況和前列腺癌的死亡率。他們發現，牛奶攝取量較大的國家，前列腺癌死亡率也較高。

從人道的觀點看現代畜牧場，你會結論說現代 Holstein 乳牛受到了虐待。現代乳牛的乳房因人工催乳而過度腫脹生膿，又含有大量的女性賀爾蒙「雌激素」，因為在懷孕第二階段後半期不該產乳的，但在雌激素人工催乳下，懷孕的牛仍繼續製造牛奶，這樣的毒奶你敢給你的孫子、兒子喝嗎？這又是人搞出來違反天倫的事。

所以，台灣衛生署「成人均衡飲食建議量」中，建議成人每日應喝一至二杯牛奶，每杯二百四十毫升，青年人應增加一杯、孕婦增加一至二杯。吃錯食物提早人口的死亡，可能是健保省錢的祕密改革方案。

可是，我們之前不是說馬賽族人喝很多馬奶與牛奶的傳統飲食方法很健康嗎？

是的，但是他們喝的是生奶，沒有加過熱的新鮮牛奶與馬奶，也沒有被均質化處理過，動物也不是被餵飼料與打荷爾蒙針在懷孕期繼續產乳的。所以，有些美國朋友是喝當地的生奶，但這種牛乳是不能違法運輸超過州界的。如有選擇，我去美國都會去買生奶油食用。

## 垃圾食品與垃圾科學

我也請大家要記住，乳瑪琳的發明，不僅通過美國 FDA 的認證許可，也是被主流醫師一直鼓吹食用的零膽固醇毒油，直到最近始作俑者才說要禁用了！但是別忘了，多年來因為一個錯誤的迷思，造成了很多人枉費生命，更不用說支持膽固醇理論的醫師所賺到的無良收入。

唯一可信的是：官方說辭往往是錯誤的。

以下讓我再提出幾件科學誤導的醜聞，包括打著醫學旗幟為食品添加物、速食、大豆油、糖說好話的非營利機構。

假如你愛你的孩子、孫子，不要再餵他們含有「添加物」的垃圾食物。嚴謹與超大規模的實驗報告顯示，有犯罪行為的青少年、過動兒、紐約市的公立學校孩童在吃了不含「添加物」的食物後，犯罪行為、過動現象、成績皆有非常顯著的改善，花很多時間管教孩子的家長們，不如投資時間煮粗食給小孩吃。

吃得差，面目就猙獰，You are what you eat ！利益團體們為了製造混謠，常用一貫伎倆，發表負面報告保護既有利益，消費者千萬不要上當！

一項一九九〇年劃時代的研究結論，兒童時期的鉛中毒是將來成年人犯罪傾向最重要的一個前兆，比貧窮、失去父親或已知的一些社會因素還要有影響力。赫伯・尼德曼（Herben Needleman）醫師與同事發現，即使極微量的鉛，在遠低於鉛中毒的濃度，也可以導致年輕男孩產生反社會行為以及犯罪傾向。

那麼，類似人工食品添加物的廣泛使用，是否也會造成兒童行為上的異常表現呢？芬哥德（Banjamin Feingold）醫師的研究說，是！一九七三年，專精於兒童過敏的芬哥德醫師報告他行醫多年的經驗，發現 40 ～ 50% 的病例是因食品添加物所造成的。很多過動兒一旦停止吃含有人工色素、人工香料，以及某些防腐劑的食物後，行為立刻有很大改善。很多孩童的學習障礙與其他行為上的問題，也都因為在飲食上做了同樣的改變後大為減少。

七〇年代晚期一連串反駁芬哥德醫師的研究出籠，這些研究本身不僅有嚴重缺失，還有些是食品工業廠商贊助的。有一項研究案，只將三千多種食品添加物去除八種，當孩子沒有因此有明顯進步時，就將整個計畫否定。由可口可樂和垃圾食物廠商所贊助，再由其支持的營養基金會所做的另一些研究，故意使用偏低的食品添加物，根本無法識別與寬心劑的差別，卻藉以推翻芬哥德醫師的理論。

事實上，當食品添加物的份量，增加到相等於一般兒童飲食習慣所含的份量時，食品添加物與過動行為的相關性立即顯現。85% 的過動兒在接觸到一般食品人工色素、香料、防腐劑，以及其他合成添加物的現實飲食劑量後，都會產生不良反應。

一九八五年，《針刺鉻》（*Lancet*）發表了一篇最具信服力的證據。在一項實驗與對照組相互交換的研究設計下，結果過動兒在飲食內可疑的食物被去除後，79% 的孩子立刻有明顯改善，當這些孩子再吃那些食物後，行為表現立刻又變壞。人工色素和香料是最嚴重的罪魁禍首，糖也同樣被發現具有觀察得到的負面影響。

食品化學添加物對少年罪犯的行為是否有影響？

一九八〇年代，來自十二所少年感化院共八千零七十六名孩子參與。在去除食品化學添加物並減低糖分攝取後，他們的特異行為減低了 47%。

維琴尼亞州有所收留特別頑強青年期少年罪犯的拘留所，有二百七十六名青少年被供予特殊飲食長達兩年。期間，偷竊行為減少了 77%，反抗者減少 55%，過動行為減少 65%。

洛杉磯郡緩刑監護所，有一千三百八十二名青少年實施飲食控制，結果有問題行為與自殺傾向減少了 44%。

你的小孩子是否過動呢？你相信芬哥德飲食計畫會讓孩童變聰明嗎？

一九七九年，八百零三所紐約市公立學校學童採芬哥德飲食計畫。一年後，學校成績由 41% 上升到 47%，第二年，成績更上升到 51%，第三年，當飲食計畫沒進一步改變時，成績保持在 51%，第四年，當飲食計畫完全執行，則達到了 55% 的佳績。

僅僅改變學校午餐供應，就能獲得如此成效，若家長配合改變家裡的飲食習慣，會有多大的幫助呢？

至於成年的我們，是否也會受到食品化學添加物影響呢？我認為會的。

美國食療協會在一九九五年後半的電話錄音說，該熱線由食品與製藥公司贊助，進一步刺探後，該組織的一發言人說，擔心孩子飲食裡有化學食品添加物是沒必要的，該協會小冊又否定飲食與過動有關，更無需限制某些食物。這些資訊竟然是由糖業協會撰文兼製作。垃圾食品的製造者也是垃圾科學的生產者，所以，不要被裝科學的偽科學欺騙了！

速食也是垃圾食物。速食在南加州以熱狗及漢堡攤起家，不僅改變，更席捲了美國的飲食市場，並隨美國國力而延伸至全球每個角落。美國速食業在其亮麗外型包裝下，有許多「非人」的可怕面貌，包括掌控肉品加工及屠宰業、剝削勞工、重口味而枉顧衛生安全、托拉斯經營模式。不信，請看《速食共和國》一書的速食黑暗面。

美國疾病防治中心的一份新報告提出，過胖問題儼然已經迅速取代菸害，成了可被預防的致命原因的第一名。現今 37% 的美國青少年與孩童有體脂肪過高的問題，肥胖已經成了一種流行性疾病。

那常吃麥當勞的下場是什麼？請看《麥胖報告》影片。導演摩根・史柏路克（Morgan Spurlock）依據有關「個人責任 vs. 企業責任」之決議，引發拍攝動機，前後費時不到七個星期便完成本片，並膺獲二〇〇四年日舞影展紀錄片類最佳導演獎。麥當勞在本片上映一個半月後，停止了 Super Size 餐點的促銷，並推出 Go Active Adult Happy Meals 套餐。

片子導演兼任男主角，每天三餐吃喝麥當勞餐點，一個月後的健康下場是肥胖（增加三十磅〔約十三・六公斤〕）、高血壓（上升 65%）、高膽固醇（上升 65%）、性功能衰退、胸口疼痛、肝臟呈現中毒反應……看得看護醫師趕快喊停。所以，傳統速食與食品工業不會優先照顧你的健康，它們賣的是「愚弄全球的食物」！

美國小兒科醫學會在一九九五年接受了糖業協會五十萬美元、肉業委員會七十萬美元的捐贈，來為兒童製作一卷有關營養的錄影帶。但結果是，美國小兒科醫學會完全贊同用藥物來治療過動兒，卻隻字未提營養。

在一九七九年有雙盲實驗比較了銳他靈和維生素 $B_6$，結果高劑量的維生素 $B_6$ 實際上效果比銳他靈要好，而且費用便宜。

醫商勾結，明眼人自清。

椰子油本來是最健康的油，麥當勞炸薯條原本是用椰子油或棕櫚油，但美國在六〇、七〇年代開始黃豆盛產，美國黃豆（油）協會為了打擊對手（椰子油），開始製造飽和脂肪酸是心血管疾病的致病因子的誤導訊息，讓椰子油與棕櫚油蒙上一層層的罪名，直到近幾十年才得以伸冤。

伸冤並不是靠科學證據，而是靠報紙廣告反擊的。棕櫚油是馬來西亞的大宗出口項目，當美國黃豆（油）協會用具有種族歧視的廣告攻擊椰子油與棕櫚油時，馬來西亞的王順福博士帶著證據來反駁，但不得其法，最後只好在報紙買整篇廣告反擊，述說黃豆油的不是（反式脂肪罩門），逼得美國黃豆（油）協會領導出來談判，達成互不攻擊對方的協議，雖然對棕櫚油的負面宣傳停止了，但對棕櫚油貿易的巨大損害，毫無疑問早已造成。

台灣當時為了平衡雙方貿易，從美國中部農業大州進口了很多黃豆，於是黃豆製品與大豆製成的沙拉油在那時候慢慢開始滲透入我們的生活中。

美國心臟協會從一九七〇年開始告訴人們要減少總脂肪攝取量時，並沒有經過臨床試驗驗證，早期的測試皆是低膽固醇或顧心臟飲食（高植物油與低飽和脂肪），而不是總脂肪攝取減量的實驗。

但美國心臟協會依然大力推廣低脂飲食，且在一九九〇年代達到高峰，市場上約四分之一的新上市食品標榜低脂，整個國家的食品生產系統都受綁架。美國心臟協會曾因幫不健康食品背書而受罰，但直到二〇一二年，該協會依然為高糖分食品做推廣。因此，有些非營利團體其實已淪為商業利益的公關與宣傳部門，至今很多專業人士還迷思在政治建構的營養醫學假象中。

別讓不懂營養的醫師殺了你，也別讓服務主流醫師的正統營養師告訴你少吃油、別吃動物油。別讓有些非營利醫事團體誤導我們陷入以政治建構的營養醫學假象中，其實他們很多已經淪為商業利益的公關與宣傳部門。

還有，官方說辭往往是錯誤的。而且很諷刺的，這是唯一可信的事。

最不健康的事是，大多數現代人已不再親自參與食物的生產了，把自己飲食的安全把關交託給唯利是圖的跨國企業，它們賣的是「愚弄全球的食物」，也是「吞噬大腦的食物」！

假如我們能夠避免慢性食物過敏原、去除食品添加物、減低糖分攝取量，更加實施脫敏、改善腸胃道功能，對小孩的聰明智慧效果又如何呢？對大人又會是如何呢？

■ 在適性適量下多吃好油，特別是多元不飽和脂肪酸高的好油後，我們可以放心的攝取比平常要高量的飽和與單元不飽和脂肪酸而無副作用，達到「油來油去」的境界。

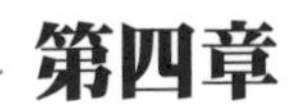

# 第四章 天生油物：最均衡的好油

好的油真的像天生尤物，很迷人的！但是，哪些是好的油呢？

ω-3 與 ω-6 脂肪酸的比例越接近越好，如藍薊籽油（Echium oil）、牡丹籽油、星星果油（Sacha Inchi oil）、沙棘油、葫蘆巴豆油、大麻油。這些油可以變成單一油源，長期提供人體所需的必需脂肪酸。

## 幾款你應該認識的均衡好油

### 牡丹籽油

牡丹是中國重點栽培的十來種植物之一，只有其籽有很均衡的油種比例，所以我就請大陸友人特別為我張羅一瓶來測試。

文冠果油、元寶楓籽油、杜仲油，以及其他幾種油籽，皆是大陸重點栽培的植物，但一經檢視，不是偏 ω-6 就是偏 ω-3 脂肪酸的油種，唯獨牡丹籽油是一種均衡的油種。

文冠果油與元寶楓籽油是偏 ω-6 脂肪酸的油種，但具有神經酸的特殊成分；中醫常用藥材杜仲的籽所榨出的杜仲油，則是偏 ω-3 脂肪酸的，不過跟保肝的奶薊榨出的奶薊油一樣，也是具有特殊藥性。

中國榨油與種子保存技術，以及後製作的儲存技術都還有待加強，透明瓶子（牡丹籽油）與高劑量鋁罐裝（杜仲油）對好油保存不易，種子損傷或果實發酵 / 酸敗（沙棘果油）會破壞油質。如要變成更有價值的經濟產品，這些缺點都必須克服。

地球很多角落擁有當地特殊的寶物，我相信將來還有更多的特殊油品會出現。說著說著，最近就出現一瓶巴巴蘇紅果油，來自巴西高月桂酸的油品。

我對各地的寶物好奇是來自好友徐滿祥醫師的啟發，他是國防醫學院畢業的，他說過國軍以前在大陸行軍，士兵只要一得到怪病，一定先問當地居民如何處理。所以我類推每個地方都會有當地珍貴的藥材或食材，每到一個未去過的國家或地區，我就會順著因緣去收集這方面的資料或產品。

## 藍薊籽油

藍薊籽油是素食者的福音，它含有一種脂肪酸叫硬脂四烯酸，不受去氫酶的轉化限制，比亞麻仁油裡的亞麻酸更容易轉變成 EPA 與 DHA，所以素食者可以因此得福。

孟山都竟然開發出基改大豆富含此油，顯然有市場才有開發的價值，看來，忠於基改的孟山都與素食者的需求是很奇特的配對。

藍薊籽油是我迄今還未品嚐過的油，最初是在英國網站看到此油。

## 星星果油

有一種非常棒的油，叫星星果油（又稱美藤果油或印加花生油），盛產於南美洲，但殼硬較難處理。我一般是採用星星果油的名稱，因為星星果真的長得像星星形狀一樣。

它的 ω-6 與 ω-3 的比例是三比四，滿均衡的，所以若只選一種油當兩種必需脂肪酸的來源，星星果油是很好的選擇。星星果油還有將近一成的 ω-9 脂肪酸，而且維生素 E 豐富，所以比較不易氧化。

星星果油風味介於芝麻與花生油兩者的混合，所以大部分試喝的台灣人很容易接受它。

目前還沒有多少研究探究星星果油是否有任何健康療效。不過就營養而言，南美洲真的很獨特，出產了好幾個我歸類為超級食物的好食材。

首選的瑪卡長在寒冷高山上，營養素非常豐富，有不少的功能與療效，又少病蟲害，所以無農藥殘留之虞，祕魯出產的幾乎都是有機等級。

星星果也是很棒的好食材，因為營養極其豐富。堅果可以生吃，也可以榨油，油質相當高級，星星果又含高量的蛋白質，所以在榨油後，乾燥粉末可以做奶昔的蛋白粉來源。

奇亞籽也是南美洲特產，膠質豐富，所以被用來幫助排便，其實它的油質可媲美亞麻仁油。

巴西莓是排毒的好食材，咖啡也是排毒的好物。印加麥與莧籽是無麩質的好穀物，營養也豐富。還有許多寶物，如可可與巧克力，真的不勝枚舉。

## 沙棘油

沙棘油是另一 ω-3、ω-6、ω-9 皆有的油，動物油中則以鴕鳥油具此特性。沙棘果的果肉與籽皆含油。沙棘果富含許多營養素，包括決定其油質市場價值的胡蘿蔔素，是西伯利亞的藥油，有許多健康功效與神奇傳說。

相傳成吉思汗戰馬嚴重受傷後被野放，當可汗西征回來，看見愛馬完好如初非常驚訝，原來受傷的馬在沙棘叢裡覓食，沒料到傷口快速癒合，毛髮光鮮亮麗。

沙棘油品質好壞懸殊，我使用過的沙棘油品質極佳，是俄羅斯冬天收成後，立即用特殊德國榨油機器冷壓榨取，而且非 CO2 臨界萃取，保留更多營養成分，況且沒有果實收集受損後自行發酵發臭之虞。沙棘果是在天氣還寒冷結凍時採收，品質容易保存，而且現榨油質新鮮。品質快速比較的方法，是把油滴在白色衛生紙上，如果呈現較深的胡蘿蔔色，即表示其品質較佳，再來品嚐味道，能量敏銳者往往一小管吞下即有能量往上衝的感覺。

沙棘油萃取自沙棘的果肉與籽，所以其植物油香氣與果汁很像，食用的感覺酸酸香香的，很像在吃果汁，很適合與油醋一起拌沙拉。

沙棘具有強大療效，也是近年來新興的美容聖品及健康食品，它除了富含多種維生素成分及 ω-3、ω-6、ω-9 外，更同時擁有黃酮類、多種微量元素及 SOD 物質等營養素。沙棘籽的油脂是 ω-3、ω-6 均等，果肉則偏 ω-9。

據現代研究顯示，沙棘含有豐富的維生素C、E、A、P等八種，胡蘿蔔素、兒茶素、香豆素等九種，植物醇等二十一種，黃酮類十六種，脂肪酸（不飽和）十一種，八種糖類及九種有機酸，以及人類必備的胺基酸二十一種和微量元素二十八種，共有十二大類二百四十九種成分，為目前地表上營養成分最豐富的果實，因此又有「維生素寶庫」的尊稱。還有，根據更新的科學分析研究，營養素種類已經突破四百種以上。

沙棘油的蛋白質含量也很高，特別是球蛋白與白蛋白含量，沙棘油所含有的二十一種胺基酸，約占總量 4%，包含人體無法自行合成的八種必需胺基酸成分。

沙棘的維生素 C 含量比番茄高出十五至八十倍，比蔬果高出二十至三十五倍，比梨子高出五十至四百倍，比葡萄高出二百倍，比山楂多二十倍，比蘋果多二十至三十五倍，比奇異果高二至八倍。

維生素 E 含量之豐富，也是各種蔬果之冠，具有極高的抗氧化作用，可維持皮膚及血球細胞的健康，促進新陳代謝並幫助免疫系統的調節，相當適用於養生健康的補給。維生素 E 含量則每一百公克漿果中含二百零二・九毫克，高於小麥胚芽的一百四十四・五毫克，葵花（sunflower）的三・三毫克，玉米的三十四毫克，及大豆的七・五毫克。

沙棘的胡蘿蔔素含量也很高，事實上，油品的價格便是由胡蘿蔔素含量來決定。胡蘿蔔素可在體內轉化成維生素 A，對免疫與腸道表皮細胞有相當大的影響力。

除了可以抵抗自由基，沙棘油的應用範圍包括：提升免疫能力、抑制皮膚癌，以及治療各類皮膚問題。沙棘油在經人體吸收後，可在細胞膜上形成最密集的封網，這道預防措施簡直可以抵抗一切外來物對於細胞的攻擊，甚至連十分難纏的蜂窩性組織炎都有治癒的個案。

沙棘油的使用方法是：

1. 口服：直接口服一管或兩管，補充身體所需的脂肪酸與維生素，因為口感很香很像果汁，但有點辣味。優良品質的沙棘油是我的鍾愛，口服一兩管也是我平常服用沙棘油做保養的方式，特別是長途飛行，暴露在太空的強烈輻射線時。
2. 外用：將少量沙棘油加入臉部保養的乳液或乳霜內使用，皮膚的保濕及修護效果很好，兼具抗自由基及美白功效。
3. 敷臉：可以直接將沙棘油塗在臉上，進行護膚保養，不過因為油色橘黃，建議在晚上睡覺前塗（因為會有點像十八銅人），隔日早上再洗掉便可。另外，也可以加入面膜使用，在原先的敷臉面泥裡加入五至十滴沙棘油，調合後便可敷臉保養囉。

## 葫蘆巴豆油

葫蘆巴豆是印度常用的香料之一，最近一經研究才發現，它居然也可以榨油，而且 ω-3 與 ω-6 必需脂肪酸很均衡，是難得的好油，而且具有殺菌能力。黑黴菌是很強悍的黴菌，不容易殺死，但葫蘆巴豆油居然有克制它的能力，也因此具有特殊藥效。不過目前還沒找到油品來嘗試，只好先用葫蘆巴豆粉來解饞。

## 大麻油

德國的研究顯示，大麻油（hemp oil）ω-3、6、9 脂肪酸的比例是最符合人體健康的，所以也適合多多使用。我去美國、澳洲、歐洲旅遊時，會找機會去有機店購買大麻油與大麻抹醬，吃早餐時配小米或糙米麵包吃，所以旅行時還是能持續執行無麩質飲食，小麥裡的麩質容易讓我疲憊昏沉。

我沒有單純到認為所有 ω-6 脂肪酸高的油因容易發炎而拒絕使用，要看是否還有含 ω-3 脂肪酸與維生素 E 這類的抗氧化劑。例如，大麻油本身的維生素 E 便很豐富，加上本身特有的特殊植化素——大麻素。

大麻素的功能不僅於止痛，甚至可以治療癌症，幫助運動功能、學習與記憶、神經內分泌。不過大麻油裡的大麻素含量很低。

大麻籽與大麻油因含 ω-3 脂肪酸與 GLA 脂肪酸，具有消炎作用與提升免疫功能的好處。除此之外，經研究證實，大麻裡的化合物有抗癌作用，可惜的是，大麻油裡的抗癌化合物比大麻要低。

**飲食小常識**

### 大麻的抗癌奇蹟

自從七〇年代中期之後，醫學家已經相當了解大麻化合物對於抵抗癌細胞的益處。拜現代科學之賜，近年來大量的研究已經透露部分的醫療作用，只是由於製藥業者不贊同大麻能夠治療癌症，政府又怕大麻的醫療使用，會讓娛樂性的大麻吸食普遍化，所以大麻醫療療效的訊息往往不會在主流媒體上出現，因此只有少數的人了解其中的益處。於是，大麻一直未能以痛苦化療和有害藥物的替代品身分被仔細探究。

二〇〇八年一項由西班牙、法國及義大利的科學家聯合進行的研究顯示，大麻中稱作四氫大麻酚（Tetrahydrocannabinol，THC）的活性成分，能夠引發腦膠質瘤細胞反噬死亡，可以抑制甚至逆轉極度致命的腦神經膠質癌，達到治療的作用，成果已在英國癌症期刊刊載。另有報導證實，對末期乳癌也有效；還有德國科學家也發現，四氫大麻酚特別對肺癌有效，可抑制腫瘤成長與擴散。
成功使用醫療大麻油（Cannabis Oil）治療癌症的個人真實經驗，也進一步證實大麻萃取物對惡性癌細胞的作用，包括一個只將大麻油塗抹於患部即完全治癒皮膚癌的例子，以及另一名使用大麻油即完全治癒頭部嚴重創傷的患者。
研究指出，經由同樣的生化過程，THC 能夠消滅多種癌症腫瘤，並影響體內各種細胞；其他研究也顯示，大麻可能經由各種方式（包括抑制細胞生長）引發細胞死亡，從而阻止腫瘤擴散。更神奇的是，儘管大麻能夠有效鎖定及殺死癌細胞，卻不會影響正常的健康細胞，甚至可能防止細胞死亡。
此外，科學家也研究了大麻結合大腦中特殊受體之後能夠舒緩疼痛及消炎的作用（如同現今普遍使用的類鴉片衍生物）。大麻二醇（Cannabidiol，CBD）是其中一種具有神奇療效的大麻成分，這是一種非精神化合物，合乎情理的被視為二十一世紀醫學上的重大發現。研究指出，CBD 能夠舒緩抽搐、減少發炎、焦慮及噁心等症狀，並抑制癌症生長；也有保護神經的作用，能夠舒緩肌張力不全症狀（Dystonia），在治療精神分裂症上與一般抗精神病藥物一樣有效。
為了避免在台灣因使用醫療大麻而有犯罪之嫌，看來，病人是可以組團去荷蘭阿姆斯特丹與美國的克羅拉多州好好享受大麻與大麻油的益處！

## 均衡好油自己來

市面上很多油，不管是否是單一純正或混合的，即使對人體是有害的，還是能通過檢驗販售。食品添加物也是，吃多了健康會被慢慢腐蝕掉，還有部分人口特別敏感，但大家卻還是默默承受不吭聲，也很健忘。

傳統上經壓榨的植物油是比較能使用的，因為是接受了長時間考驗後留下來的，所以今天比較可以用冷壓的方法萃取，來保存油品裡的營養素。其他非傳統油品來源的種子或物種，一般需要用高溫與溶劑來萃取，不僅脂肪酸會氧化，還有溶劑殘留的隱慮，而且要精製與脫臭。

精製的過程往往把幫助油脂吸收的磷脂與卵磷脂去除了，而且很多油脂中的抗氧化植物醇類也被精製破壞去除掉。所以，初鮮冷壓未精製的油才是正港好食物。

橄欖油雖可冷壓，但用橄欖殘渣煉油是以高溫與溶劑再去萃取的，大統的純橄欖油是橄欖殘渣所煉的油，在西班牙禁止食用，是用來做肥皂用的，卻被當高級純橄欖油賣，這也夠黑心了吧！

再說，非有機的油源在萃取時也會把那些油溶性的農藥、殺蟲劑、除草劑一併萃取出來，而一般油性毒比水溶性毒強，所以還是選有機食材好。

現代有人很推崇地中海飲食，號稱橄欖油好處多多，其實過量的橄欖油攝取會造成肥胖，我的地中海朋友往往不怎麼瘦，而且橄欖油缺乏 ω-3 脂肪酸，多吃會造成脂肪酸不均衡。

再說，本土或大陸的苦茶油比來自歐洲的橄欖油可減省很多運輸耗能，所以，還是選冷壓有機苦茶油好。

如上述，必需脂肪酸的攝取當然很重要，所以坊間有很多號稱的「健康」油，不外是混合油來達到特殊比例的 ω-3、6、9 脂肪酸。

但是，每種油的來源決定了混合油的好壞，如果都是使用高溫與溶劑萃取的次等油，然後冠上調和、健康、綺麗、均衡等洋洋灑灑的形容詞，身價好像就不一樣了。

最好的方法還是買上等的個別冷壓有機純油自己調和，而且不加溫（做冷拌），這樣 ω-3、6、9 都有了。另外，每種類（ω-3、6、9）油多輪替（見表 4-1），這樣油的特殊營養（各式抗氧化物、磷脂與植醇或植酚）攝取才不會有偏失。

表 4-1 輪替的好油總表

| 飽和脂肪酸類 | ω-3 脂肪酸類 | ω-6 脂肪酸類 |
|---|---|---|
| 椰子油 | 亞麻薺油 | 阿甘油 |
| （紅）棕櫚油＊ | 紫蘇油 | 南瓜籽油 |
| （生）奶油 | 亞麻仁油 | 黑種草油 |
| 澄清奶油 | 奇亞籽油 | 芥末籽油 |
| | | 奶薊籽油 |
| 豬油 | 魚油 | 核桃油 |
| 牛油 | 魚肝油 | 杏仁油 |
| 羊油 | 鱈魚（骨髓）油 | （催芽）芝麻油 |
| 鵝油 | 海豹油 | 松子油 |
| 鴨油 | 南極磷蝦油 | 月見草油 |
| 雞油 | 海藻油 | 琉璃苣油 |
| | | 黑醋栗油 |

| ω-9 脂肪酸類 | 均衡類 | 我常用的油 |
|---|---|---|
| 苦茶油 | 星星果油 | 椰子油 |
| 橄欖油 | 藍薊籽油 | 亞麻薺油 |
| 酪梨油 | 大麻油 | 紫蘇油 |
| 葵花籽油 | 沙棘果油 | 黑種草油 |
| 榛果油 | 鴕鳥油 | 芥末籽油 |
| 夏威夷豆油 | | 南瓜籽油 |
| | | 奶薊油 |
| | 亞麻仁牛油 | 苦茶油 |
| | 海藻豬 | 星星果油 |
| | 海藻雞油 | 大麻油 |
| | | 沙棘果油 |
| | | 杜仲油 |
| | | 123 自調油 |
| | | 四色油（omega-colors） |

好油一定要合乎有機、冷壓、未精製、不透明包裝。

＊代表推薦，但因環保因素而有所保留。

123 自調油是自己將 ω-3、ω-6、ω-9 三種油（如紫蘇油、南瓜籽油、苦茶油）以 1：2：3 的比例混合的均衡油；四色油 Omega-colors 是指法國有機行星暢銷德國的健康功能油，比傳統調配的均衡油更進一步具特殊促進特定健康的作用。

## 指油的藝術

油脂的大自然法則是，每一地域皆有它所擁有的好油。所以，當我們大聲疾呼吃在地食物時，也別忘了包括油。

老天爺很公平，熱帶地區富有椰子油與棕櫚油，他們富含中鏈飽和脂肪酸，特別是母奶也有的月桂酸，不僅有抗菌力，又有抗病毒、殺黴菌的功效，最主要是這些油在熱帶不凝固，所以在人體血管中也不會凝固。椰子屬涼性，故適合熱帶、亞熱帶。

亞熱帶地區則適合橄欖與苦茶樹的生長，橄欖油與苦茶油皆含長鏈單一不飽和鍵脂肪酸，對心血管有益，這些油在溫熱帶不凝固，所以在人體血管中也不會凝固。

至於寒帶，則多吃魚油，魚油有更長鏈的多鏈不飽和脂肪酸，多鏈不飽和脂肪酸的不飽和鍵比較會保暖，在低溫下不易凝固，故在人體血管中也不會凝固。愛斯基摩人的美食是未加熱的生魚油片，ω-3 脂肪酸的受重視，就是因為發現愛斯基摩人鮮少罹患心血管疾病的緣故。

所以，每一地域皆有它所擁有的好油，橄欖油不是台灣在地油，一味追求地中海型飲食是不智之舉，請吃國產的苦茶油，苦茶油還含有皂苷，會殺幽門桿菌，不僅對胃好，又可以保護頭髮呈黑色，看看你祖母的黑頭髮，再摸摸你的禿頭，連女性都禿頭掉髮一大堆，趕快改變你的飲食習慣吧！

我個人吃油的方式是，以椰子油、苦茶油、黑種草油、南瓜籽油、紫蘇油、魚油、亞蓡薺油、星星果油、沙棘油、大麻油、杜仲油去做季節性的調混，請看前頁的輪替好油總表。

懶的話，就用調合好的有機四色（功能）油。

■ ω-3 與 ω-6 必需脂肪酸均衡的好油就是「天生油物」！

# 第五章
# 翻轉吧！椰子油：最健康的油

椰子油專家孔多拉・戴瑞特（Conrado S. Dayrit）醫師說，菲律賓人把椰子油稱為「罐裝的藥局」，把椰子樹稱為「生命之樹」、「萬能之樹」，椰子稱為「生命之果」。

椰子油不僅是廣效的抗生素、免疫增強劑，也是能調節身體很多功能與防衛機制的天然藥物。除了提供自己本身的養分，還可以促進其他養分的吸收，特別是脂溶性維生素、礦物質、必需脂肪酸，可促進排便，還可以保護身體免受一些病毒、細菌、酵母菌與真菌、原生動物、寄生蟲的感染，讓身體運作更順暢，新陳代謝更活絡。更重要的是，椰子油的中鏈脂肪酸比起動物油的長鏈脂肪酸，以及其他不飽和脂肪酸更具飽足感，所以比較不會餓，況且吃多了也不會囤積在身體裡，代謝的過程會產生熱效應，所以有些人喝一杯防彈咖啡以後會很明顯的冒汗。

## 椰子油是致病元凶還是救命劑？

在動物研究中，椰子油常被批評為招致膽固醇提高的元凶，甚至，許多動物研究報告指出，就是因為餵食椰子油才使膽固醇提高。這些動物實驗裡所發生的問題是，他們並沒有真正使用鮮純椰油，而是用了高膽固醇椰子油。

不管對人或動物來說，使用不摻假的鮮純椰子油和使用不純的高膽固醇椰子油，得到的結果當然會大大的不同。

伊恩・普萊爾（Ian Prior）醫師，一位心臟病學家和紐西蘭威靈頓醫院流行病單位主任，他和同事們為波里尼西亞兩個島的全體島民做了膽固醇測量，之所以選擇這些島民，是因為他們大量使用椰子，他們每日高達 50% 的卡路里來源來自椰子油，但即使含量如此之高，從未見過他們的膽固醇升高。

洛克斐洛大學的亞倫（E. H. Ahrens）和他的同事們於一九五七年，做了第一份有關於椰子油對血液膽固醇造成影響的書面報告，他提供改造過的配方食物給南非的班圖原住民，受測者接受食用一百公克由多種不同脂肪混合而成的食品，他發現椰子油會使膽固醇升高。但亞倫的研究犯了一個嚴重的錯誤，就是他也如同那些高唱椰子油會導致人類總膽固醇升高的支持者一般，並未使用鮮純椰子油，他使用了高膽固醇椰子油，提供給每個受測者每天半杯飽含高膽固醇的椰子油，也難怪受測者的膽固醇值提高了。

高膽固醇椰子油的問題在哪裡？在氫化上，這種油被氫化過了，所以導致膽固醇高升。

我們今天很清楚的知道，**使用氫化油會增加得到心血管疾病的風險，遠大於使用其他油脂。**在上述研究員餵食的食物中，脂肪的唯一來源是氫化的椰子油，椰子油本身具有少量的必需脂肪酸，但僅有 2.5%，椰子油氫化後，必需脂肪酸遭到破壞，油脂裡的必需脂肪酸空無一物，實驗動物長期食用這樣的飲食，缺乏了必需脂肪酸，必定會生病。

缺乏必需脂肪酸出現的相關症狀裡，包括高膽固醇和動脈硬化兩者。所以，當使用氫化油為唯一食用油的來源，包括其他含多元不飽和的植物油，將導致必需脂肪酸缺乏。必需脂肪酸缺乏所帶來的危險，又遠遠超過在氫化油中的反式脂肪。

必需脂肪酸的缺乏與椰子油無關，加州大學洛杉磯分校的營養學專家墨倫（R. J. Morin）和他的同事提出了證明。他測試兩組老鼠，一組給予缺乏必需脂肪酸的無脂飲食，另一組給予足量的必需脂肪酸，十六週後，兩組都同時只餵食氫化的植物油。缺乏必需脂肪酸的那組老鼠，在實驗初期即得到冠狀動脈硬化，而餵食足夠含量必需脂肪酸的那組老鼠，即使後來食用了氫化的植物油，也未得到動脈硬化。

事實顯示，如果椰子油真的會導致動脈硬化，實驗的結果就不是如此了。話說回來，這個證據又可以讓我們推論，出現動脈硬化的人很可能有必需脂肪酸不足的問題！

這意味著，**動脈硬化是可以由攝取足夠的必需脂肪酸來改善。**

另外一個關於狗兒的實驗，是以狗兒自身的體重為基準，一組餵以占體重重量16%的氫化椰子油，加上5%的膽固醇，狗兒都得到嚴重的動脈硬化。第二組狗兒也餵食完全相同的飲食，但其中4%的氫化椰子油改以紅花籽油取代，紅花籽油提供了少量的必需脂肪酸，研究員指出，第二組狗兒避免了動脈硬化的厄運。顯然的，並不是椰子油造成第一組狗兒的動脈硬化，必需脂肪酸的缺乏才是真正造成動脈硬化的元凶。

有研究報告顯示，大多數食用飽和脂肪酸的人，因心臟病死亡的風險機率較高，安賽爾・基斯七個國家的田野調查皆指出，脂肪吃得越多，罹患心臟病死亡的機率越高。但是，基斯的研究我們之前已經指出，其中充滿了主觀偏見的數據，而不是他想觀察到的隨機社會現象。

你無法拿椰子油與其他脂肪同等比較，即使是飽和脂肪，短中長鏈的特性也大不相同。**事實上，實用大量椰子油的人，是世界上發生心臟病死亡比例最低的一群人。**

舉例來說，在菲律賓，椰子和椰子油是許多人的每日主食，其發生心臟病死亡的比率，甚至遠較日本為低，是已開發國家追求的生活指標。在菲律賓的比科爾（Bicol）地區，椰子油的使用量高居全國第一，但心臟病的發生率卻最低。在斯里蘭卡，椰子油一向是傳統的日常食用油，其心臟病死亡的發生率只有十萬分之一，在世界上其他同樣以椰子油為主食的國家，如泰國、印尼、斐濟等國，也出現同樣的情形。田野調查清楚地顯示出，食用椰子油並不會造成心臟病。

心臟病平常沒有自覺症狀，很多人甚至不知道自身已罹患心臟病。全球一年約有七百二十萬人死於心臟病發作，是全世界的頭號殺手。在美國，每四十秒就有人死於心臟病發作，這不是多吃椰子油的下場，而是多吃大豆油，特別是含氫化脂肪酸的下場。

荷蘭人類營養學教授德羅斯（N. M. DeRoos）和他的同事指出，棕櫚仁油和椰子油非常類似，與氫化的大豆油比起來，更能降低心臟病的風險。他甚至推薦以更安全的熱帶地區油脂取代氫化油來使用。

事實上，造就心血管疾病的主要因素是：壓力！壓力！壓力！

包括有形、無形的壓力。還有牙周病會增加中風的機率，那些隱伏於口腔的其他感染，也會增加中風的機率。糖尿病也會增加中風的機率，葡萄糖會與血紅素／蛋白質結合產生細胞老化，會讓紅血球與血管容易破裂。

世界上吃椰子的人口，對心臟疾病有顯著的免疫力。在紐西蘭專門研究脂肪的實驗室作研究的蕭藍（F. B. Shorland）和同事們發現，食用椰子較多的波里尼西亞人，比起歐洲人和其他西方飲食的島民，有較低的血液膽固醇水平，和較低的動脈硬化罹患率。

一項針對兩個偏遠的太平洋島——碧卡碧卡（Pukapuka）和托克勞（Tokelau）的人口重要研究已經完成。選擇這些人，是因為他們依然保持傳統的椰子飲食，及相對地隔絕了西方飲食的影響。這兩個島的人口，有63%和34%卡路里熱量來自椰子。他們一天食用椰油超過一百公克，相當於半杯左右。研究人員發現，這裡沒有任何冠心病、糖尿病、癌症、甲狀腺機能減退或其他在西方社會常見的健康問題。所以，伊恩・普萊爾醫師結論說：「島民的生活越西化，他們就越容易死於我們的退化性疾病。」他說太平洋原住民離他們祖先的飲食越遠，「他們就離痛風、糖尿病、動脈硬化症、肥胖和高血壓越近。」所以，回歸到禁得起時間考驗的傳統飲食吧！

但是，椰子油並無法提供足量的必需脂肪酸，所以要另尋來源。必需脂肪酸的功能主要包括了：減少體內發炎物質的形成、降低膽固醇及三酸甘油脂、預防動脈硬化、降低血壓、保護心臟、增進細胞對胰島素的敏感度、促進傷口癒合並減少皮膚發炎、促進腦中神經細胞功能及降低心理障礙發生等。

少許的魚（肝）／蝦／海藻油、亞麻仁籽油／粉、含高鋅的南瓜籽油等，不失為必需脂肪酸的好來源，但統統都需冷壓，而且瓶子越小越好，一開罐，多元不飽和脂肪酸就開始氧化、酸化，便宜的大瓶裝吃到最後都是酸敗的壞油，別得意省了錢！

我根據戴瑞特醫師與其他來源的資訊，把椰子油的好處整理成下頁這個一目了然的比較表格，供大家參考！

## 中鏈脂肪酸的殺菌力

佛緬・佛拉洛拉維爾（Vermen M. Verallo-Rowel）女士是一位在美國執業的皮膚科專業醫師，她本籍菲律賓，一次會議上被菲律賓裔的卡巴拉醫師與戴瑞特醫師指引後，加入了椰子油的研究。

她第一次做手套殺菌的基本實驗，發現含月桂酸的單甘脂肪酸（1.5%）與擦拭酒精（70%）一樣具殺菌能力。

第二次實驗用護士的雙手來做實驗，在找出醫院護士手上最常見的六種細菌後，將這些菌種塗在手上，然後將手隨機置入單甘油脂（1.5%）、擦拭酒精（70%）或生理食鹽水的控制組對照，結果跟第一次實驗一樣，單甘油脂殺菌力跟擦拭酒精一樣強。

所以，中鏈脂肪酸是有很強殺菌能力的（見表 5-2）。

椰子油的中鏈脂肪酸對一些在其胞壁裡含有脂肪成分的病毒與細菌都有殺菌效力，所以椰子油的中鏈脂肪酸是一種廣效性的殺菌劑，它不只是殺細菌的抗生素，也能殺死病毒，而一般抗生素是殺不死病毒的。

表 5-1 椰子油與其他油類比較

| 效應 / 作用 | 椰子油中鏈飽和脂肪酸 | 動物性長鏈脂肪酸 | 橄欖油單元不飽和脂肪酸 | 玉米 / 黃豆油 ω-6 多元不飽和脂肪酸 | 魚油 ω-3 多元不飽和脂肪酸 |
|---|---|---|---|---|---|
| 卡路里 | 6.8 | 9 | 9 | 9 | 9 |
| 體重 | ↓↓ | ↑↑ | ↑↑↑ | ↑↑↑ | ↑ |
| 飽足感 | 高 | 較低 | 低 | 低 | 低 |
| 熱效應 | 有 | 無 | 無 | 無 | 無 |
| 甲狀腺腫 | 無 | 無 | 無 | 有 | 無 |
| HDL | ↑ | ? | ± | ↓↓ | ↑ |
| LDL/HDL 比例 | ↓ | ± | | ↑ | ↓ |
| 粥產生 | ↓ | ↑ | | ↑ | ↓ |
| 血小板凝結 | | ↑ | | ↑↑ | ↓ |
| 殺菌性 | ↑↑↑ | | ↑? | | |
| 氣喘 / 過敏 | ↓ | | | ↑↑↑ | ↓↓ |
| 發炎 / 炎症 | ↓↓↓ | ↑ | | ↑↑↑ | ↓↓ |
| 癌症 | ↓ | ↑ | ↑? | ↑ | ↓? |

空缺處是參考資料未刊載，「？」表示有疑問或矛盾現象出現，例如，有的好橄欖油有抗癌效果，有的則相反，不知是否因品質而異？有的單元不飽和脂肪酸被發現也有殺菌的能力，但需要更多的證據來顯現其特性。

## 什麼是中鏈脂肪酸？

中鏈脂肪酸是包括六到十二個碳鏈的脂肪酸，即八碳的辛酸（caprylic acid 或 octanoic acid）、十碳的葵酸（capric acid 或 decanoic acid），以及最出名的十二碳的月桂酸（Lauric acid）。十四與十四個以上的碳則屬於長鏈脂肪

表 5-2 中鏈脂肪酸所能殺死的微生物與其引致的相關疾病

| | 病原體 | 病原引致的疾病與症狀種類 |
|---|---|---|
| 病毒類 | 人類免疫系統缺乏病毒（HIV）、SARS 冠狀病毒、麻疹病毒、rubela 病毒、單純皰疹病毒、皰疹類肉瘤病毒、融合病毒、人類嗜淋巴球病毒一型、水皰性口腔炎病毒、脫髓鞘性腦白質炎病毒、巨細胞病毒、人類皰疹病毒第四型、流行性感冒病毒、白血病病毒、肺炎病毒、C 型肝炎病毒、柯薩奇氏 B4 型病毒 | 流行性感冒、麻疹、皰疹、單核白血球增生症、慢性疲勞症候群、C 型肝炎、急性嚴重呼吸道症候群（SARS）、愛滋病 |
| 細菌類 | 單核細胞增多興李斯特菌、幽門螺旋桿菌、流感嗜血桿菌、金黃色葡萄球菌、表皮葡萄球菌、無乳鏈球菌、大腸桿菌、綠膿桿菌、鮑氏不動桿菌、奈瑟氏菌、砂眼披衣菌、A、B、F&G 鏈球菌、革蘭氏陽性菌、格蘭氏陰性菌 | 喉嚨與鼻腔感染、泌尿道感染、耳朵感染、肺炎、風濕熱、蛀牙與牙齦問題、食物中毒、中毒性休克症候群、腦膜炎、淋病、骨盆腔發炎、生殖道感染、花柳性淋巴肉芽腫、結膜炎、鸚鵡熱、胃潰瘍、敗血症、心內膜炎、小腸結腸炎 |
| 真菌類 | （白色）念珠菌、酵母菌 | 錢癬、香港腳、股溝癬、念珠菌感染、鵝口瘡，灰指甲 |
| 寄生蟲類 | 梨形鞭毛蟲、纖毛原蟲 | 腹瀉、疲憊、營養不良 |

酸，至於四與六個碳的脂肪酸（丁酸〔butyric acid〕與己酸〔caproic acid〕）則是屬於短鏈的，只有奶油含有可觀的兩者含量。

月桂酸，又稱為十二烷酸，是一種飽和脂肪酸。它的化學分子式是 C12H24O2。雖然名為月桂酸，但在月桂油含量中只占 1 ～ 3%。目前發現月桂酸含量高的植物油有椰子油（45 ～ 52%）、棕櫚仁籽（palm kernel）油（44 ～ 52%）、巴巴蘇籽（babassu kernel）油（43 ～ 44%）等。

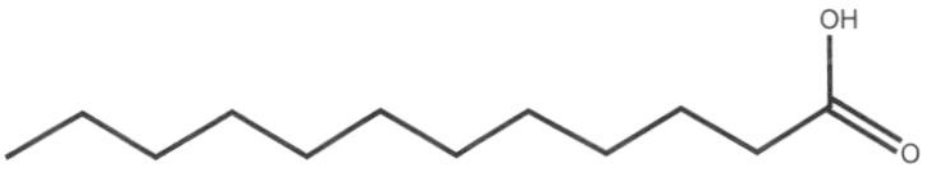

OH
O

結構式：$CH_3(CH_2)_9CH_2COOH$

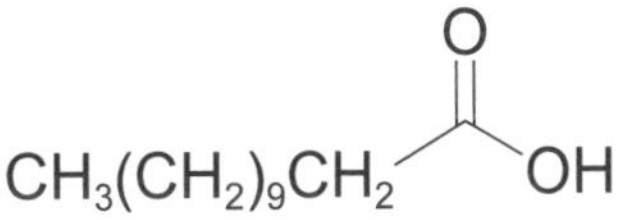

八碳的辛酸與十碳的葵酸就是防彈咖啡客戴夫・亞斯普雷（Dave Asprey）所提倡使用的，他認為十二碳的月桂酸比較像長鏈脂肪酸，還要經過肝臟代謝才能轉為酮體，辛酸與葵酸則可以更快在腦部產生酮體發揮作用，他特別說，八碳的辛酸是可以最快速提升腦力的！

做生酮飲食常用的椰子油只有大約 15% 的辛酸與葵酸，所以市面上賣的所謂中鏈脂肪酸，是辛酸與葵酸從椰子油濃縮六至七倍而成的，消費者要仔細閱讀標籤，選用有機椰子油蒸餾萃取的最好。而戴夫販售的 Octane Fuel，則是完全只含八碳的辛酸。

一般估計，使用大量椰子油三週後會進入酮症，中鏈脂肪酸更快，約一至兩週，辛酸則立即進入，而且辛酸可以比較包容生酮飲食者不慎誤食澱粉類，因為即使身體改回葡萄糖產能的機制，辛酸還是被繼續氧化產生酮體。所以，我到美國講課就會多買幾瓶 Octane Fuel，幫助自己準備防彈咖啡用。

確實，八碳與十碳的中鏈脂肪酸在提神方面作用比較快，但這兩者在殺菌上則還未累積到月桂酸的資歷，不過辛酸對念珠菌也是有些公認的殺菌療效。因此，單獨辛酸或葵酸在治療腦神經問題上，是否與椰子油同效，就還有待評比，因為許多椰子油可以逆轉的疾病牽涉到不少的感染源。

## 自製解毒防彈咖啡

Dandy blend（蒲公英與甜菜根替代咖啡）一大湯匙尖尖的，用二百五十毫升熱水沖泡，有至少四種油的加法：加入（澄清）奶油一湯匙與（1）兩大湯匙椰子油，（2）C8+C10 濃縮的中鏈脂肪酸 XCT，（3）C8+C10+C12 濃縮的中鏈脂肪酸 MCT，（4）C8 濃縮的 Octane Fuel。

有些人不喜歡奶油的味道，也可以不加奶油，**我還聽到人說沒加奶油就不是防彈咖啡的謬論，答案是可以不加的，依照自己合適的比例與油款調配才是王道，根本沒有所謂的標準答案！**

戴夫使用無黴菌感染的咖啡，我一直以來都是使用安晶莊園的咖啡，是台灣的一位醫師到尼加拉瓜所種植生產的咖啡豆，從育苗到豆子收成後的烘焙與磨粉，每一步驟都細心照料，因此都未檢測出黴菌毒素的污染。種植咖啡的地區通常是貧窮落後的，水源往往不甚乾淨，容易長黴，因此咖啡豆往往須採用中深焙才可以掩飾霉味。

咖啡果子最營養的部分是外表的胚層，好的咖啡豆甚至已經演進到留著這層營養一起發酵，保留更多的營養。尼加拉瓜的安晶莊園花了四年的時間研發此法。最近戴夫寄送訊息，說他販售的防彈咖啡是此種豆子，對腦神經的再生有極大幫助，我又內心微笑著說：「早已經在用了！」

安晶莊園的陳若愚女士深諳咖啡之道，所以我從她這個貴人身上學習到一些外人不知的門路。

# 椰子油的救命奇蹟

## 椰子油拯救飢餓與受傷的腦袋瓜

菲佛自然醫學醫師繼《椰子療效》與《油漱療法的奇蹟》之後，又出版了一本非常重要著作《大震撼！失智症有救了》，很高興他不僅根據醫學文獻闡述老人痴呆症與其他許多神經病變的可能共通致病因子，甚至告訴我們逆轉疾病的共通方法與整體治療方案。這些腦部疾病是正統西醫完全束手無策的問題，反而很多常用的西藥是傷害腦神經細胞的毒物，如書中提及許多病人在接受麻醉手術後即失智了。

在整合醫學界裡，我們接受過迪區・克林哈特（Dietrich Klinghardt）醫師暨博士的指導，即知麻醉過後，等藥效退掉，細胞的表面電位差會恢復正常。這種「回神」的細胞（指細胞表面電位差恢復正常）會排出細胞內的毒素，所以術後一定要排毒。這是源自所有德國醫學院會教授的神經注射療法（neural therapy）的論述與臨床發現，可惜在美國主流卻被視為另類療法。

現代人若要預防自己腦部逐漸失能，不要等到問題出現才開始改變生活方式與接受自然療法，而首先要改變的，是低脂、高糖、高澱粉、高蛋白的飲食方式，毫無愧疚的迎接好油的享受與避開致病的反式脂肪酸。

在碳水化合物、脂肪與蛋白質三大營養素中，以對脂肪的誤解最深，誠如一些號稱「救命」的飲食，鼓勵人少吃油少到連必需脂肪酸皆缺乏，然後怕膽固醇怕到連製造壓力荷爾蒙的原料膽固醇太低，變成無法抗壓。

十幾年前，筆者同時在美國首都整合醫學大學與華府的 NIHA 整合醫學診所服務時，對本書的很多敘述論點即已得知，也推翻掉自己當時所認知的正統營養學，現今菲佛醫師以很清晰的文筆與邏輯呈現出整個問題的概括，以及提供許多對應的解答，這本書絕對對讀者的養生保健會大有啟發。

關於菲佛醫師所述的腦神經損傷因素，我要特別從毒理學的觀點加以補充。現代人的腦袋瓜飽受第一大毒素電磁波（在過去一百年內增加超過一百萬倍，而菲佛醫師並沒提到），第二大毒素重金屬（在過去兩百年內增加超過一千倍），第三大毒素包括各式環境荷爾蒙在內的持久性環境毒素（只要小劑量就可以產生難以計數的生理連鎖改變），這些毒素毫無疑問正慢慢地以發炎的方式腐蝕掉我們的腦神經系統（詳見拙作《解毒高手》）。

損傷腦神經的毒素，其實最初的焦點聚集在重金屬中的汞毒，因為低濃度的汞而非鋁在細胞培養基中，就能致使腦細胞呈現老人痴呆症的多種細胞病變特徵，而且臨床上汞毒（重金屬）的螯合排除也讓病人症狀有所改善，所以最初重金屬毒的腦神經毒性與螯合治療最受矚目（詳見拙作《人體空間排毒》）。

後來，我們再發現電磁波與重金屬之間的互動作用。有些難以痊癒的病人就診時立即有所改善，但回診時依然無所進步，於是我們清查居家環境因素而察覺到電磁波的危害，原來電磁波會阻擾重金屬的排泄。最近美國電力公司為了了解每位用戶的用電習慣，開始加裝微波伺服器（smart gadge），結果克林哈特醫師發現，不少病人原本穩定的病情在短時間內轉劇，甚至不治死亡。所以，他提出嚴重警告，說微波與無線電波這類的高頻頻率對腦神經病變有害，不可輕忽，一定要多加注意。

其次，病灶感染也深受重視，湯姆・沃倫（Tom Warren）先生就把自己接受美國生物牙醫宗師赫爾・賀金斯（Hal Huggins）的除汞與口腔病灶清除治療，而逆轉了老人失智症的經歷寫成一本書。他的治療經歷已是美國許多整合醫學醫師經常在提供的治療方案，直到最近，有一位美國牙周病專家發現，老人失智症的腦斑剖析裡居然藏有造成牙周問題的牙斑菌，這時我們才了解，輕微的口腔感染也可能導致重大的心智影響。

所以，有證據顯示腦斑（甚至癌細胞）就像垃圾桶一樣，容納了腦（正常）細胞無法清除的重金屬與感染源毒素。因此，我從美國返回台灣定居後，即一直在推動「健康從齒開始」（詳見同書名拙作）或「身體健康一半靠嘴巴」（參見《跟博士養生就對了》）的保健運動。而在台灣的整合醫學與能量醫學界裡，我也極力推動著醫牙整合的發展。

健康從齒開始的重要因素之一是要改善咬合問題。瑪麗・紐波特（Mary Newport）醫師用椰子油來幫助先生恢復腦力，她所著作的書中刊載她先生的照片顯示，他的頭顱與咬合是不整的（嘴巴與眼鏡是歪的），這在某種程度會影響腦神經細胞的滋養與排毒。書中所舉的腦部受創傷的運動選手實例顯示，頭顱受到外力衝擊是會有後遺症的，咬合不正也會造成牙齒方面的壓力。

假若有加以處理這些壓力（菲佛醫師也數次以此名詞提及），可以更進一步改善病人的心智能力。其實，菲佛醫師在書中也重複強調，很多病症不是疾病的因而是果，在不了解病症從何而來時，他往往用「壓力」一詞來形容可能的致因。壓力理論的宗師漢斯・西里約（Hans Seleye）醫師稱讚方得（Alfred Fonder）牙醫師發現咬合才是許多身體壓力的來源。

在失智症的整合治療方案中，一定有改變飲食的部分，避開慢性食物過敏原與多醣（糖）類一直是重要一環（參見《跟博士養生就對了》），前者無謂地消耗掉免疫力，後者的單醣類壓抑了免疫力，而且鼓勵感染源的繁殖。甚至過甜的水果在去除黴菌感染的過程中也要禁用，完全顛覆多吃水果有益健康的觀念，很多連有機栽培的水果都太甜，沒有自然農法栽植的同種類水果中的濃郁香氣與微果酸味。

飲食方面，我也一直在推行回歸傳統富營養的飲食方式（參見《跟博士養生就對了》），還有新近發現薑黃素對受損的細胞粒線體（細胞發電廠）有助益，可是薑黃素吸收率低，結果是傳統印度咖哩飲食裡的黑胡椒成分，可以大大增強薑黃素的吸收，可見很多傳統飲食的智慧與好處，仍有待我們去挖掘。

此外，**防止腦神經病變的一個非常簡易方法，就是增加每天椰子油的攝取量，更有效的方法是執行生酮飲食。**椰子油是一種非常傳統的飲食物品，筆者已經經常性的使用達十五年以上，當初也是因椰子油是地球上最健康的油，具殺黴菌與特殊病毒的能力，更不會囤積體內造成肥胖而使用，當時尚不知中鏈脂肪酸在體內代謝過程會增加血酮體濃度，直到接觸到論述說老人痴呆症是一種糖尿病變型態，飢餓的腦神經細胞無法得到葡萄糖的滋養，就一直囤積毒素，陷入越來越糟的惡性循環，此時才了解酮體可以變成替代營養燃料，再度啟動腦神經細胞的電力與運作，跳脫損傷的困境。

其實正統醫界（約翰赫金斯醫學院是名副其實的代表）早知酮體可以治療癲癇，卻因無法多賺錢而不推動此自然療法。然而，確實有許多腦神經病變在酮體的滋養下，才能修復細胞與排除損傷細胞的毒。菲佛醫師之前的《油漱療法的奇蹟》著作更顯示椰子油也可以清除口腔的毒素與減輕口腔病灶感染，從而讓我們更感受到椰子油的好處實在太多了，值得親身使用去一一探究（詳見菲佛醫師的《椰子療效》）。

鼓勵多吃椰子油，不是說就不食用其他油脂了，椰子油的必需脂肪酸含量過低，單獨攝取椰子油是不夠的！傳統生產與使用椰子油的地區通常靠近海邊，所以用含 ω-3 必需脂肪酸（DHA 與 EPA）的海產煮椰汁咖哩，便是他們的經常食物，這些多鏈不飽和脂肪酸在薑黃素等抗氧化物的保護下，不僅對神經傳導與腦部智力非常重要，也會轉換成具消炎性的前列腺素，保護腦神經。

真的，傳統吃椰子油的地區，老人失智症的病發率相對也低，心血管疾病也低，其實只要堅守老祖先的傳統飲食，現代文明病一概不附身。難怪印度椰汁咖哩變食尚寵兒，連台灣都開始瘋種植薑黃，只是可別忘了，要加上本土的馬告胡椒與無添加（防腐劑與牛乳蛋白）的椰奶。

許多疾病都含發炎的致病因素，所以從飲食裡攝取更多的抗氧化劑，是有防治氧化發炎的功效，筆者去年底得知 SOD 超氧歧化酶的發現者馬可德（Joe McCord）博士發現，幾個傳統的抗氧化物（產品叫 Protandim）在特殊比例下，能夠激發關鍵因子 Nrf2，Nrf2 控制許多抗氧化基因，也是控制老化過程的主要關鍵，因此促進 Nrf2 的表現，可以更全面性達到抗氧化與抗衰老的功效，在此特別跟各位讀者分享。

優質的健康補品可能變成將來治病的天然藥物與保健的（功能性）食物。透過幾篇負面實驗報告，有人就攻擊健康補品無效，攻擊的西醫怕失去利益，但一些崇尚自然的激進分子從不同觀點，也鼓勵不吃健康補品，提倡全食物，頓時之間好像健康補品也不是福。但並不是所有的健康補品都一無可取，比起西藥，它們的副作用少之又少，再說，很多人是無法從日常飲食中達到有效攝取量與醫療效果。

最後要說的是，我在返台定居的初期曾教授自閉兒的居家自然整合的治療方法，也看到許多改善的實例，相信多重的治療方式對腦神經病變的幫助會有增強的作用，這是整合醫學治療的常見型態，最終目標是以所有安全有效的方法來治癒病人。也因此，美國有很多醫療指引並不是醫師撰寫的，反而是心胸開放、實事求是的痊癒病人或專業調查記者。

菲佛自然醫學醫師的大作確實提供一個非常典型的整合醫學治療方案指引，加上幾個我所提及的補充自然療法後，其效力不會輸給我所見過的世界著名的整合醫學西醫的治療方案。

## 椰子油打敗了老人痴呆症

二〇一二年一月五日，美國 CBN 新聞台的醫藥記者報導了一個重要的發現。西方一直是正統西醫藥的勢力範圍，這個醫藥組合體會誓死捍衛他們上千億美元的醫藥生意，絕對不讓另類療法抬頭，所以在 CBN 新聞台上的案例分享，一定有其參考價值。

在美國，估計有五百四十萬的人被確診為老人痴呆症，這個數字隨著人口老化正在迅速增長中。有人發現，椰子油對老人痴呆症有治療和預防功效，其中之一是紐波特先生（Steve Newport），他的夫人瑪麗・紐波特是佛羅里達州 Tampa 醫院的初生兒醫師，瑪麗醫師發現她的先生有嚴重的老人痴呆症，醫院為他檢查的時候，讓他畫一個鐘，他卻畫了幾個圓圈，隨後又毫無邏輯地畫了幾個數字，一點都不像鐘。醫師把她拉到一旁說：「您先生已經在嚴重的老人痴呆症邊緣！」

原來是這樣測試一個人是否有老人痴呆的問題。

瑪麗醫師當時受到很大的打擊，但做為一個醫師，她便開始研究老人痴呆症。她發現：「老人痴呆就好像腦子得了糖尿病，在一個人有糖尿，或老人痴呆的症狀之前，身體已經出了問題長達十到二十年。」

根據瑪麗醫師的研究，老人痴呆很像糖尿病，起因是胰島素的不平衡，因為胰島素出了問題，便阻止了腦細胞吸收葡萄糖，葡萄糖是腦細胞的營養來源，沒有葡萄糖，腦細胞就死了。所以，有人說老人痴呆症是第三型的糖尿病，我非常同意，這是很正確的說法。

滋養我們腦細胞需要葡萄糖！至於從什麼地方找葡萄糖？一定不會是

腦細胞已經無法使用的葡萄糖，要找到替代品，腦細胞的替代營養就是酮體（ketones），腦細胞很歡迎酮體，椰子油含三酸甘油脂，椰子油中的三酸甘油脂吃進身體後，在肝臟中被代謝為酮體，這就是腦細胞的替代營養品！

瑪麗醫師在他先生的食物中加入椰子油，僅僅才兩個星期，他先生再去醫院做畫鐘測試時，進步是驚人的。三個星期後，她先生第三次去做智能畫鐘測試，成績又比上一次進步，這個進步不單是在智力上，連情緒和體力都有進步。

瑪麗醫師是傳統醫學的一分子，她清楚知道傳統醫藥的能耐，畢竟傳統醫藥能做的實在不多。瑪麗醫師出了一本書《阿茲海默症有救了！》，書中記錄了老公戰勝老人痴呆症的過程，台灣也翻譯了這本書。

泰達博士（Dr. Beverly Teter）是美國馬里蘭州立大學的油脂生化研究員，也是一位食用油專家，她說，很多年前，椰子油被劣評為含膽固醇高，但科學家後來又把這個說法推翻了，因為他們發現：膽固醇原來有兩種，一種叫 LDL，是壞膽固醇；一種叫 HDL，是好膽固醇，對健康非常好，而椰子油中的膽固醇是好的膽固醇。椰子油雖被平反了，可是在網路上與椰子油有關的資料還是不多，特別是中文的網站。

在美國，科學家發現自己從前錯怪了椰子油，怎麼辦？

泰達博士說：「他們放出了一條信息，說椰子油會增加血清膽固醇（serum cholesterol）。」草草的為椰子油平反，但這樣的解釋含糊不清，也沒有公開發表：「因為這個原因，人們對椰子油就一直誤解下去。」椰子油不但能改進膽固醇，泰達博士表示，椰子油在改善老人癡呆症病者的腦細胞同時，還對以下病症有效：帕金森病、肌肉萎縮症（ALS）、癲癇症（epilepsy）、腦退化（dementia）、甚至精神分裂和自閉症！

椰子油是腦細胞健康的福音，同時，椰子油是天然的抗生素，可以有效地殺滅細菌，又沒有副作用，不會傷害身體。

泰達博士說，天然椰子油和化學抗生素的分別，在於當椰子油遇到細菌的時候，椰子油會把細菌對身體的破壞力壓低，讓體內的免疫系統集中力量對付病菌；但化學抗生素，卻可能同時把病菌和白血球都殺死了。這樣就可以解釋，為什麼在服用抗生素和類固醇的時候，我們會覺得身體快虛脫了，因為這種化學原子彈是好人、壞人都格殺勿論的。

關於老人失智症，我要補充一下，牙齒補銀粉而汞中毒、口腔的牙周病也被發現與老人失智症有關，因此，更全面性的問題解決，會比僅喝椰子油更有效。

## 椰子油口腔油漱的奇蹟

椰子油的殺菌能力可以在口腔的油漱療法中一覽無遺，雖然這是印度的古醫療方法，但印度現代科學也開始著手研究了，這些科學研究資料要感謝布魯斯・菲佛自然醫學醫師把他們摘錄在《油漱療法的奇蹟》裡，造福許許多多的人。

第一份對油漱療法的科研刊登在《口腔健康與社區牙科》期刊上，主要是單盲檢視十位大學生為期四十五天的油漱對牙齦炎與牙菌斑的影響，結果牙齦炎超過一半以上改善了！比刷牙與漱口水強。對牙菌斑的改善達到 18 ～ 30% 的減少，與刷牙與漱口水的影響力相當，而且並未發現任何負面影響。

清奈一家大學則研究油漱對造成牙菌斑蛀牙的主因轉醣鏈球菌的影響，結果數量在一週與兩週後測試皆發現顯著減少，所以作者表示，油漱是對維持口腔衛生有效的方法。同樣類似的研究也在一家牙醫大學進行過，也獲得正向的結果，作者則推論油在口腔與唾液中可能產生一種輕微的皂化作用，進而產生洗滌的作用。

另一家大學也對有蛀牙的人做為期四十天的檢測，結果油漱有效地減少細菌滋長與黏著，細菌總量減少達 33%。

在學院派對油漱進行科研前，有一份報紙叫《安得拉喬蒂》即已經就其讀者做過問卷調查，在一千多名的回應者中，有 89% 說對一種或多種疾病有效，11% 表示沒有顯著改善。該日報因刊載了一位住在班格羅爾的退休軍官拉歐（Tummala Koteswara Rao）用油漱治癒了自己的長期過敏性噴嚏、感冒、食物性氣喘、睡眠不足、心悸、嗅覺與消化問題後，編輯們也開始使用，都獲得不錯效果，報紙因此連續三年每週都登刊油漱相關的報導，造成一股跟隨風潮。

話說回來，拉歐自己的妻子也因油漱治癒了多年的偏頭痛、靜脈曲張、潰瘍、關節炎、高血壓，與其他許多輕微症狀。

拉歐會進行油漱，是他當時在上順勢醫學課程時拿到一本介紹油漱療法的小冊子，從此他超過十二年的期間不斷寫文章推廣油漱療法，也到處演講，超過一千場次以上，聽眾來信超過一千人次以上，講述他們油漱的奇蹟療效。

二〇〇五年，印度塔米爾納杜邦的先鋒火柴工業提供一百多名女性員工免費的口漱油，進行為期二十五天的測試，結果 93% 的參與者表示有些改善，其中 56% 表示改善良多，只有 5% 表示沒有任何益處。其中有一名罹患糖尿病的員工，測試期間血糖改善到減少一半的用藥，後來繼續維持油漱二十天，血糖恢復正常，也停止了用藥。

油漱療法登上國際舞台，是一位阿育吠陀醫師卡拉克（F. Karach）在烏克蘭舉行的醫學會議中，跟一群腫瘤專家與細菌學家講述油漱療法的廣大效用，他也說自己的嚴重慢性血液疾病、關節炎都是靠油漱治癒的，現場的聽眾對這種簡單方法有驚人的療效非常懷疑，之後卡拉克醫師的演講在一九九二年刊載於加爾各答的一本醫學貿易期刊上，從此，兩千年前阿育吠陀醫學的經典《揭羅迦本集》與《蘇許露塔論本集》提到的油漱口，才再度被人們重視。

印度古籍裡提到以葵花籽油與芝麻油做油漱口，其實椰子油、橄欖油、苦茶油、茶籽油都是很好的選擇，若再加上有殺菌能力的精油，如丁香、奧瑞岡諾、尤加利、茶樹……更可以增強殺菌效益，營養素中以 Q10 輔酶對牙齦的保護效果最顯著。當然，清除掉對牙齦會造成發炎的銀粉（汞齊），也會有很良好的改善作用。

法國有機行星公司有出產一瓶漱口油，裡面加了許多藥草與精油幫助口腔衛生，我每天都用來油漱。

油漱療法的方法是：早上起床空腹時，是牙齒細菌含量最高時段，用二、三茶匙自我選擇的油含在口中，開始努力的在口腔每個部位漱口清洗，十五至二十分鐘最好，十分鐘以內效果比較不理想，若感覺口水太多或有痰必須吐掉，就吐掉，再含口油繼續油漱，不必重新計時，把混合油的唾液吐在衛生紙上丟掉，不要吐在下水槽或馬桶，以防將來油累積塞住管道，更不要吞進充滿細菌與毒素的油漱唾液混合液。

牙齦狀況差者，剛開始時應當油漱至少二十分鐘，甚至一天油漱兩次以上，通常以用餐前口腔細菌數相對高時油漱最佳。細菌也會釋放出毒素，這些毒素會損傷牙齦，進入身體後也會損傷其他部位。口腔的血管相對比其他身體部位密集，而且舌下血管也有與外界交換的能力，因此有些藥物是採舌下吸收的。既然能夠吸收，當然也就能夠釋放，所以油漱理當可以從舌下血管清洗出髒物。

在全世界回歸使用最健康的椰子油時，真的很感謝美國自然醫學醫師布魯斯・菲佛透過《油漱療法的奇蹟》一書，將古代油漱法帶入現代社會，並蔚為風潮。

## 椰子油還可以幫助解毒

椰子油的妙用還不僅止於腦部的健康，它還可以幫助解毒。

在一些動物實驗上，椰子油被發現可以紓解若干毒素。椰子油在研究中被發現能有效緩解的毒素有：乙醇、味精、亞硝基甲基尿素、對偶氮氧甲皖、苯并芘、重氮乙酰絲胺酸、二甲基苯并蒽、二甲基肼、二甲基亞硝胺、甲磺酸甲酯、四環素、鏈球菌內外毒素、葡萄球菌內外毒素、大腸桿菌內毒素、黃麴毒素。上述毒物裡有很多是致癌物喔！

椰子油還有一個發現非常重要：椰子油不會促進癌細胞的擴展，玉米油被發現會促進癌細胞的增殖，但椰子油不曾被發現有這種現象！

而且，母鼠懷孕時，椰子油也有保護胎兒免於被化毒毒害的作用！

椰子油實在太強囉！

做生酮飲食時，我發現自己不太能喝咖啡，因為太多咖啡因會激發飢餓感，所以我使用蒲公英與甜菜根做的替代咖啡做乳化的防彈咖啡，蒲公英與甜菜根兩者都是對肝臟有益的食物，所以更能幫助椰子油的解毒作用。

**服用椰子油要注意：必須是純鮮的、未氫化的，氫化油與反式脂肪一樣危險。買油的時候，註明是「精煉油」的也不好，精煉油是以化學精煉法提煉的油，它只能提供能量，但失去了營養價值。**

自上一個世紀以來，人類對這類油脂的攝取量已增加了兩倍，根據布緯博士（Dr. Johanna Budwig）的研究，這是一切心腦血管疾病、腦退化、各類慢性病、肥胖症和皮膚病、免疫系統衰退的主要原因。

每個成年人每天吃二至三湯匙的份量，是很安全的，我自己是把油直接混在飯中或淋在蔬菜裡吃；兒童每天可以吃半到一湯匙。一般保健需要攝取到三湯匙半的椰油、半個熟成椰子的新鮮椰肉、將近三杯乾燥的椰蓉或三百毫升的椰奶，才有足夠的中鏈脂肪酸來幫助腦部，以及幫助身體解毒。還有，別忘了一早起床就可以用椰子油做油漱，清除口腔中的污垢！

## 飲食小常識

### 兩道健康的椰子油食譜

**第一道是小孩子可以接受大量椰子油的食譜：**

把一根芭蕉研磨成泥狀，加入兩匙的杏仁粉與兩匙的椰纖（非常富含纖維素，高於七成），再加入椰子油攪拌混合至濃稠狀，香香甜甜的芭蕉杏仁泥很容易入口，大人也會很喜歡的！做生酮飲食者，要多限制芭蕉與杏仁粉的份量，因為兩者都含有許多醣分。

然後，我們也可以舉一反三喔！把芭蕉換成草莓、藍莓、桑椹、櫻桃、葡萄、燈籠果、蘋果、柑橘、枸杞……也是可行的！

把杏仁粉換成其他堅果或堅果醬也可以，我就曾經用開心果醬快快樂樂的取代杏仁粉。假若混合的過程發現油不太能與果泥融合，加一點卵磷脂當乳化劑即可。

**另一道海鮮咖哩食譜，是給記憶力衰退中的任何人：**

用椰子油將印度魚瑪莎拉（綜合香料之意）粉一大匙與薑黃粉一大匙、半茶匙黑胡椒粉，以及切碎的洋蔥用小火炒香，如喜歡加薑的味道，老薑去皮（印度古悉達醫學認為皮有毒）切成碎末加入。

再來加入有機椰漿或椰奶，煮到沸騰，再加入新鮮貨急速冷凍的小型魚，如丁香、鯷魚、沙丁、鯡魚、鯖魚……

喜歡香菜者，可以最後加入香菜末微微煮熟。

在印度或台灣的印度店裡，調配好現成的瑪莎拉粉很多種，針對蔬菜、魚、雞、肉類專用的，這個基本配方加上薑黃與黑胡椒，就可以稱為咖哩，沒有所謂的專一配方，每家的各種香料配比都可能不同。

■ 椰子油的健康好處比比皆是，越來越多的證據，逆轉之前因經濟與政治利益衝突而被貼上的惡名！而且它是油蕩不羈的生酮飲食最仰賴的基底油。

# 第六章
# 油蕩不羈：油滋滋的生酮飲食

我自己力行傳統飲食與低過敏原飲食，攝取不少飽和脂肪酸與輪替食用許多有機好油，特別是來自椰子油與澄清奶油的飽和脂肪酸，以及依照季節食用適當的各類冷壓有機好油，偶爾也來杯蔬果汁與做咖啡灌腸，也不拒絕紅肉、肥肉，但總覺得身心健康還有不足之處。

雖然我自認已經懂得很多有關食療法與油脂的功效，例如，很早就不信所謂的膽固醇理論、動物飽和脂肪酸是造成膽固醇升高的壞油，也很早知道反式脂肪酸才是最醜陋、最邪惡的脂肪，以及很清楚醫學講所謂紅肉與動物油是血管阻塞的禍因等醫學謬論，但腦袋瓜還是有營養醫學殘留的少油觀念餘毒。

最近在看完吉米・摩爾講究科學性的《生酮治病飲食全書》，以及戴夫・亞斯普雷充滿自我實驗性的《防彈飲食》兩本健康書，我立刻進行早上一杯加入中鏈脂肪酸（MCT）的防彈咖啡，也更進一步減少碳水化合物與蛋白質的攝取，並全面性增加飽和與單一不飽和脂肪的攝取，原來我唯獨欠缺的，就是沒有持續吃足夠好的油脂。

短短幾個月的高脂生酮經歷，確實讓我驚艷不斷，我有兩三個禮拜出現幾天至清晨無法入眠的稀有現象，後來才知道這是晚上攝取大量中鏈脂肪酸的提神效果，因為當時我並沒有使用咖啡，而是替以無咖啡因並烘焙過的蒲公英與甜菜根所製的替代咖啡。我也有其他好轉反應，做桑拿排毒時，又出現汗水夾雜黑灰色汗滴。身體流出有味道的汗水，需要大量補充水。有時會累，但休息之後精神更好。心情比之前更顯著的穩定，血糖起伏會影響我的情緒，但現在這種現象幾乎完全消失無蹤了！

吉米在書裡提供許多深入簡出的說明，讓生酮飲食很容易上手，特別是對碳水化合物與蛋白質攝取量的多寡，以及如何進一步更科學化的使用檢測工具讓自己真正進入酮症，徹底執行生酮飲食，不要被酮酸中毒一說嚇唬住。

我要說明的是，我個人認為防彈飲食是一種比較嚴謹的生酮方法，它的長處是可以避開很多會破壞生酮的食物地雷，而且對癌症病患而言，蛋白質的攝取量不能超過 10%，因為高蛋白質會促進腫瘤生長，甚至是動物乳酪蛋白，會比植物性蛋白更強烈引發腫瘤生長。根據戴夫的研究，防彈飲食比一般生酮飲食更反對牛乳與乳製品，甚至提及有四成的乳酪檢查出有黴菌污染，而且乳酪也含較高量的酪胺，會造成偏頭痛，明顯地與防彈飲食提升腦力的初衷是相牴觸的。

而戴夫除了發明防彈咖啡的貢獻外，更深入指出許多會破壞酮症的食物陷阱，如食物過敏原、黴菌毒素、反營養素等等。

我很讚賞吉米與戴夫兩人的實驗精神，拿自己當大白鼠做好幾個臨床實驗，來驗證觀點的對錯與否。《生酮治病飲食全書》與《防彈飲食》這兩本書是一步一步引導勇者實踐自救方法的絕佳經典！

## 生酮飲食的減重效應

吉米三十二歲時重達一百八十六公斤（二〇〇四年），幾件事讓他決心減肥：自家人肥胖與心血管問題、被學生嘲笑、腿無法負擔體重攀岩當眾出糗、岳母送瘦身書當聖誕禮物讓他很受傷。於是，他從二〇〇四年一月一日開始實施阿金飲食，前幾個星期很難熬，再來就比較能適應，第一個月減重十三公斤，第二個月又減十八公斤，一百天以後共減重四十五公斤。吉米最後總共減少了八十一公斤（一百八十磅）。

戴夫也是肥胖到病痛多多，雙手虛弱無力、臉浮腫、下巴重重、有咪咪、鮪魚肚，為了改善自己的多種症狀，他費心以自己做了很多實驗，找出自己的病痛從何而來，他也是找到生酮飲食來讓自己減肥、長肌肉，然而，他還發現了黴菌污染、反營養素、組織胺，以及一些關鍵荷爾蒙對身心的影響甚鉅。他自己減掉了四十五公斤的重量，而且十年間維持著體重沒復胖。

近年來，紐約市的羅伯特・阿金（Robert Atkin）醫師是最早推廣生酮飲食者，但低碳高脂的阿金飲食並未具體提出增加所有酮體種類的控制方式，執行者既可能、也不可能達到足夠的酮體進入酮症，況且想達到酮症會因人而異，要真正達到酮症，需要測量酮體值。

阿金醫師自己是心臟科醫師，年輕時飽受肥胖影響，後來從一九六三年威斯康辛大學兩位醫師發表的文獻裡，得知低碳水化合物飲食的成功減肥試驗，他將之稍加修改寫成文章，最後寫成書，刷了二十八版，賣了上千萬本。

一向支持低脂飲食的主流醫學，對阿金醫師的高油飲食方法極盡全力地攻擊，對他商業上的成功，嫉妒地宣稱他是快速吸金的醫師，而且媒體也極盡負面的報導與攻訐，為什麼呢？

先說說與阿金醫師完全相反的低油飲食支持者迪恩・歐寧胥（Dean Ornish）醫師，他曾上過《新聞週刊》雜誌的封面人物，是媒體的寵兒，不過阿金也上過《時代雜誌》的封面，兩人其實都因出版過暢銷書而致富，兩人辦公室分別座落於東西岸富有地區。

東岸紐約市的阿金醫師跟西岸加州的歐寧胥醫師不僅代表兩個飲食極端的方法，也具有截然相反的人格特質與外觀，相較之下，阿金醫師顯然形象較差，且公關能力更不足，並且阿金醫師攻訐美國醫師學會，又自稱自己成效很好，但沒空整理檔案，歡迎大家來研究他的案例，當然沒人會去翻閱。歐寧胥則強調其臨床結果，幾近全素的低脂飲食搭配瑜伽、團體互助、讓實驗者的血液循環有顯著改善，許多美國醫療保險也後來據此給付費用。兩位醫師在電視上的一場公開對話，很明顯並未為阿金醫師贏得更多的專業支持。在一個注重形象的世代，減肥有效的阿金多油飲食，終究敵不過歐寧胥低油飲食整齊乾淨的雙白領階級形象。

後來只有一個人去檢視阿金的檔案，他就是魏斯特曼（Eric Westman）醫師，吉米非常推崇這位醫師，他是一位不會畫地自限的新生代營養學家。魏斯特曼醫師後來與幾位大學教授一起執行臨床實驗，檢視阿金飲食、地中海飲食、美國心臟病學會推薦的飲食，結果阿金醫師的飲食拔得頭籌，心臟病學會的少油高碳水化合物飲食效果最差，阿金飲食顯然可以治療心臟病（與大魚大肉引致心臟病的印象完全相反），以及可以減重的事實，至今還是不能被主流醫學很多菁英分子接受，畢竟他們太深信過去六、七十年證據薄弱的「脂肪一心臟假說」，也無法承認自己迷失多年的謬誤。

總之，生酮飲食可以減重是絕大多數正確執行者無可置否的共同療效。台灣生酮飲食最大的網路社群——酮好社團——的酮學們有很多減重案例，包括版主撒景賢先生本人。

## 什麼是生酮飲食？

生酮飲食就是一種攝取高量脂肪與低量碳水化合物的飲食，讓身體從葡萄糖轉變成以酮體為優先的能量代謝型態，沒有葡萄糖時，身體會以脂肪分解成酮體，做為細胞發電廠粒腺體的克氏循環能量來源，生產 ATP 能量以供細胞利用，今天醫學已經發現很多疾病都有粒腺體無法完全燃燒葡萄糖的缺陷，所以當酮體變成粒腺體的替代能量來源時，細胞往往有再度被活化的功效，疾病也因而獲得改善。

生酮飲食最早在上世紀二〇年代巴爾的摩的約翰赫金斯醫學院，即專門用來治療小孩癲癇，此飲食法是有其學理基礎與現實效果的。現今發現可以治療第三型糖尿病——老人失智症，以及更多疾病，包括癌症。

在歐洲，德國現今正風行粒腺體療法，原因是許多疾病可以因促進粒腺體生產 ATP 能量，而獲得健康改善的益處，雖然 NADH 可以提供粒腺體能源，但可產生酮體的中鏈脂肪酸更是物美價廉的替代能源。

吉米建議，真正的生酮飲食脂肪與蛋白質加碳水化合物的攝取量約為四：一的比例。愛斯基摩人的因紐特族大量（80%）食用脂肪長期活在酮症中而無健康憂慮。散佈在科學文獻裡的片段資訊，更指出人類是比其他動物更能生酮的物種。

駭客戴夫有更精確的建議，脂肪要占每天攝取的卡路里的 50 ～ 70%，雖然還有一說更高達 90%，但沒活在南北極，應該不需如此極高量的脂肪。戴夫認為男性每天應該攝取一百二十至一百五十公克的脂肪，女性每天應該攝取九十至一百二十公克左右的脂肪。學學吉米與戴夫，用自己的身體試試看最適合自己的量是多少吧！

根據中華民國能量醫學學會副理事長潘忠興醫師的解說，只要不是第一型的糖尿病患或是重度酗酒者，不必擔心「營養性」生酮飲食會產生酮酸中毒的現象。至於生酮飲食可能因酮體產生血液酸鹼值變酸的腎結石副作用，個人建議多攝取草酸與植酸較低的蔬菜或各式萵苣生菜，來預防與減輕負擔。

吉米可能是全世界唯一每天檢測自己的血酮、血糖、體重兩次，為期一年的超強毅力者，雖然他當時採阿金的高脂低碳飲食，但未進入酮症，卻在二到六週適應了高血酮狀態後，即獲得了能夠控制飢餓感、能夠斷食、能夠維持血糖穩定的驚人效果，膽固醇與發炎指數皆改善，即使在斷食期間，運動表現也有所改善，最後身體 BMI 數值是脂肪降低、肌肉增加。

學會的另一位副理事長羅仕寬醫師在執行將近二十天的高脂低澱粉飲食後，也發現運動體能大為增加，執行的前幾天確實有拉肚子的好轉現象。

吉米指出，無法成功實行生酮飲食的五個常犯謬誤是：攝取太多蛋白質、只使用尿液來檢測酮體值、沒有攝取足夠的飽和與單元不飽和脂肪酸、吃太多或進食頻率過高、無法穩定血糖值（血糖一升高血酮就降低）。

他發現其他干擾生酮飲食的因素包括：服用藥物可能影響肝功能，減緩酮體產生速度，慢性壓力與缺乏睡眠，熱量太少或過高，還有許多無形因素都會減少酮體產生。

但是，吉米被批評說他還是胖與不健康，我覺得吉米很可能沒有像戴夫一樣，剔除掉他所有的食物過敏原與生酮干擾物。

## 什麼是酮體？

不要幻想酮體是裸體的人體！

主要的酮體是羥基丁酸，而呼吸中測到的酮體是丙酮，尿液中的酮體是乙酰乙酸。

而根據很多推斷，舊石器時代的先祖在食物缺乏時，便需要靠酮體存活下來，不僅人類從出生開始就有酮體在健康上扮演重要角色，因紐特人更在冰天雪地裡了解脂肪對生存的重要性。

在醫學上，生酮飲食也被採用來治療癲癇，雖然酮體對肌肉、心臟、肝臟、腦不是較優良的能量來源（葡萄糖才是），但在低糖下，身體可以轉換成以酮體為主要能量來源的運作模式。

最新資訊顯示，動物與人類（甚至兒童）都能進入酮症提升代謝，人類更是狂，所以沒有原始人是肥胖的，因為他們採取低碳水化合物飲食，食用魚與肉。

現有新技術可以檢測尿液（最便宜方便）、血液（更準確但較貴）、呼吸（反應血酮值）中的酮體值，在家檢測酮體值是未來趨勢，而且檢測技術也不斷改良中。

表 6-1 各種酮體檢測的優缺點

尿液檢測

| 優點 | 缺點 |
| --- | --- |
| 最便宜的 | 只能檢測出乙醯乙酸 |
| 簡單，實驗棒檢測（美國藥局有賣） | 適應酮症候，尿液酮體可能消失 |
| 反應快，十五秒變色 | 無法檢驗出長期維持的酮症 |
| 尿有酮體證實處於酮症 | 沒有酮體可能也處於酮症 |

血液檢測

| 優點 | 缺點 |
| --- | --- |
| 最精確的 | 檢測試紙較昂貴（2-6 美元） |
| 數位顯示（Precision Xtra），清楚明確 | 需網路購買 |
| 檢驗的酮體是身體使用當燃料的 | 針刺指尖取得血液 |

呼吸檢測

| 優點 | 缺點 |
| --- | --- |
| 相當簡單，隨時隨地可以進行 | 尚未大規模販售 |
| 檢測到丙酮，與血液的羥基丁酸有關 | 目前尚無呼吸酮體與血酮的轉換標準 |
| 非侵入性 | 須持續吹氣十至三十秒 |

（註）呼吸酮體檢測儀是 Kekonix 與 Invoy Technologies 正在研發的機器。

我建議想執行生酮飲食者，應該找有實踐生酮飲食的醫師來諮商，甚至追蹤自己的血糖與血酮指數變化，郭葉璘醫師會是一個很好的對象，網路上還有很多專家做心得分享，酮好社團也是可以避免嘗試錯誤的入門處。

駭客戴夫則因為自己切身的身心問題，而發現其他的干擾生酮飲食的因素。像穀類與咖啡不僅遭受黴菌污染而含黴菌毒素，穀類也因含太多澱粉而影響生酮。

這些黴菌毒素會造成腦霧干擾血酮產生。黴菌毒素也會減少血管活性腸肽（VIP）的生產，當血管活性腸肽不足時，血糖、胰島素、瘦素都會升高，讓人開始想吃甜食。

還有很多食物含有凝激素、植酸、草酸等反營養素，也會干擾生酮。我在《有機誌》雜誌曾經就此類物質問題與食物過敏的議題有更深入的探討。

荷爾蒙系統中，脂肪細胞分泌的瘦素會抑制食欲，凝集素導致瘦素抗性，吃太多果糖會誘發身體產生太多三酸甘油脂，進而導致瘦素抗性，至於防彈間歇性斷食，則可以恢復身體對瘦素的敏感度。

所以，吃太甜的水果不利於生酮飲食，我發現自己有時候餓就隨手抓一些水果吃，但就是無法達到飽足。

再者，組織胺也會引致問題，在食物中最常見的組織胺主要來源是大豆發酵食物，特別是醬油，也會干擾生酮。德國整合醫學醫師會以分解組織胺的酵素來分解組織胺，減輕健康干擾。

腸道的細菌跟生酮也有關聯。肥胖者體內有過多的厚壁菌門細菌，包括優格和多數益生菌補品的乳桿菌屬細菌，而導致肥胖的厚壁菌門細菌會受中鏈脂肪酸抑制，特別是八碳的辛酸。

天生瘦的人體內則有較多的擬桿菌門細菌，目前沒健康補充品含此類細菌，但多酚類物質是擬桿菌的益菌生，咖啡提供了最豐富的多酚，巧克力也富含多酚。

提供腸黏膜所必需的營養素也是增強抵抗壞菌的方法。腸黏膜是體內唯一可獲得兩個（腸道與血液）營養素來源供給的組織，大小腸黏膜的營養供給超過一半來自腸道面。

丁酸參與控制大腸細胞複製，缺乏時，細胞複製減緩，漸漸造成腸道萎縮，終至腸露。

每天有 30% 的短鏈脂肪酸由大腸菌叢製造，其比例是，醋酸五十五：丙酸二十：丁酸二十。

短鏈脂肪酸的丁酸與麩酸胺也是維持腸道健康的必備營養素，麩酸胺是很多種腸粉的主成分，天門冬酸也是保持小腸健康的營養素之一。短鏈脂肪酸不足之處，油草飼奶油可以獲取補充。

表 6-2 腸道中各類脂肪酸的比例

| | 葡萄糖 | 麩胺酸 | 丁酸 | 天門冬酸 | 醋酸 | 丙酸 |
|---|---|---|---|---|---|---|
| 十二指腸 | 30% | 60% | | 10% | | |
| 空腸 | 20% | 70% | | 10% | | |
| 大腸 | 5% | 5% | 60% | | 20% | 10% |

既然短鏈脂肪酸是由大腸菌叢製造，所以多吃纖維素可以讓益生菌發酵。纖維素可製造短鏈脂肪酸維持腸道酸性，保持腸道健康，所以一定要吃蔬菜喔！

我在攝取高量飽和脂肪酸後發現排毒反應加劇。原來，排毒功能可藉由攝取高量的飽和脂肪來達成，因為飽和脂肪會促進膽汁分泌，而有助脂溶性毒素的排泄，同時減少會抑制膽汁分泌的毒素。蔬菜的纖維素則可以幫助吸附含毒素的膽汁。

結果，多吃奶油、少吃水果、多吃菜，居然變成讓自己活力登峰造極的準則，真是跌破許多營養專家的眼鏡，更超乎我自己的預料。

## 生酮飲食的關鍵

進入酮症的首要關鍵，在於檢測自己的碳水化合物耐受度，每個人的碳水化合物耐受度不一樣，建議最初每日僅攝取二十公克的碳水化合物，接著每天增加五至十公克，當酮體值下降時，即恢復之前的碳水化合物攝取量。

肥胖或罹患糖尿病者往往對碳水化合物較為敏感，假如攝取二十公克碳水化合物卻無法產生足夠酮體，請再減少碳水化合物與蛋白質的攝取量，並檢驗三酸甘油脂值，目標是降下到一百以內，做為判斷碳水化合物的耐受度。

如有可能，請買血糖機經常測自己的血糖值，飯後兩小時內，每半小時測一次。

請注意哪些食物含碳水化合物（有些堅果與豆類其實澱粉含量滿高的），以及注意含果糖太多的水果，它們會顛覆酮體的產生，酒（精）也是會顛覆酮症，身體如產生對碳水化合物的渴望時，可以多吃一些高脂肪食物，如萵苣生菜包有機澄清奶油或喝碗大骨頭湯、吃大骨頭裡的骨髓。

單獨飲用咖啡與茶也容易造成飢餓感，咖啡灌腸也是同樣會產生飢餓感，所以執行生酮飲食的時候，自己要調整飲食與改變灌腸的作息。

生酮飲食並非高蛋白質飲食，減少蛋白質攝取量是另一個重要關鍵，這也是阿金醫師忽略掉的重點。假如你對碳水化合物敏感，蛋白質的攝取也應該減低。

蛋白質攝取過多會促進糖質新生干擾進入酮症，製造酮體所需要的蛋白質遠低於你的想像。阿金醫師由於未確切測量病人的酮體，所以認為大量攝取蛋白質（大口大口的吃肉）對產生酮症無礙，其實他誤判了！

另一方面吉米告誡說，蛋白質要控制在跟碳水化合物一樣的二十公克內，我知道很多人容易誤解一天只能吃二十公克的豬肉，所以還沒嘗試就已經放棄了！

其實這是錯誤的，豬肉一般只含 11 ～ 25%的蛋白質，若以 20% 做為平均值，意思是一個人可以攝取一百公克的豬肉才達到二十公克蛋白質的攝取，豬肉還含大量水分與顯著份量的脂肪，五花肉會比梅花肉好，豬油拌飯顯然應該恢復無罪之名。我建議採用天和海藻豬、活菌豬、蓮貞豬……等無毒安全的肥肉部位。

但注意囉！二十公克的未煮過白米，可是道道地地百分之百的碳水化合物喔！還有，堅果類也要注意查看碳水化合物與蛋白質的含量，像我使用的未加糖（南）杏仁粉雖然含有豐富的油脂，但一半是碳水化合物，20% 才是蛋白質，30% 是油脂。

做生酮飲食時，雖然降低碳水化合物的攝取，不過不能長期完全不攝取碳水化合物。戴夫發現，如果完全不攝取碳水化合物，長期會有一些不良的反應，如眼睛乾澀、睡眠品質不佳、甲狀腺損傷。戴夫還建議，要吃醣類與澱粉時，以晚餐為上策，因為澱粉會產生血清素，血清素進而轉化成褪黑激素可以幫助睡眠。

一般人使用大量的椰子油來進入酮症，但所需時間較長，戴夫發現，早上加入中鏈脂肪酸 MCT 與草飼奶油的一杯防彈咖啡，可以讓身體迅速製造出一些酮體供腦部使用，而且若攝取到一些不必要的碳水化合物時，身體還不會完全關閉脂肪燃燒的生理作用，所以添加中鏈脂肪酸，可以在執行生酮飲食時比較寬容些。

前面提過飽和脂肪酸有至少三類，低鏈、中鏈、長鏈（含非常長鏈）。大自然中，含長鏈脂肪酸的食物（肉類與許多油種）遠多於中鏈的（椰子油與棕櫚油），中鏈的又多於短鏈的（奶油）。長鏈飽和脂肪酸吃多了容易膩，所以中鏈脂肪酸含量最高的椰子油就變成最適合促進達到酮症的油源。但是戴夫發現，濃縮的中鏈脂肪酸比椰子油更容易引致酮體的產生。

中鏈脂肪酸當中，以八碳的辛酸轉化成酮體效果最好，十碳的葵酸次之，十二碳的月桂酸與椰子油則無法如此快速，有時候要幾天或超過一週才能出現酮體。況且，若吃進過量的碳水化合物或蛋白質時，辛酸依然可以產生酮體補拙，延續身體燃燒脂肪的作用。可以說，駭客戴夫協助了我們可以更容易地待在酮症中。

草飼（澄清）奶油裡的短鏈脂肪酸丁酸又可以幫助腸道細胞更健康，防止毒素被大腸腸壁表皮細胞再回收，還可以讓體溫升高促進代謝、改善粒腺體功能、減少腦部發炎、增加腸內益生菌數、增加對胰島素的敏感度達 3100%。所以，早上的防彈咖啡可不能免掉奶油。

低碳高脂飲食被視為極端，但事實並非如此。很多醫護人員誤將酮症與酮酸中毒混淆，認為只要體內出現多量酮體，便是有害健康的。酮酸中毒是高酮體與高血糖值同時存在的有害狀態，高血糖值來自攝取太多醣類，包括葡萄糖、果糖、乳糖，以及會分解成葡萄糖的澱粉。

其實，已經有案例顯示，連第一型的糖尿病血糖控制得當時，也可以因生酮飲食而改善。

**真正的酮症狀態是大量酮體與低血糖值同時出現的現象**，酮症促進身體從葡萄糖燃燒轉換成脂肪燃燒，處於酮症是正常的新陳代謝狀態，假如你面臨體重或健康問題，可以考慮進入酮症，讓身體以酮體為能源。

由於防彈咖啡與生酮飲食的普遍流行，一些營養師針對生酮飲食做出了警告，我相信這一批人是跟不上科學新知的保守派。主要的健康權威人士與健康機構都反對生酮飲食，他們還處於迷思狀態，不要再問他們的意見了，打一杯防彈咖啡給他們喝喝看再說吧！

## 飽和脂肪酸無罪！

阿金飲食或低碳飲食吸引了新一代的研究者探究，史蒂芬・菲尼（Stephen Phinney）與傑夫・弗列克（Jeff Volek）都是運動家，他們的興趣是以飲食達到體能巔峰的表現，運動選手通常會吃高脂肪、高蛋白、低碳水的飲食，讓肌肉發展最大化。菲尼測試馬拉松選手在比賽前一晚吃很多碳水化合物與幾近無碳水化合物攝取情況下比對選手的表現，結果後者表現更佳，謠傳的碳水化合物有益比賽假說頓時破滅。

弗列克從二〇〇〇年開始執行超過十五個控制良好的小型實驗，他發現阿金飲食導致好膽固醇升高、三酸甘油脂、血壓、發炎指數降低，血管舒張能力增加。

我發現印加帝國使用的超級食物（營養素豐富的）瑪卡也有健身的功能，

所以很多運動與健身者會使用它。因此，我把瑪卡粉結合生酮飲食的椰油做成抹醬或油布丁食用，感覺一直瘦瘦的自己變強壯了。

雖然高脂低碳飲食的成效顯著，美國國家衛生研究院還是不願以經費支持研究，菲尼與弗列克得找後門，從美國國家衛生研究院另類醫學部門獲得經費進行研究。

此外，魏斯特曼醫師則發現阿金飲食對控制糖尿病非常有效，有效到不需服藥，但美國糖尿病協會依然基於糖尿病患有高心臟病風險，而堅持建議病人採用低脂飲食。

**低碳高脂飲食可以是健康的，想要產生酮體就要攝取脂肪，脂肪是讓人感到飽足的關鍵，而且你需要攝取的脂肪量是比想像中來得高**，每一位北極探險家都知道脂肪的好處與乾糧（高碳水化合物）的壞處，一些傳統農夫也知道餵動物穀類就會迅速讓牠們肥胖。所以，低脂飲食是錯誤的觀念，認為脂肪有害也是錯誤的醫療觀念，兩者背後並無足夠的科學證據去支持。

脂肪並非敵人，而是朋友啊！許多原始部落的傳統飲食根據普萊斯牙醫師的環球探訪研究結果，都是高脂飲食，而且以飽和脂肪居多，不飽和脂肪占少數。

脂肪導致肥胖與少油少鹽才是健康飲食是錯誤的觀念，我們由此慢慢地了解了低脂飲食的問題所在，再來的一、二十年，科學將會持續證明穀類並不是人類優良的食材，而且澱粉轉化而來的血糖過高，反而沒辦法促進身體燃燒脂肪。

一九九八年塔夫茨大學愛麗絲・李奇坦斯丁（Alice Lichtenstein）教授與同事檢視了歐寧胥與其他相關低脂飲食的證據，發現將脂肪減至 10% 或更低時，好壞膽固醇都降低了，但最糟的是，三酸甘油脂升高了，有時增加可高達 70% 之多。李奇坦斯丁博士結論說，「低脂飲食可能不適合老人、孕婦、幼童與第二型糖尿病患，以及高三酸甘油脂者與對碳水化合物不耐者。」

最近被稱為「營養界愛因斯坦」的坎貝爾（Colins Campell）榮譽教授到

台灣演講，他說由於我們對營養的錯誤認知，造成了個人健康問題、醫療支出、不必要的暴力、政策與政治的利益交換、不正確研究設計與解讀研究結果，也對環境產生惡化的不良後果。

他用自己的喝牛乳成長背景來指出這些謬誤：如國家政策鼓勵餵食含豐富蛋白的牛乳給營養不良的小孩，甚至添加含氮的 biuret 在乳牛的飼料中。坎貝爾在野外研究意外觀察到，菲律賓高蛋白攝取的富有家庭有更高的肝癌發生率，然後經過老鼠實驗，證實了這樣的因果關係。老鼠實驗採用的蛋白是乳酪蛋白，但改用大豆或小麥蛋白卻無此效。坎貝爾認為乳酪蛋白可以代表所有動物性蛋白，但我認為這是一個敗筆，因為對人類而言，牛乳蛋白與其他動物蛋白是不一樣的。

因為從人類功能性醫學而言，檢測結果並不會支持這樣的動物實驗解讀論點，很多癌症病人停止小麥與麩質製品的食用後，癌症逆轉及疾病症狀的改善反而都增強了！

其次，田裡的老鼠可不可以很容易消化小麥、黃豆蛋白呢？老鼠可不可以代表人類呢？

坎貝爾的第二個敗筆在於，這些蛋白都是從全食物裡被抽取出來做動物實驗的，所以也不符合他自己在強調的全食物概念，因為老鼠不會在野外單獨長期吃大量的乳酪蛋白。

坎貝爾舉例說胡蘿蔔素的補充反倒對吸菸者有害無益，維生素 E 補充對攝護腺癌也無益，說明單獨營養素的補充與全食物的攝取是不一樣的。但反過來看，單獨比對蛋白質來源對疾病的關係，不也是斷章取義嗎？

我們絕不是反對全食物概念，而是支持個人化的全食物飲食，甚至鼓勵病人採用「超級」食物。況且不論是植物性或動物性的食物，絕不是抽取出來的單獨營養素。葛森療法是低蛋白飲食，但有小牛肝汁做為蛋白質的主要來源，以及許多肝臟蘊含的多元營養素，包括脂溶性維生素。

高蛋白飲食超過 10%，會促進腫瘤發展，西方國家的蛋白質一般攝取量都超過 12%，所以真正生酮飲食不是採用高蛋白飲食的方法，更嚴謹的生酮飲食也不會採用牛乳、乳酪、乳製品做為高油脂的來源，這樣才會有更好的逆轉腫瘤機會。其實，戴夫的防彈飲食並不支持乳製品的使用，可是坊間很多的生酮飲食執行者卻吃很多乳酪。

坎貝爾認為素食與維根飲食的油脂可能高達 30% 還是太高，不是他推崇的，他主張的全食物飲食概念只含 10% 以內的油脂、糖類與植物蛋白。上面我已經引述李奇坦斯丁博士所做的結論，「低脂飲食可能不適合老人、孕婦、幼童與第二型糖尿病患，以及高三酸甘油脂者與對碳水化合物不耐者」。

但從坎貝爾的外表看來，我認為他可以多攝取油脂，特別是好的油脂，不僅會抗老化，給他更年輕的相貌。至少低蛋白與低糖類，我則是舉雙手贊同，甚至多醣類澱粉也應該低量。

我贊同坎貝爾對現代藥物學與醫學的作法，就是看到不喜歡的生理反應就發明藥物抑制這個反應，但卻產生許多副作用，甚至長期使用後產生抗藥性，並且變成無藥效。**藥物應該是急救使用，營養或食物才是長期的健康用藥**，有多重作用且無副作用。全食物的食用提供完整的營養，所以完整性的營養觀是提供多元營養、多種作用、多種疾病逆轉、多種健康改善。

## 斷食（間歇性）幫助進入酮症

斷食有助增加酮體的產生，酮體值的高升是斷食的自然反應，所以間歇性的斷食是很好的健康促進策略，你不需要完全斷食多日（飢餓性酮症）就能享受斷食的好處。斷食有害也是錯誤的觀念，實際上非常有益。

戴夫發現，早餐用防彈咖啡幫助酮體產生，然後在六小時內吃完中餐與晚餐，身體就至少有十六個小時是處於斷食的狀態，這種斷食會幫助身體更容易進入酮症。

絕對沒有一天一定要吃三餐這回事，不管一天吃幾餐，每一餐都是重要的，餓了才吃，渴了才喝，這是主觀的判斷，自己要用身心去感受，吃多少與何時吃都是自己可以決定的事。

## 生酮飲食可治病

生酮飲食傳統用於治療癲癇、第二型糖尿病、減重、心血管疾病與新陳代謝症候群、多囊性卵巢症候群、躁鬱症、胃食道逆流與火燒心、非酒精性脂肪肝。

近來則用於治療阿茲海默症、帕金森氏症、失智症、思覺失調症與其他精神疾病、嗜睡症與其他睡眠問題，以及提升運動表現。

證據尚需更多證實，但已有案例支持生酮飲食有效的疾病是：癌症、自閉症、纖維肌痛、慢性疼痛、偏頭痛、創傷性腦傷與中風、牙周病與蛀牙、粉刺、視力、漸凍症、多發性硬化症、亨丁頓舞蹈症、老化、腎臟病、腿不寧症候群、關節炎、脫髮與掉髮、葡萄糖轉運蛋白 1 缺乏症候群。

二〇一七年十一月我受邀至美國巴爾的摩演講，會議議程將有美國的波斯頓大學生酮飲食專家湯姆斯・西夫利得（Thomas Seyfried）教授蒞場，他連四期的惡性腦腫瘤都可以用生酮飲食救回來了，年底的大會也有更新的訊息與案例分享，而且芝加哥著名的整合醫學大師馬可拉（Mercola）也在他的人氣網站與電子報為西夫利得教授募款，進一步做實驗了解生酮飲食。

## 生酮飲食適合哪些人？

在生酮飲食期間，沒有攝取足夠的鹽分可能會讓你感到飢餓，以及肌肉痙攣。所以，要補充鹽分，特別是早上低鹽時刻（戴夫的建議），鹽裡面的氯離子與氫離子結合會產生胃酸，可幫助蛋白質與脂肪的消化。

進入酮症時，可能會頻尿，所以也要注意其他礦物質的攝取，人道飼養的動物的大骨頭湯是非常受推崇的飲料與礦物質來源，素食者就要熬煮低澱粉的蔬菜高湯了。

葛森療法裡，希波克拉底湯在去除馬鈴薯後，也是素食者一個好的礦物質高湯的起點。葛森療法裡的低甜度、高鉀低鈉蔬果汁也是補充礦物質的選項，下午時分是補充的上選時段。

素食者若未攝取足夠脂肪，便很難進入酮症，但絕對不是吃素就無法做生酮飲食，但要花費更多心力去找出可食用的食物，印度與印地安人的優良素食飲食是值得去研究的。

苗條的人其實不用擔心生酮飲食會進一步減輕體重，我自己就覺得比未做生酮飲食前身體結實多了，可惜我沒有測量體重的習慣，因為一生都沒有肥胖過。

酮流感是進入酮症初期的好轉反應，幾週就會消失。症狀包括頭痛、頭暈、脫水、便祕、疲勞無力，兩至三週以後就會消失，加速解決的方法是，喝幾杯大骨頭湯或葛森療法的胡蘿蔔與青蘋果汁，以及灌腸與多休息，或進行比較密集的皮膚流汗排毒。

生酮飲食對癌症病人有幫助嗎？

歐洲、美國、日本、台灣都已經開始累積生酮飲食治療癌症病症的多個案例，能量醫學學會的會員王修平醫師就評論說：「生酮飲食比葛森飲食對癌症病人要來得人道多了，一天十三杯的蔬果汁非常人可以做到，一天喝三次油則容易多了。」

二〇一七年十月十五日，中華民國能量醫學學會在北投的一個廚藝教室召開了一場與眾不同的營養醫學的研習會，討論生酮飲食（謝旺穎醫師）、葛森療法（許素貞博士）、傳統營養飲食（陳立川博士）、低溫烹飪與生食（劉子寧老師）、低過敏原飲食（鄭中一醫師）、自然農法與疊菜（陳慧雯理事長）等多種食療法的原理與實踐（另有台灣精品咖啡協會前理事長陳若愚與璞園有機店主黃火盛老師），報名參加者相當踴躍，顯然有這種需求的存在。

## 為生酮飲食加油！

我自己最近在執行生酮飲食的時候，先油蕩不羈地增加油脂的攝取，以中鏈飽和脂肪酸與單一不飽和脂肪酸（橄欖油與苦茶油）為主，先不改變平常的飲食，等油脂攝取量舒服的增加到身心可以適應的階段，再開始認真執行低碳、低蛋白質飲食。我從傳統飲食吃動物內臟與魚的營養特色著手，結果發現，只需三兩片乾淨無毒的豬肝或豬心就有飽足感，吃的份量比吃瘦豬肉還要少，有時候一天只吃一餐就可以度日了！而且，因經常喝大骨頭湯而無抽筋的現象。

有時候我的早餐就頂多是一杯蒲公英與甜菜根替代咖啡，加上一大匙椰子油，以及各一小湯匙的中鏈脂肪與草飼澄清奶油的陳式防彈咖啡，要喝駭客使用真正的咖啡做的防彈咖啡也可以，慎選安全無毒、沒有黴菌污染的咖啡即可。

執行傳統飲食也因此讓我感覺到，真正的葛森療法有喝小牛肝汁，可以讓病人血糖更穩定，但現在台灣執行葛森療法完全無法喝到小牛肝汁，頂多以小牛肝汁萃取膠囊替代，另外很多癌友把葛森療法當素食飲食，這樣很可能會出現攝取過多澱粉與醣類，造成血糖的不穩定。我覺得這一點是葛友要去認真檢視的，畢竟血糖不穩定，對任何疾病都無益處。

動物的腦、心、腎、肝，雖然口感都很不一樣，但在成分上，很多比例都是脂肪，只是脂肪的類別非常不一樣，所以自古就有吃肝補肝、吃腦補腦的說法，這是正確的。聰明的狐狸抓到雞先吃雞頭補腦養睛。因此，人道飼養的無毒動物是這些內臟的最佳來源。

我最近在完成本書有關各式各樣油品的書稿時，確實很慶幸能盡情的享用各種好油，來增加我生酮飲食的美味樂趣，油不是用喝的，喝的很容易噁心，防彈咖啡的油已經被乳糜化，所以完全沒有油膩的感覺，而且油脂吸收加快了。我發現，很多無法執行生酮飲食者其實是被誤導成用喝油的方式來達到生酮的目的，但沒過幾天就因噁心而停止了！記住，這不代表生酮飲食無效，這是執行方法的錯誤！

低碳飲食的最佳結果，都是至少有 60% 的卡路里源自脂肪，特別是飽和脂肪，跟許多傳統部落飲食相呼應，所以吉米與戴夫的生酮飲食加上普萊斯牙醫師的傳統滋養飲食，佐以部分葛森療法、低溫與生食烹飪、低過敏原飲食，才是所有的人都可以輕鬆擁有的健康飲食綜合法！

### 早餐

**1. 防彈咖啡**

以無黴菌污染的淺焙咖啡加上一匙艾許發酵奶油（5～15 公克）與一匙 MCT（5～15cc），覺得不夠油，還可以再加入一大湯匙椰子油，置於蔬果機中打至乳糜狀，油脂乳糜會促進脂肪的吸收，加速酮體產生。我的防彈咖啡有時則會以烘焙過的蒲公英與甜菜根做的替代咖啡取代咖啡。

如果早餐一杯防彈咖啡還未能有飽足感，可以在酪梨盛產的時候，吃一些酪梨，我會淋上一些好油調味，也會加上幾滴醋或酸高麗菜幫助油脂消化。

**2. 油布丁**

少量的水果如半條芭蕉磨成泥狀，與富含油脂的特別杏仁粉兩大湯匙，以及一杯或更多的椰子油與兩大湯匙的椰纖混合攪拌成醬，置入冰箱冷藏或冷凍幾分鐘，就變成一點都不油膩的結凍油布丁餐點，很有飽足感。

芭蕉可以換成鳳梨、木瓜、藍莓、覆盆子，杏仁粉可以換成酸酸的沙棘粉、微甜的瑪卡粉、無黴菌污染的各式堅果，一起打成抹醬，濃稠度可以自行加椰子油或 MCT 調整。

## 午餐

### 1. 伊比利豬火腿片萵苣生菜捲

萵苣生菜包無防腐劑添加的正港西班牙伊比利豬火腿片（富含飽和與單一不飽和脂肪酸），再滴幾滴星星果油捲成肉捲食用。

正港伊比利豬要養十八個月，吃兩季的橡木籽，後腿肉再經過至少十八個月的自然風乾才成品，橡木籽讓豬肉富含單一不飽和脂肪。天然飼養的伊比利豬沒有橡木籽吃時，要給予五公頃的土地覓食才行。

天和的海藻豬與嘉一香的活菌豬都吃海藻，所以豬肉富含 DHA，燙或煎一下五花肉，做成肉片生菜捲，沾點好油也很美味。

花蓮的蓮貞豬完全不施打疫苗，是很乾淨的肉源，但一般豬隻疫苗往往會放含有機汞的防腐劑，毒性很強，會直接囤積在腦部，所以豬腦便不適合食用。豬腦富含 DHA，我通常吃一小份就非常有飽足感。

### 2. 野生煙燻鮭魚片萵苣生菜捲

萵苣生菜包阿拉斯加野生煙燻鮭魚片（富含 ω-3 必需脂肪酸），滴上幾滴可以殺菌又富含 ω-6 必需脂肪酸的黑種草（黑茴香）油，或者有山葵味道的芥末籽油提味，再來兩顆酸豆，更是絕配。

不想吃生的鮭魚片，可以用丁香、鯷魚、鯖魚……等含汞機率低的小型魚來替代。雲林阿禾師的海水生態池養殖的虱目魚、草蝦也非常適合。澎湖天和的海鱺魚、石斑也是上上之選的食材。

上述兩類菜捲皆可以多放醃漬的小黃瓜（無糖）、韓國泡菜、酸高麗菜、泡菜（無糖）、各式芽菜來增加蔬菜的攝取量。

### 3. 自製健康鵝肝醬

可購買埔里全宏牧場飼養的鵝的鵝肝來自製鵝肝醬，全宏牧場超過十年以上未有瘟疫，而且獲得輸往日本的許可。

將煮熟的鵝肝與椰子油（飽和脂肪）打成泥，可以加入一些有機薑黃粉、黑胡椒與一小匙有機橄欖油（單一不飽和脂肪），以及有機亞麻薺油（富含

均衡的 ω-3 與 ω-6 必需脂肪酸），這就是油脂均衡又美味的鵝肝醬。薑黃粉與黑胡椒就是咖哩的基本成分，德國科學家發現它們都有助粒腺體的運作。

別忘了吃蔬菜！用熬好的大骨頭湯汆燙有機或自然農法種植的青菜，或安全的野菜，湯汁上端的油脂會被青菜吸附，入口一點也不油膩，且可幫助菜裡的脂溶性植化素與維生素被吸收。

大骨頭湯：以安全無毒豬或草飼牛的大骨頭湯熬湯，把骨頭切斷熬煮，滴入幾滴蘋果醋或檸檬促進骨頭釋放鈣質，無暇則以壓力鍋小火熬煮，有時間則用一般不鏽鋼鍋長時間熬煮，超過二十四小時最佳。

午餐時，可執行飯水分離助消化，不要吃午餐時喝一大碗湯。但可以在飯後一小時後，再來一碗富含礦物質與膠質的大骨頭湯。

### 晚餐

要吃一點飯或無麩質穀類時，可以用豬油或有機南瓜籽油拌飯或糙米米粉，亦可加上自製青醬或油蔥醬拌飯或米粉，很香也很可口。

青醬作法：香菜、芹菜、羅勒、薄荷、香椿、刺蔥、青蔥……等氣味重的香草，配上有機堅果或種籽粉，加上油放入蔬果機打成泥即可。油可以是有機椰子油配橄欖油或椰子油配苦茶油，視自己的口味調整。將青醬放到製冰（塊）盒裡冷凍結塊，取出凍塊置於密封玻璃盒繼續冷凍，需要拌飯時拿出一兩塊調味。青醬也可以放置於烤魚、五花肉、豬心、豬肝上提味。

想吃得比較清淡，可以在比較不甜的水果切片上淋上椰子油。水果選以自然農法栽培的，會有濃郁果香與微酸的口感，吃起來不會甜膩。

■ 從油蕩不羈的生酮飲食，我已經在短時間演進到更有次第的三階段生酮飲食，會在下本新書中揭露。我把快速抓住生酮關鍵的能力，歸功於長期處於營養性酮化的腦力提升狀態。

## 第七章

# 油飪有餘：減肥的撇步

肥胖衍生的健康問題很多。

台灣的人口肥胖問題每日用目測的就很明顯，根本不需要精準的科學調查，來告訴我們其嚴重性。與自己小時候的成長過程比較，我發現肥胖問題確實很嚴重，因為我從國小到高中，所有的班級僅有一位肥胖的同學，可是現在胖子滿街跑，實在令人擔憂。但是，肥胖問題似乎已是全球性的困擾，每一工業化或西化的國家無一倖免。

台灣地區根據衛生福利部國民健康署所發布的「二〇〇五至二〇〇八台灣國民營養健康狀況變遷調查結果」顯示，台灣男女肥胖盛行率明顯上升，男性肥胖盛行率約 50.8%，女性則約 36.9%。學者估計，每年因肥胖與過重所耗損的醫療支出，至少已達二百一十六億台幣。中研院這項精算研究，是以高血壓、糖尿病、高血脂症、缺血性心臟病、腦血管疾病進行估算，其中又以高血壓引發的醫療費用最高，接近一百億。

二〇〇八年中央社曾報導過巴西衛生部資料顯示，因肥胖、菸酒等因素引起的慢性病，占巴西人死因的 62%。最近《聖保羅州報》報導，衛生部透過電話抽樣調查，訪問全國各州首府和首都巴西利亞五萬四千人，結果 43.4% 的受訪民眾體重超標。一般來說，女性較注重身體健康，只有一點例外，那就是缺乏體能運動。調查指出，19.3% 的男性有運動的習慣，女性的比例只占 12.3%。

根據估計，有百分之 65% 的美國成年人體重過量，其中有半數是屬於肥胖。再過去二十年間，過重孩童的比率已由 7% 增加到 15%，而過重的青少年則由 5% 增高到約 16%。

飲食是肥胖的最大致因，尤其又以美式的飲食，包括速食快餐、西式自助餐、牛排大餐、高脂高蛋白高鹽餐、高糖高脂甜點為罪魁禍首，其實根據研究，任何無肥胖問題的民族，只要開始放棄傳統飲食改而接納西式的精緻食物，體重問題、蛀牙、健康狀況就江河日下。

美式、西式的飲食不僅在台灣也日益被接納，在我走過的許多亞洲國家也一樣，體重問題無疑地日益嚴重。

肥胖問題不僅有礙心理健康，更容易引起身體疾病。台灣地區十大死亡原因是：

1. 惡性腫瘤：飲食、肥胖、各種污染。
2. 腦血管疾病：飲食、肥胖、高血壓、糖尿病、高血脂。
3. 心臟疾病：飲食、高血壓、高血脂、肥胖。
4. 糖尿病：飲食、肥胖。
5. 事故傷害：喝酒、不戴安全帽。
6. 慢性肝病及肝硬化：肝炎病毒、酒精、藥物、肥胖。
7. 肺炎：感染性疾病。
8. 腎炎及腎病變：農藥、重金屬藥物。
9. 自殺：久病厭世、感情因素。
10. 高血壓性疾病：飲食、肥胖、高血脂。

肥胖顯然與六大死亡原因有關聯，所以胖不得。除了慢性肝病及肝硬化外，飲食皆伴隨肥胖與其他五大死因扯上關係，所以飲食、肥胖與疾病是息息相關的。

台大流行病學與預防醫學研究所副教授林先和說，雖然衛福部每年公布我國十大死因，希望能早期診斷、早期治療，但預防比治療更關鍵，若能發現致病的危險因子，在生活中避免，更能守護國人的健康。

根據二〇一七年台大公衛學院與衛福部國民健康署合作研究的「台灣地區歸因於可介入危險因子之主要疾病死亡負擔」，危險因子的排行依序為高血糖、抽菸、高血壓、PM 2.5 暴露、飲食危險因子（高鈉及低蔬果飲食攝取）、肥胖、缺乏運動、飲酒、慢性 B 型肝炎、慢性 C 型肝炎、高血脂，以及嚼食檳榔。

該項研究在今年五月登上國際學術期刊《群體健康計量》（*Population Health Metrics*）。研究團隊利用台灣本土健康資料庫，包括國民健康訪問調查、台灣三高盛行率調查及國民營養健康狀況變遷調查等，加上環保署空氣品質測站資料，並整合台灣死因統計資料，評估了生活型態、代謝、環境、感染因子對國人死亡的影響。

肥胖還是高居第六位主要疾病死亡的可介入危險因子，所以真的要控制自己的體重啊！

但是，為什麼大家還是那麼沒有自覺呢？

因為很多致胖的食物都是屬於發炎性的慢性過敏原，特別是牛奶（乳製品）、蛋與含麩質的食物，再來就是加工食品裡的食品添加物，糖類也是非常致癮的食物。所以，要戒斷這些食物與食品才能消炎減重。

有什麼方法可以扭轉肥胖體態呢？

前一章講的生酮飲食已經給予很好的減重方法，甚至生酮減重之際還會長肌肉。

有什麼方法可以改變致胖行為與心理呢？

我在《跟著博士養生就對了》一書中，就有教讀者敲擊經絡點脫敏與戒斷癮頭的方法，其實配合上述的減重與飲食改善方法，很多人會發現敲擊經絡點的物理治療法，在癮頭發作時會有所幫助。

其實在減肥界，根據錯誤的脂肪理論，就產生了許多迷思，以及根據迷思衍生了許多減肥方法。

戴夫就指出了以下減肥的十個迷思：

飲食迷思① 體重沒有下降，就是你不夠努力（不是意志力不行，是沒理解身心真正想要的營養）。

飲食迷思② 你沒你想的那麼餓（沒吃對，所以腦袋瓜繼續餓與分泌荷爾蒙讓你想吃）。

飲食迷思③ 低脂飲食很健康（不用再說了，這是大錯特錯）。

飲食迷思④ 吃下脂肪會讓你變胖（這也是大錯特錯）。

飲食迷思⑤ 減少卡路里是最好的減肥方法（身體比單純計算卡路里還要有智慧，所以計較卡路里還是大錯特錯的作法）。

飲食迷思⑥ 天然就是好（未必！有很多食物陷阱，必須要提防）。

飲食迷思⑦ 多運動才會瘦（生酮飲食不用運動也可以瘦）。

飲食迷思⑧ 喝咖啡對身體不好（適量的咖啡對絕大多數人有益）。

飲食迷思⑨ 鹽是危險的東西（過量有害沒有錯，但特別是早上與消化蛋白質時則需要鹽）。

飲食迷思⑩ 適度是減肥的成功之道（有時極致之道才能成功）。

## 快樂自在的活，你會自然瘦

我倡導的「養生三環」目的根本不是減重，而是如何活得快樂，無負擔，高興做自己，只是許多學員在實踐的過程中，體重開始直直落。真是好一個「無所為而為」的減重方法啊！

幾年前，有一位周小姐前來上課，當時，人很明顯是發福的體態，談話間得知在留學英國期間，是生活起居與飲食的改變所致，回台後很想改善，但仍無法扭轉劣勢，上課一陣子之後，依照課堂所教導的飲食與生活原則身體力行，體重漸漸減輕，後來結婚了，大家羨慕她的老公娶到了一位「新」

的新娘，因為所有看過她減重前及減重後的學員，無不驚訝她真的判若兩人，因為她甩掉了二十公斤！

周小姐不是特例，三年前來上課的蕭小姐，也是依照課堂所教導的飲食與生活原則身體力行，便減了十五公斤，至今依舊維持好身材，沒有復胖。

我從來不刻意指導學員減重，而是傳遞避毒及無毒的生活方法，始料未及，反而營造了「綠色減重」的氛圍。相對地，一些嘴饞、不忌口、繼續吃錯食物的學員復胖了！

## 綠色減重的雙重意義

就我個人的立場，綠色減重至少有兩重意義：一是綠色減重意味著嶄新的生活方式，必須調整過去引起肥胖的習慣，重新過活，屬於人體環保的議題。二是減少垃圾的製造，回歸到對地球環保的重要課題。我們必須要改變許多消費行為，減少無謂的浪費，更要積極做到資源回收與再生利用，所要探討的範圍非常廣泛，必須從食、衣、住、行、育、樂各個層面的小處著手。

重新過活這個部分重視的是個人的實踐，光說不練沒有用的；地球環保議題是集合眾人的實踐，需要長時期的累積，是一代傳一代的劃時代功課，但關鍵在於自己的行動力。

在課堂上，我指導學員要吃無過敏原食物，也就是不要吃奶、蛋、麵粉、玉米、黃豆這些食物，這些食物是台灣人常見的慢性食物過敏原，沒有這些食物誘發發炎現象，身體就不會積水增重，就會維持標準體重，心智也會變得更為清晰。

我還經常鼓勵他們到農夫或 248 市集買新鮮蔬果吃，能夠避開慣性農業食材殘留的農藥、生長激素，同時叮嚀要選對海產，不要購買可能含有高重金屬及毒素的海鮮，更教導他們如何使用替代過敏原的食材，以及不用醫藥或健康補品的脫敏方法。

實踐的目的，是要跟過去的習慣說再見，但真的很不容易，尤其在處處皆為奶、蛋、麵粉的加工食品陷阱時，常讓學員備感艱辛，但持續進行，反而能夠體會到如何生活得真快樂。

## 我們活得很過癮

有很多外人以為我們不吃奶、蛋、麵粉的食物，便毫無生活樂趣，真乃大錯特錯的聯想，了解我們生活方式的內行人都知道，我們不僅吃得津津有味，生活得還很過癮。

我們吃的食物比原味還好吃，即使在外用餐也不用擔心，別人是跑趴，我們是跑特定安全無毒的餐館，根本就知道哪裡有好料的餐廳，即使不吃餐廳，也會自行攜帶可以解饞的食物，生活完全無虞匱乏。

習慣是一種培養，當好習慣養成以後，生活充滿了樂趣，反而覺得局外人不懂得享樂，在此誠摯的邀約門外漢前來撈過界，親嘗我們的「真樂活」。

真樂活是有實證案例的唷：

- 有一位美眉，體重本來就 OK，但常吃過敏源的食物，所以多了一個「小腹婆」的暱名。自從少吃過敏原食物，甚至忌口以後，腹部尺寸逐漸縮減，成了一位平腹女。
- 有一位癌友，不吃慢性食物過敏原之後，生理狀況變得很好，癌症指數偏低，身體不再發炎臃腫，但只要食不忌口，癌症指數又開始上揚。經過斷食療法後，口味改變，也不太受食物過敏原的誘惑，周遭的親朋好友有目共睹，直打聽是做了什麼樣的治療？這只不過是改變飲食內容，移除口腔毒素的好結果罷了。
- 有一位原本不孕的熟女，竟然當了高齡產婦。為了想生孩子，花錢做治療，結果無效，最後完全放棄。在實行低敏飲食一陣子後，有一天打電話來報喜，懷孕囉！產後變成許多高齡婦女諮詢的對象，直問要怎麼生？

## 清除口腔毒素

另一種生活要項是口腔環保，我不僅希望學員要多說好話，還要換掉牙齒上的有毒金屬牙材及將檢測到的感染逐一清除掉。

有一位鄭小姐將智齒拔掉之後，留下了齒槽骨空穴，結果因隱伏性感染讓臉頰變得很臃腫，清除掉齒槽骨空穴的感染後，不消幾天臉頰消腫，連體重也跟著降了下來。

一位牙醫師學員在美國示範教學時，口中唯一的根管治療牙齒當場被拔除，結果當天課程還沒有結束，臉頰腫脹程度就在眾目睽睽下明顯消退，而他的體重也在我教導的飲食控制下，恢復到大學時代的身材。防彈駭客戴夫也簡短提到根管牙的危害，但未多加著墨，反倒是我比較重視此感染因素。

我在美國做研究時就知道，毒素及感染會讓人肥胖，清除掉之後，體重就會自然減輕，根本不需要刻意追求禁食、減食或計算卡路里，這些作法都是很刻意的不自然方法。戴夫自己也發現，毒素會讓自己出現腦霧或復胖的情況。

## 從食衣住行減輕毒素感染

要如何減輕生活上毒素與感染的入侵？從日常的食、衣、住、行做起。

在食的方面，煮菜時，盡量不要煮得過量，導致隔頓或隔夜再食用，讓食物有時間長黴生菌，何況食物的重複加熱會破壞營養素（詳見《跟著博士養生就對了》一書）。駭客戴夫就未提到此項的黴菌威脅。

想要排掉身體的毒，常吃綠藻香菜排毒餐很有用，少吃加工精緻食品，不吃食品添加物製品、糖碳酸飲料，並降低碳水化合物、澱粉的攝取。

在飲食內容方面，只要改變過度烹煮的調理方式，回歸到老祖先的傳統飲食，就能夠獲取足夠的維生素 A、D 及鈣、鎂等礦物質，並轉化成容易消化的發酵食物。相對地，戴夫依靠太多的健康補品來達成防彈目的，我們則希望多崇尚自然方法，因此，好的大骨頭湯與發酵食物會比膠囊好多了！

有些課堂上的學員，在我建議下少吃米飯類的主食，發現不僅不會餓，精神反而變得更好，原來是過去吃了太多碳水化合物，讓胰臟過累，現在獲得了喘息，人的精神反而變好。僅是聽課卻不認真執行，是無法得知身體的真實感受，認真執行的學員，一旦發現了真相，就會更珍惜身體力行後的事實，所以我的教學非常重視真實體驗，光說不練是無法進入狀況的。

在穿衣方面，要逐漸改穿有機棉製的衣服。很多人喜歡穿棉製衣物及免燙衣服，問題是種植棉花常會使用大量的農藥，既然已經開始吃無農藥的食物，為何還要穿農藥噴灑最多的作物？而免燙衣服又多經甲醛處理，甲醛不僅是刺鼻化學物質，還是腦神經毒。

至於住家，要保持乾淨通風，減少發黴問題，還要時常打掃，有過敏問題者尤需注意（詳見《有機誌》第 39 期〈過敏與居家環境因果〉）。住家有裝潢時，不要購買會釋放甲醛及有毒化物的建材或家具，要買綠色標籤的環保產品（詳見《有機誌》第 34 期〈你還在吸毒嗎？住的空氣也要健康〉）。不管新舊房子，水管要先清洗再說，如有需要，可以加裝全屋的除氯設備與廚房的能量飲水機（詳見《有機誌》第 37 期〈你還在喝毒水嗎？〉）。少買非必需的電器用品，並盡量減少居家與辦公室的電磁波污染（詳見《有機誌》第 35 期〈電磁波是健康殺手？〉）。戴夫談到赤腳接地氣與床接地線對他自己有所幫助，因為這些方法卸掉了使用電器用品時附加到身上的靜電。

在行的方面，短距交通最好選擇腳踏車或公車，既方便，又能活動肢體、節能減碳，好處多多。戴夫則發現，短期間激烈運動讓心肺開敞，可以強化酮症，這是值得執行的要點。

教育方面，我鼓勵有人道的靈性教育。在小孩子成長初期，讓他們有更大的生活彈性來了解自己，發揮自我本性，而不是依照大人想要的模式塑造，更不要揠苗助長要求小孩子學東學西，只為出人頭地。我發現，相較於美國的孩子，台灣小孩非常害羞，不擅言詞表達，又沒有受到良好行為示範，學會說「請、謝謝、對不起」。鼓勵小孩效法吉米與戴夫探究的精神與方法，是很好的教育要點。

一旦生活變得愉悅快樂，再也沒有太多奢求時，追求感官的刺激性活動，就沒有什麼吸引力了，反而是多接近大自然的深度旅遊，才會激發興趣。

## 身體力行的生態環保

一般人尋求靈性上的轉變，往往是受到大苦大難之後的一種思變，但為什麼一定要受苦受難後才思變？愛與美也能促進人性趨善，為何不是自小就利用各種機會改變小孩與自己？我辦過好幾次的國內外感性旅遊，曾經專程前往花蓮羅山有機村參觀，也有飛到美國大峽谷地區觀光，還有幾次參訪美國的有機展及有機超市。

有時候，我還會結合教學，舉辦知性與感性的旅遊，帶著國內牙醫師前往美國參加另類牙醫學會議，順道來一趟美國觀光旅遊，以上種種活動，不僅讓我們逃離都市的塵囂，拉近人與人之間的距離，讓我們的內心更為充實及謙卑，特別是面對浩瀚無窮、鬼斧神工的大自然傑作，或是聆聽澎湃海濤與海浪時，才會覺得自己的渺小及珍惜人生的可貴。

我認為綠色減重是身體力行的生態環保，一方面綠色減重會讓減重者瘦得健康，不但沒有副作用，還會讓身體新陳代謝更為有效率，連帶著也能減少地球表層的垃圾負擔及地表的水土破壞，更深一層的作用，會讓我們更為珍惜安全食材的獲取，及重視大自然的再生及利用。

綠色生活會讓我們無負擔的快樂活著，綠色減重不過是實踐後的意外收穫，快樂的生活需要的是真食物、真感情，並不是過多的物質支持。

## 如何避開外食的慢性食物過敏原？

有錢人知道避開慢性食物過敏原的養生祕密，但一般人不知道。台灣很多貴族診所都有做慢性與急性食物過敏原的診測，採會員制的安法診所的王桂良醫師是開此風氣的先驅。

最新研究顯示，腸子是我們對抗微生物感染與長期慢性病的最重要保護器官。據估計，有高達 70% 的免疫細胞寄生於腸胃道的派爾氏板這種淋巴結裡，這些免疫細胞不僅可對抗微生物感染，也涉及食物過敏原的清除。我在《跟著博士養生就對了》一書中，根據台灣三家診所所獲得的數據指出，牛乳與乳製品、蛋與蛋製品、小麥／麵粉製品是台灣人最常見的三大慢性食物過敏原，只要一個月不吃，許多人的身心健康就出現好轉。

一般人對牛奶過敏的認識不足，仍認為牛奶是小孩的最佳食物，而且有不可或缺的營養要素，這是乳酪業大量廣告宣傳的結果。研究顯示，飲食中的牛乳蛋白質或酪蛋白不僅有非常強的過敏性，而且高濃度還會增強由黃麴毒素所引起的肝癌的發展，是肝癌與其他肝病問題嚴重的台灣人應當正視的不良食物。

至於蛋的蛋白，有類卵黏蛋白（ovomucoid）、卵白蛋白（ovalbumin）、卵運鐵蛋白（ovotransferrin）；蛋黃則有 apovitellenin I & VI, phosvitin 等過敏原，全都不易被分解消化，過度攝取亦可能是導致過敏的原因。

小麥的蛋白質成分含 80% 的麩質，越高筋越多麩質，麩質的蛋白又有麥粒和麥膠蛋白。麩質普遍存於大麥、黑麥、燕麥、裸麥、麥芽、卡姆小麥、斯貝特（原生種）小麥。先天性麩質過敏症又稱乳糜瀉。麩質蛋白和酪蛋白會挑起免疫細胞發炎反應，久而久之即破壞小腸絨毛，導致消化與吸收作用退化。

其實，麩質與酪蛋白的分解會產生胜肽，這些胜肽與腦部的鴉片接受體會起反應，造成類似鴉片類藥物的效果，與上癮有關。黃豆與玉米的蛋白質分解未完全，也有類似的上癮胜肽產生，因此自己要注意觀察在吃過這些食物以後的身心反應。

所以，真的別把吃毒當吃補。如果想多加了解慢性食物過敏與疾病的關係，請詳細閱讀附錄裡的幾篇相關文章。

對有意剔除常見慢性過敏原者，我教導他們以下列食物來當替代品：

印加麥（高蛋白又營養）、小米（高蛋白又鹼性）、高梁（對脾胃有益）、蕎麥（高蛋白又營養）、薏仁（利尿，中醫鍾愛）、糙米（比較低過敏性）、野米（也富含營養）、莧籽（高蛋白又營養）。

以莧籽為例說明，它富含蛋白質（15～18%），含有相當高量的賴胺酸（抗病毒）和甲硫胺酸（解毒）兩種必需胺基酸，這通常是穀類所缺乏的。莧籽也富含纖維素，以及鈣、鐵、鉀、磷和維生素 A 和 C 等營養素。其所含的鈣是牛乳的三倍，纖維素是小麥的三倍，鐵含量是小麥的五倍。莧籽和小麥、玉米或糙米所併有的完整蛋白質，和魚、紅肉或雞肉的品質都相當。莧籽也含生育三烯酚（Tocotrienols，一種維生素 E），是相當強的抗氧化物，可防癌、減低總膽固醇及低密度脂蛋白（即壞膽固醇）。煮熟的莧籽 90% 可被消化，因此經常給康復中的病人或斷食結束者吃。

莧籽含 6～10% 油脂，大部分貯於胚芽，大多數是不飽合脂肪酸，特別是對人類重要的高量亞麻仁酸。

利用上述的小麥替代品，可以做出各式各樣的鬆餅。上過我所教的鬆餅課的學員，就了解做早餐是很容易且有趣的，配上好的堅果醬或自製低糖果醬，連小孩子也會喜歡吃這些替代小麥麵粉的食物。

## 做生酮鬆餅的基本原則

1. 所有的穀類都可以做成粉，烤出來做鬆餅，印加麥、莧籽、糙米、小米、蕎麥、高梁、糙薏仁、玉米粉等都可以使用。可以用單一的粉，也可以彼此混合，沒有對錯。重點是，你會不會過敏，要避開過敏原。要做生酮鬆餅，我通常用椰纖或椰粉稀釋掉穀物粉的碳水化合物量，再加上蛋白質粉末，最後加重椰子油比例，做出油滋滋的生酮鬆餅。

2. 印加麥、糙米磨出來的粉，黏稠度與軟硬度比較適中，印加麥是軟硬最適中的（可做成披薩皮），蕎麥的黏稠性佳，是最黏稠的，單用小米做鬆餅，鬆餅會很硬，請加些果膠一起做來增加鬆度，或可以將小米及莧籽混合，讓軟硬度較適中些。
3. 製作鬆餅餡料若用水果或是蔬菜，就不要加太多水，粉糰的稠度要乾一點，因為在烤餅的過程中，蔬果的水分會一直釋放出來。
4. 可以運用蔬果增加軟度或鬆度。例如，蘋果泥可以讓鬆餅變鬆，南瓜泥、地瓜泥可以變軟，可以增加黏稠度；也可用金棗泥或是芭蕉。
5. 可以運用果乾來增加鬆餅的滋味或甜度，但過多果糖會顛覆酮症，所以，最好盡量做鹹的。
6. 鬆餅做一次，自己就會有經驗拿捏那個稠度，到底要乾？還是要濕？粉糰濕一點，做出來的鬆餅就會鬆一點、軟一點，不會太硬。
7. 製作鬆餅一定要有油，油直接加入攪拌（根據我的經驗，一包蕎麥至少要三大匙的油，這樣就可以外酥，關於內鬆的問題，則是濕度的問題）
8. 鬆餅是否已經熟了，用蒸氣的多寡去判斷，蒸氣多，就要再等一下下，蒸氣快沒了，表示好了。
9. 將粉糰鋪在鬆餅機上時，要注意份量，量太少會缺角，量太多會滿出來，這些都要靠經驗去拿捏。
10. 要使用鬆餅機前要先預熱一兩分鐘，再放入。想快，就把溫度調整到最高，會熟得很快。但不趕時間的話，最好慢慢烤。
11. 鬆餅餡料放入鬆餅機後，一定要翻面。
12. 不當場馬上吃的鬆餅，不要烤得太焦，可以把它放入冷凍庫，想吃的時候再直接放入烤箱加熱即可。

13. 做完鬆餅，鬆餅機不需要用水沖，用抹布擦一擦或是用烤肉刷將卡在上面的東西刷掉就可以了。
14. 料不夠時，盡量用鬆餅機的一邊或是半邊。

## 好吃的鬆餅食譜

### 莧籽鬆餅

一杯莧籽粉、一杯椰纖、一杯南瓜籽粉或印加星星果粉（杏仁粉、瑪卡粉、亞麻仁粉、奇亞籽粉……都可以），混合一小匙無鋁的泡打粉，再加上一杯椰子油與一杯水，拌勻置入預熱的鬆餅機即可。

### 印加麥鬆餅

印加麥粉、椰蓉（椰子粉）、香蕉、新鮮藍莓、椰子油，先攪拌在一起，請務必攪拌均勻，拌勻後放入鬆餅機烤熟即可。

＊使用椰蓉，是因為椰子油沒抽掉，比較香；椰纖則已經抽掉油了。

### 糙米鬆餅

糙米粉、椰奶、堅果、蔓越莓果乾、椰蓉（加了椰奶就可以不需要加太多油了，二大匙椰子油即可），先攪拌在一起，請務必攪拌均勻，拌勻後放入鬆餅機烤熟即可。

### 小米金桔鬆餅

金桔數斤切丁去籽慢火熬一小時，不加糖。

做鬆餅前以蔬果機打糊，取一百五十公克混入小米粉四百五十公克中，小米以電動石磨粉機磨成細粉，蔓越梅乾一把切細加入。倒入有機冷壓椰油五十毫升，足量的水讓粉呈濕潤狀。想加入無鋁的發粉就加，不想加的就別加。

粉糰置於鬆餅機烹烤，水氣減少至些許時即拿出，避免燒焦產生致癌物。現吃最好，其餘冷凍備用。要吃時烤箱稍烤一下冷凍鬆餅，抹上當季新鮮桑葚熬煮的果醬吃。delicious ！

**咖哩鹹鬆餅**

胡蘿蔔、洋蔥、牛絞肉、咖哩，一起炒熟。

以上炒熟後的餡料加入蕎麥先攪拌在一起，請務必攪拌均勻。因為牛油已經夠油了，所以不用再另外加油。黏稠度與濕度，看個人是要硬還是鬆。因為有洋蔥與胡蘿蔔，烤的過程中會釋放出水分，若是想要鬆餅更軟更鬆，可以多加一些水，想硬一些，就不需要加這麼多水。

以上攪拌均勻，加入鬆餅機烤熟即可。

你上一次為孩子或自己烹飪是哪時候了？找個時間，動手做吧！

## 以簡易的排汗排毒讓減肥更有效

你可以輕易擁有排毒的健康祕密。

賀金斯醫師說：「當你的嘴巴還有含毒的汞齊（銀粉）時，試圖排毒便有如站在淋浴的蓮蓬頭下，還妄想擦乾身體。」賀金斯醫師又說：「排毒會釋放出積存於細胞、組織的毒素，釋放出後，它們必須跑到一個地方，最主要的著陸點通常是血液，然後再循環到肝和腎中被排除掉。此時，在血液循環的毒素就跟你最初中毒的情景沒有什麼兩樣，也是毒素在血液中流動，血液根本無法辨識這些毒素是要排泄掉還是要積存於體內。」

所以，不當的排毒是會造成二次中毒，因此不能掉以輕心。而且排毒必須從上游的毒源清除開始，口腔是腸胃管道的上游。我通常會建議大家去找尋有受過正確訓練的牙醫師除銀粉與整治牙齒，再來進行皮膚排毒。

假如皮膚問題不是太嚴重的話，皮膚及淋巴排毒是首要進行的排毒項目；接著就要進行大腸與腎臟排毒，這時候一定要多喝小分子的好水，若有需要，再外加小腸排毒（服用白埕奶與纖維素），可以提高吸收的能力；再來就要進行肺臟排毒及肝膽排毒，肺臟排毒作用是要讓體內氧氣充足，肝膽排毒則是要讓內心無怨無恨；最後再進行斷食，作用是在做全身排毒，做斷食要下定決心，要有堅強的毅力。

我們發現，當身上的大毒祛除後，自律神經比較平衡時，斷食會變得輕鬆且容易。

我要再次強調，**排毒是一種疏導作用**，希望大家能夠用心去理解排毒，**身體內的毒素不要用違反自然的方式硬性排除，而是要以自然疏導與漸進的方式排除，才不會發生二次中毒的傷害。**

一九〇四年，俄國自然醫學醫師艾里・梅特肯尼可夫（Eli Metchnikof）發現身體會回收排不出體外的身體毒素。身體會運用肺臟、肝臟、腎臟、皮膚、大腸、淋巴和血液系統七個主要排泄管道進行排毒，假設以上一個或多個管道發生阻塞情況，或是醫師在治療療程中忽略這些排泄管道的重要性，療效會大打折扣，甚至無法獲得好轉。

美國舊金山有一位科學作家以自己做為白老鼠，進行身體毒素研究，結果發現身體裡有超過一百六十五種化學毒素無法排出體外，這些來自工業廢氣、食物添加物、石油化學、食物油脂的毒素長期囤積在體內，人要不生病都很難。有關排毒事項可以參考拙著《人體空間排毒》。

## 幾個有效的排毒方法

### 藥澡能除酸、排毒、燒脂肪

中醫現存最古老的書典《五十二病方》中有記載以熏洗沐浴來治病的方法，與之同時的《黃帝內經》中也有用水治病的記載，「其有邪者，漬形以為汗」，意即以浸泡熱水浴逼汗來治病。

明代名醫李時珍在《本草綱目》中記載了不少藥浴方，而且對藥浴機理做了闡述。他說：「熱湯能通經絡，患風冷氣痹人，以湯淋腳至膝上，濃覆汗周身。」所以，在輕鬆的泡澡中就可以達到袪病延年的功效。

而泡澡有何療效？泡澡能幫助汗腺排出汗，同時皮脂腺排出皮脂，此外，會去角質（污垢），恢復皮膚的機能。泡澡還能排（乳）酸消除疲勞，放鬆肌肉，幫助入眠，也能改善便祕及其他症狀，並有助於消除壓力。做生酮飲食之際，如有體臭味排出，趕快泡泡藥澡吧！

台北榮星中醫診所院長賴正均院長說：「泡澡的確好處多多，但愛泡湯或泡藥湯者，以下禁忌不可不知。」

- 急性全身性症狀：如發高燒、心肌梗塞、腦中風等。
- 感染性的傷口、皮膚過敏者或對冷水過敏者，不得浸泡冷水。
- 婦女月經期間不可藥浴，懷孕婦女也不宜全身或半身藥浴。
- 有出血傾向或罹患出血性疾病者，禁用全身熱水藥浴，如因病情需要，可以低於體溫的溫水藥浴，但應有人在旁照料。
- 氣喘、肺氣腫、支氣管擴張、肺結核或其他肺功能嚴重受損等功能低下者，不宜進行藥浴治療法。
- 冠心病（心絞痛、狹心症、心肌梗塞）、主動脈瘤、重症高血壓、心臟功能衰竭等心臟血管有異常者，禁用藥浴。
- 消耗性疾病，如糖尿病、惡性腫瘤患者，避免全身或半身藥浴。
- 屎失禁者或癲癇症未能良好控制者。
- 嚴重認知障礙者及對水過度恐懼者。
- 凡藥浴後食欲增加、精神清爽、心胸開闊者，可能是藥症相對、療效好、藥與疾病相應；若浴後食欲頓減、精神鬱悶，鬱鬱寡歡者，可能是藥症不符、療效不佳。
- 藥浴期間要適當忌口，最好不抽菸、不喝酒、不吃檳榔，避免進食辛辣油炸之物，以及魚蝦蟹（腥發之物）、羊肉、豬頭肉、鵝肉、韭菜等中醫所謂的「發物」。

- 局部藥浴療法範圍小，對全身的影響不大，癌症和上述的病患在必要時仍可採用局部藥浴法。

另外，在家也可以DIY的其他泡澡法：使用備長碳一．五公斤、粗鹽（天然海鹽）三十至四十公克、水溫約攝氏四十至四十一度。因備長碳會產生遠紅外線，可促進皮膚溫熱排毒。

### 黏土浴排重金屬與攜帶正電荷毒素

黏土浴能排除重金屬以及攜帶正電荷的毒素。黏土分子攜帶負電荷，所以會吸引正電荷，因此可以排掉一些含胺基的毒素，更不用說帶正電的重金屬毒。許多文明自古來也多有採用黏土排毒，如以色列的死海，是做泥浴的天堂，許多病患會跑去該地，做漂浮浮在死海鹽水上，有靜心與卸掉身上正電荷的功能，身體自然放鬆後，細胞就會排出毒素，此時泥浴就可以把毒素往身體外部排除。在家或在 spa 都可以做泥浴，買到黏土即可自行使用，賣 spa 材料的店家就有賣各式黏土，有些 spa 也提供泥敷，這也是一種排毒方法。

### 桑拿浴加速排油脂性毒素

遠紅外線桑拿浴不僅能促進排汗燃燒脂肪，同時也可排出脂溶性毒素。人體在排汗時，有兩種腺體：汗腺只會排出水分，皮脂腺排出油脂，且身體的毒素會經由皮脂腺排出。一般運動通常只有排出水分，要持續運動三十分鐘以上，皮脂腺才會開始排出油脂。

皮脂腺的分泌會受遠紅外線的刺激，使新陳代謝的速度提高；負離子則有抗酸化的作用。

我說過，排毒如二次中毒，一定要小心，而減肥也是一種排毒的過程。有些減肥法訴諸快速排毒，結果可悲。曾有媒體報導過減肥猝死，案例還不只一個。

一般說來，初期減肥的速度最好一週不要超過一公斤，減肥速度過於快速，容易引發心律不整及電解質不平衡，若再加上本身心臟有問題，是有可能導致猝死。減肥時是否同時還有服用其他的藥物，或是本身身體是否有其他的疾病等，都是要注意的地方。

### 咖啡灌腸

做生酮飲食減重時，一定要加速排毒，肝臟的解毒能力必須維持高峰，所以咖啡灌腸可以保持肝臟解毒與代謝的能力。咖啡灌腸所使用的咖啡是綠咖啡，含比較高量的咖啡因與綠原酸，會促進肝膽收縮排膽汁。

如想執行咖啡灌腸、桑拿浴、黏土浴、藥浴，可以參考拙作《人體空間排毒》。

## 吃的心態也很重要

誰說念經、修佛、上教堂才能修正果？

其實，吃飯時細嚼慢嚥也是一種修行。重複的咀嚼猶如打坐時默唸咒語一樣有專注定心的效果，所以靜靜的專心吃飯也是一種修行的方法。千萬不要因為做了生酮飲食，卻不改吃飯囫圇吞棗的行為。

平心靜氣的吃，你會發現慢咬細嚼的時候唾液會很充足，反之，交感神經亢奮時，無法靜心、唾液也稀少。更甚者，日本 Gifu 大學研究發現，慢咬細嚼能降低血液中壓力荷爾蒙的濃度，所以慢咬細嚼有抗壓力的功效。

也因為咀嚼或吃東西有抗壓的功效，很多人不自知地藉著吃零食或大餐與嚼口香糖來做情緒上的宣洩，但如此長久情緒性的吃法，會造成對某些食物及食品成分過敏與身體的損傷，包括肥胖症與腸漏症。

慢咬細嚼不僅會增加消化酵素作用的表面積，促進消化，也增加了吸收率。慢咬細嚼不僅可縮短食物消化與吸收的時間，更可以加快食物所產生的廢棄物排泄。細嚼的同時必然緩嚥，緩嚥的最大好處，是使胃的容納量逐漸增加，而不是一下子就把它撐大，這樣胃部就會有一種舒適的感覺，不致因為食物的劇烈衝擊而受損。

咀嚼可以製造更多唾液，我們會因頻繁吞嚥口水，讓重碳酸鹽增加，有助於降低酸性，緩解消化不良所造成的不適。唾液還含有大量的澱粉酶。澱粉酶專門用於消化澱粉，將其轉化為更小分子的單糖（如葡萄糖）和寡糖（如蔗糖），可增加舌下營養素直接吸收，補給腦。

再者，日本研究發現，加熱無法破壞的黃麴毒素，居然在唾液中一分鐘就被破壞殆盡，這項數據更支持古人所講的細嚼慢嚥的種種好處，我吃花生的時候就會咀嚼得更久。**咀嚼的原則不是次數，而是至少到食物完全液化為止，因為不同的食物需要不同程度的咀嚼。**

熟能生巧，請多多練習以上的技巧，讓自己外食可以減輕可能的傷害，勞保健不如自保，如不是很了解上述祕訣的箇中原因，可以參考上述提及的幾本書籍。

■吃好油，吃對油，加上生活型態的改變，身體會自然恢復正常的體重。用好油來滋潤自己而輕易地燒掉肥肉，好個「油飪有餘」啊！

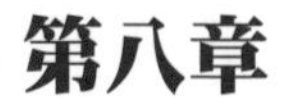

# 第八章
# 優油生活：加油添醬的食譜

在飲食與健康方面，我們正進入一個非常不確定的年代。

我們看到有些孩子在出生後或不久即疾病叢生，甚至得到年紀較長時才會得到的癌症或一些莫名的病症，而兒童醫院蓋得一間比一間更大。

在年齡的另一端，我們聽到很多銀髮族把好死當作善終的目標。確實，有很多老年人歹活一拖拖了十幾二十年，不僅自己受罪，全家人都跟著飽受折磨，精神與經濟上的耗費自不言喻。或者，一些白髮的老年人必須眼睜睜地看著中年黑髮兒女們疾病纏身或早逝。

所以，我一直在思索如何幫助各個年齡層的人好活，不用活在病痛的陰影下，或盤旋在好死的念頭裡。而最好的方式，是教大家如何正確地吃！

但每個世代的飲食習慣皆不一樣，老一輩對滷味非常習慣，年輕一輩對炸的非常不忌口，如何投其所好而有所幫助，這些都是必須面對的問題！

## 先從幾項好吃料理說起

### 古早味的豬油拌或炒飯

相信很多人會跟我一樣懷念小時候香噴噴的豬油拌飯。小時候，有時下課後趕時間去補習，自己在熱飯上放一湯匙豬油、淋上醬油、撒點味精，再拌一拌就很好吃了！

當然，知道味精（MSG 或麩胺酸鈉鹽）對某些人是腦神經毒時，我們可以放棄使用味精。

豬油、牛油不是有毒素的壞油，但因現代畜牧方式，往往會讓豬、牛含有大量毒素，結果讓牠們的脂肪亦含有毒素。不過，國內目前已經有以天然海藻飼養的自然豬豬油，飼養方式不僅安全，還富含 ω-3 脂肪酸，可以多加選購，對人體有一定程度的貢獻，只要能以正確的方式烹調，仍然可以吃出健康，絕不是醫師單純的講法，就可以抹煞豬油對人體健康的事實。

人的細胞膜一半都是飽和脂肪酸，如果飽和脂肪酸真的不好，為什麼細胞膜偏偏含高飽和脂肪酸？所以，不要再以訛傳訛地認為飽和脂肪酸是壞油，重要的是，要如何選擇及使用安全健康的飽和脂肪酸。

媽媽炸豬油的記憶還歷歷在目，所以當我知道有含豐富 ω-3 脂肪酸的海藻豬時，我馬上買了豬油切塊回家自己慢火熬出豬油。用小火是為了避免產生焦化物，可惜今天海藻豬豬油切塊都已經全數被拿去做漢堡絞肉，要買豬油還得先預訂。不過，倒是可以買到活菌豬豬油角自己榨油，因為活菌豬也有餵食海草。

我的豬油炒飯，是先將浸泡至少四小時的糙米輾過破壁後，再用豬油十二分鐘內從生炒到熟，若是要加料，先將菜切碎，再置入一起炒。破壁的糙米胚芽依然完整，但澱粉部分已經碾破，所以很容易煮熟，胚芽在短時間內也會被煮熟，完全不需要半小時到一小時的糙米烹煮時間，讓加熱效應將一些營養素破壞掉，因此吃起來營養素多有保留，也比較好消化。

至於滷肉飯、控肉飯這類的烹飪我比較不鼓勵，因為傳統的滷肉飯是放醬油與糖滷，醬油是戴夫所說的生酮破壞因子之一，而糖加熱會與胺基酸的胺基起反應，變成色素產生老化蛋白質，就跟糖尿病患的血色素與血糖產生反應生成糖化血色素一樣，所以我不鼓勵多吃老化的蛋白質。

因此，我也不鼓勵加醬油燉肉，清燉比較好。

另外，好吃的香腸雖然有很多肥肉，但往往都加了太多的糖，因此煎煮燒烤時，會產生糖化蛋白質，所以自製香腸時，可以避開糖，改用其他香料來添加味道。

## 炸豬排

豬排可以改用優格醃漬一下，讓酸味滲入，再置於椰子油中油炸，椰子油在油炸的過程，不會如一般植物油生成太多的過氧化脂肪酸。

不過，還是盡量要改變油炸的烹調方式，以清蒸、水煮、汆燙、清燉、涼拌為主，一方面可以避免油滴弄髒廚房，一方面又能避免吃進過多的油炸衍生物丙烯醯胺。

用油量最好用一次的足夠量即可，避免回鍋再使用，或者再將已燒過的油倒入原油中。一旦發現炸過的油變成黏稠狀，呈現褐色，有油耗味出現，即表示油已壞掉，千萬不要覺得可惜，要立即丟棄。

炒菜時，不要到冒煙了才下鍋，要盡量減少油煙的產生。

## 煎牛排

沙朗牛排先浸泡在頂級有機橄欖油中一天，再下鍋煎，熟度看個人口味，沾點好鹽，配芥末醬或芥茉油吃，就很好吃了。這樣才能在執行生酮飲食時，大口的吃肉還能瘦。

假如你是初期要進入酮症，只能吃二十公克的蛋白質，也就是說，你可以吃一百公克含蛋白質量 20% 的牛排或豬排。假如你的蛋白質量可以升至一天五十公克，就表示你享用的牛排或豬排可以重達二百五十公克了！

記住，越肥的肉排，可以享受的份量就越大份。

# 給年輕人的幾道菜

現代年輕人往往不喜歡花長時間烹飪，而且多不願意花錢買比較貴的食材，所以我設計了幾道可以快速做好的平價美味。

## 親愛的！我把早餐準備好了！

許多人喜歡早餐來顆煎蛋或烤兩片土司，蛋加點奶油才香，土司抹些奶油也更可口，但是太貴的奶油又買不下手。那麼，如何把昂貴的奶油變多？

先用椰子油煎個太陽蛋，再抹上一點昂貴的法國艾許奶油，撒點黑胡椒，在古印度悉達醫學裡，蛋是有些毒的，黑胡椒則可以中和其毒性。

把昂貴的法國艾許奶油加上一些有機椰子油塗抹在土司上，不僅依然保存奶油的風味，油量也變大了。我還記得小時候常常把早餐土司塗滿滿的奶油，然後油滋滋歡喜地吃下土司。

如果不想吃土司早餐，不妨來杯防彈咖啡，加上一匙艾許奶油與一匙中鏈脂肪酸。

## 親愛的！中餐的三明治做好了！

中餐的三明治可以夾價格不便宜的西班牙伊比利豬火腿。伊比利豬是黑毛豬，但其實腳趾黑才是其特徵，純種伊比利豬要費十八到二十四個月野放飼養，平均每頭豬要有五公頃的草原覓食，因此約有一年半的時間，可以歷經兩次十月至三月間橡樹掉果實的餵食時間。

就是這些富含油酸的橡木籽讓伊比利豬的油花出了名，但豬屠宰後，豬腿還必須花上一年半至兩年的時間風乾熟成，所以，為何伊比利豬腿很貴的原因就在此——特別耗時間啊！

不想吃澱粉的，可以用萵苣生菜替代麵包包豬肉片，還可以滴幾滴黑種草油或芥末籽油來提味。

### 親愛的！晚餐十分鐘就好了！

含有 DHA 的油漬小鯷魚，一樣可以做成生菜萵苣捲，配上有機橄欖油醋加上芥茉籽醬，更好下酒（經典有機蘋果氣泡酒）。

再點個蜂蠟做的無毒蠟燭，放上一朵玫瑰花，就可以和親愛的人享受一下浪漫的燭光晚餐了。

### 親愛的！甜點來了！

將富含對皮膚有益的脂肪酸的石榴果粒剝好，加上椰纖、卵磷脂、大麻油當點心，沒有大麻油用星星果油替代，也很好吃。

## 給健康法式美食主義者

### 親愛的，我把鵝肝醬變得更美味了！

鵝肝醬通常來自玉米餵食的鵝，所以 ω-6 脂肪酸高，若加上伯迪耶的四川花椒大蒜奶油，及幾滴有機亞麻仁籽油，就變成更健康的鵝肝醬囉！

### 親愛的，我把奶油變得更有益健康了！

艾許奶油加上有機椰子油、有機亞麻仁籽油（或奇亞籽油），然後隔水加熱融化，加入等量的椰油，再加上一小茶匙亞麻仁油或奇亞籽油，最後置入冰箱凝固即可。

### 好吃又快速的無澱粉肉捲

將伊比利豬火腿切片，加上法式芥茉籽醬（加酸黃瓜或酸豆可以提味）、有機亞麻仁籽油，然後以生菜萵苣包捲。

### 好吃又快速的無澱粉魚片捲

阿拉斯加野生鮭魚片加上有機橄欖油醋、芥茉籽醬，然後以生菜萵苣包捲即可。

### 現做堅果草莓抹醬

將冷凍乾燥草莓粉、開心果醬、大豆卵磷脂、菊苣糖、有機椰子油混合充分拌勻即可。

### 現做堅果水果抹醬

將冷凍乾燥黑李粉、開心果醬，及柑橘果膠、有機椰子油混合充分拌勻即可。

**備註：**

開心果醬可以改用杏仁粉或其他堅果，水果粉可以改用其他的水果（如覆盆子、芒果、百香果），若採用數量大的水果泥，選擇就更多了！不甜的話可加菊苣糖，加果膠或卵磷脂是為了讓油不會分離開來。喜歡肉桂味，可以加錫蘭肉桂粉提味。另外，冷凍椰奶果泥加椰子油，也可以做成椰漿醬。

### 自製橄欖油或均衡油拌（藜麥）飯

有機椰子油及伊比利豬油以一比一比例混合，即跟橄欖油脂肪酸的比例一樣，豬油也可以用鵝油或鴨油取代，動物油通常飽和與單元不飽和脂肪酸占絕大多數，加上幾滴亞麻仁籽油，就變成超級健康的均衡油。拌飯可以促進孩子的胃口。

### 鮭魚卵尊爵魚子醬

酸黃瓜切片載魚子醬及鮭魚卵，低幾滴黑種草油或巴薩米克陳年酒醋。可搭配經典有機蘋果氣泡酒。

### 法國新鮮生蠔

以新鮮生蠔（滿月）搭配芥茉籽醬、黑種草油、陳年酒醋。可搭配經典有機蘋果氣泡酒。

### 新鮮鱈魚或沙丁魚捲

將鱈魚或沙丁魚搭配有機橄欖油醋、芥茉籽醬，以生菜萵苣包捲。是下酒（經典有機蘋果氣泡酒）好料。

## 人生抹醬：酸甜苦辣醬食譜

### 沙棘酸抹醬

沙棘粉三大匙、椰纖六大匙、星星果粉二大匙，加入足量的椰子油打勻，最後加入一些亞荸薺油攪拌成泥狀即可。

### 酸橄欖醬

去籽酸橄欖十五顆、南瓜籽一把、紅色甜椒四分之一顆，加入足量橄欖油與一匙亞荸薺油，打成泥狀。

### 甜漿果棕櫚油醬

甜漿果三大匙、椰纖六大匙、亞麻仁粉二大匙，加入足量的椰子油打勻，最後加入一些大麻油提供必需脂肪酸，攪拌成泥狀。

### 蜂蜜催芽芝麻抹醬

催芽芝麻粉三大匙、椰纖六大匙、生蜂蜜一湯匙，加入足量的椰子油打勻，最後加入一些亞麻薺油攪拌成抹醬。

### 瑪卡鋅抹醬

瑪卡粉三大匙、椰纖六大匙、南瓜籽油三湯匙、脫油南瓜籽粉一大匙，加入足量的椰子油打勻，最後加入一些星星果油攪拌成抹醬。

### 花粉抹醬

花粉三大匙、椰纖六大匙、苦茶油三大匙、椰纖六大匙、脫油南瓜籽粉一大匙，加入足量的椰子油打勻，最後加入一些紫蘇油攪拌成抹醬。

### 星星果粉抹醬

星星果粉三大匙、椰纖六大匙、足量大麻油，一起混合攪拌成抹醬。

### 橙味杏仁抹醬

杏仁粉三大匙、新鮮剝皮柳橙半顆、椰纖六大匙、卵磷脂一小匙、肉桂粉一些，加入足量的椰子油打勻，最後加入一些紫蘇油攪拌成抹醬。

### 香菜排毒青醬

香菜、夏威夷豆、蒜頭，加苦茶油或酪梨油打成泥醬，最後加亞麻薺油、紫蘇油或星星果油攪拌成抹醬。

### 蒜苗辣椒醬

蒜苗、腰果、一點辣椒（或油），加芥茉籽油打成泥醬，最後加入紫蘇油混合攪拌。

### 紫蘇解毒青醬

新鮮紫蘇葉兩把約二百公克、紫蘇油一百二十五毫升、有機芝麻油五十毫升、蒜頭二十公克、杏仁粉五十公克。置入蔬果機打成泥，裝罐，最後倒入一層橄欖油油封。

### 刺蔥醬

刺蔥、松子、薑，加橄欖油、酪梨油或夏威夷豆油打成泥醬，最後加亞麻薺油、紫蘇油或星星果油混合攪拌成抹醬。

### 薄荷提神辣醬

薄荷葉、大蒜、辣椒（或油）、有機蘋果醋、苦辣橄欖油，一起混合攪拌成抹醬。

## 薄荷提神醬使用法

以下僅以上述的薄荷醬使用方式，來示範其他青醬的使用法。

### 薄荷粥

**材料** 輾過的糙米五十公克。

**作法** 糙米先煮成粥，待粥熟時，再加入薄荷提神醬一或二湯匙，使散發香氣即成。

**功效** 清新怡神，疏風散熱，增進食欲，幫助消化。

### 薄荷豆腐

**材料** 豆腐二塊，鮮蔥三條。

**作法** 豆腐、鮮蔥加二碗水煎，煎至水減半，加入薄荷醬數瓢拌煎一下即可起鍋，趁熱食用。

功效 可治療傷風鼻塞、打噴嚏、流鼻涕等症。

### 薄荷蔬菜沙拉

材料 薄荷葉五公克，生菜葉一百公克，小黃瓜、番茄、雞肉丁各少許。

作法 薄荷葉切碎，與生菜葉排放於盤底，上面再加入小黃瓜、番茄丁。再把雞肉丁炒熟拌入，淋上以蘋果醋與自選的好油還有薄荷醬相混的醬汁即可。

## 顧腸胃與心腦的撇步

當你對食材與人體的特性充分理解以後，就可以進行各式各樣的食療法，甚至是照顧不同器官的特定食療法。

1. **口腔與食道**：油漱口可以有所幫助，使用椰子油、芝麻油、葵花籽油皆行。我用進階版的配方油——Fresh，是一家法國有機食用油公司，他們推出了專門油漱的混合油，添加了殺菌與幫助牙齦的香料與精油。
2. **胃**：冷壓橄欖油或苦茶油對補胃或胃潰瘍有益，如有莧籽油或鯊魚肝油更好，角鯊烯可幫助傷口癒合，配上殺幽門桿菌的苦茶油、檸檬汁與花椰菜苗，也是一種生菜絕配！
3. **肝膽**：奶薊油加上卵磷脂，或生蛋黃沾豬肝吃，把新鮮無毒的豬肝或牛肝以大量水洗出肝臟承載的血液，直到變成比較無血色的臟器，煮湯、汆燙、滷、小火煎皆可，剩下的可以醃泡在足量的橄欖油中，一星期後都還可以安全食用。餐後一小時，配上含有綠原酸的一大杯牛蒡茶、一中杯綠茶或一小杯綠咖啡，對肝膽能有所幫助。別忘了，早上以蒲公英替代咖啡也是有保肝的作用。

4. **胰臟**：所有自然發酵食物可以幫助消化，減少消化酵素產生，少糖少澱粉也會減少胰臟負擔，假如早上九點至十一點間會累，一方面要檢視自己早上吃的食物內容，另一方面要看看自己是否脾臟與胰臟虛弱了？
5. **小腸**：燙過的青菜再淋上殺菌殺蟲的黑種草油或芥末籽油，製作醃菜也可以以這兩種油提味。另外，少吃慢性食物過敏原，以及含有凝集素、反營養素、黴菌毒素的食物。
6. **大腸**：殺腸道壞菌的配方是，椰子油＋肉桂＋大蒜＋芹菜（或綠茶粉）；保健配方是，石榴＋卵磷脂＋大麻油（＋椰纖），腸道微生物會將石榴植化素轉化成抗衰老活性物質，駭客戴夫建議用咖啡的多酚類幫助大腸益生菌繁殖，我則是咖啡灌腸時，添加多種的益生菌直接讓大腸獲益。
7. **腦**：以八碳的辛酸強化防彈咖啡，配上一顆薑黃與黑胡椒萃取物膠囊，可以更提升粒腺體代謝能量，對腦部與心臟會有所幫助。以咖哩椰漿烹飪動物腦部，更是補腦的絕佳搭配！
8. **心**：直接補心臟肉或吃動物油脂高的食物。這些食物含心臟需要的棕櫚酸與硬脂酸。把新鮮安全無毒的豬心沖洗掉凝結的血塊，切片汆燙，沾適合個人口味的油吃。

## 年菜（辦桌）篇

如何在節能省碳的前提下，度過一個溫馨的年節呢？

讓我跟大家來分享理想中六人可以享用的十道年菜，比以往十二道年菜少了兩道，其中一道還是綜合水果盤。甜點、甜湯也以比較健康的水果盤替代，減少血糖壓力。

每盤的數量也因為細嚼慢嚥而得以減少至少三分之一的量，因為我們真的沒有必要吃到撐，更何況可以把每道菜節約的費用省下來買較貴有機認證的真材實料。

我們烹飪的原則要盡量保持食材的營養，避開台灣人常見的慢性食物過敏原（奶、蛋、麵粉、玉米、黃豆等），生熟食混合，採購無毒安全與有機的食材，有些菜色也是來自不同餐廳的菜餚，我更首次公開自己多年累積的吃食，與買好食材的經驗與大家分享。

## 開胃鮮蝦綜合生菜沙拉

冬天到了，又是做沙拉的生菜盛行時節，所以開場來一道富含植物酵素的綜合生菜沙拉，配上幾隻甘甜的鮮蝦。

鮮蝦可以購買阿禾師、阿麟師、湧昇、吉品、江醫師……等多家安全無毒的蝦。由於養殖海產有機化比起有機農業腳步還落後很多，但有鑑於海產安全無毒的重要性，有機海產的管理時代即將來臨。台灣知名海產品牌或多或少也開始重視海產養殖的環保問題（如地下水的抽取、高密度養殖，以及藥物抗生素與生長激素）、毒物汙染問題（甲基汞、環境荷爾蒙、戴奧辛類持久性汙染物）等等。

本道沙拉採用二四八市集阿禾師的生態蝦，冷凍的蝦直接置於不鏽鋼鍋烹煮至八分熟即可，餘溫會讓蝦在放冷時全熟，剝殼放置於沙拉盤表面周遭佈飾。剝下的殼可以做為熬燙野菜的湯底。

綜合生菜可採用當季的各式各樣萵苣，在埔里我採購原住民所組的綠生農場的蘿蔓萵苣，也可以採用紅綠葉萵苣、結球萵苣、菊苣，這些萵苣可以至散佈全台的有機或農學市集採購，不然也有越來越多的植物工廠，專門在室內栽種這些比較高單價的生鮮蔬菜，包括罕見的芝麻葉。

萵苣（至少六百公克的組合）配上本土可口的有機小黃瓜（兩條來自二四八市集的來春嬤或郭大姊），加上多彩多姿、五花八色的大小番茄（五種不同顏色的小番茄各四顆，來自二四八市集的羅大哥），以及我鍾愛的芝麻葉（一包五十公克，來自二四八市集隔壁的太平洋鮮活），構成一道很清新爽口的生菜沙拉。

如有酪梨加持，沙拉就更豐富，採購那天太平洋鮮活剛好有有機酪梨，切成小丁狀置於沙拉表層。

沙拉少不了畫龍點睛的沙拉醬，我們的私房沙拉醬之一，是以來自奧地利盛產的有機南瓜籽油配陳年的巴山米克醋，加上一點芥末醬所構成的沙拉醬。有機南瓜籽油也可以改換成紫蘇油、亞麻仁油、苦茶油、酪梨油、核桃油……等不同風味的好油。喜歡蒜頭，可以拍碎切碎後加入油醋醬裡提味。

### 無毒鵝肉或內臟

大部分人很少會去吃鵝肉，更不用說鵝內臟了。我之所以會吃鵝肉，是參考古籍提到製鉛工人因職業暴露在鉛毒環境中，為自保，每月發餉時會去大吃鵝肉。此外，《本草綱目》記載，鵝肉性甘平無毒，通利五臟，解五臟熱，服食丹石者適合吃鵝肉，顯然吃鵝肉是有排重金屬的療效。

吃鵝肉要選用安全無毒的品牌，在埔里我食用當地全宏牧場出產的鵝肉與內臟。其他像黃金牧草鵝也是選項商品。

俗話說「吃肝補肝、吃腦補腦」，是有其道理的，因為人類各器官所需的營養素，在其他動物相同的器官中皆可以獲取，所以鵝的心、肝、胗也是修復內臟的好食材。葛森療法禁止肉品，很多人誤認是純素食療法，但葛森療法的小牛肝汁，卻是修復肝臟的必需品，也會提供很多肉品所提供的營養素，在台灣沒有辦法拿到小牛肝汁，所以建議使用鵝肝取代，但不能用強迫餵食玉米的病鵝的鵝肝做成的鵝肝醬做替代品。

六人份只要不到四分之一隻鵝即可，而內臟部分，六顆心、兩副肝與一副胗即夠。

為什麼肉品的挑選要更挑剔呢？

因為一般慣性養殖的雞、鴨、鵝等畜類的翅膀、脖頸部位，為注射抗生素、賀爾蒙等藥物的注射點，藥物殘餘量多，盡量不要食用，而且有些雞肉中殘餘很多的荷爾蒙激素與抗生素，豬肉則殘餘磺胺劑抗生素，牛肉中有殘餘的藥劑及抗生素，水產養殖品有殘餘的抗生素，以及含有致癌物質的重金屬殺菌劑與除藻劑等。也因此，我們終將因魚肉食入大量抗生素而面臨細菌超級抗藥性的困境。此外，雞、鴨、魚的皮及內臟含脂肪多，藥物殘餘量也多，盡量不要食用。

## 山蘇炒鴕鳥肉

鴕鳥飼養需要長達一年的時間，通常動物養得越久，抵抗力越強。鴕鳥與恐龍為同時代的動物，經長時間演化卻不被淘汰，對疾病的抵抗力強，所以飼養過程不需使用藥物。鴕鳥尚有野性，故讓其自然成長，不必添加藥物催肥。鴕鳥長過三個月後，幾乎不生病，多是外傷。鴕鳥是草食性動物，消化道非常長，主要是利用腸內菌相消化高纖維飼料。

鴕鳥肉富含可以拮抗汞毒的鋅，而且油脂量低於豬肉與牛肉，所以在烹飪過程比較不需像豬油、牛油要經過高溫加熱，產生許多致癌的環狀芳香族碳氫化合物。

其他鴕鳥肉營養與購買資訊，可以上網查台灣區人工飼養鴕鳥協會獲取，我通常是到一些有機店購買有心肉舖子的鴕鳥肉，或是平常到台北光復南路的櫻之田野餐廳吃鴕鳥養生鍋，也會在埔里大街的嘉祥小吃店吃鴕鳥炒山蘇或其他當季的野菜，而且我通常會自備有機椰子好油，請古意的老闆幫我炒菜。

## 炸南極冰魚

為了讓大家年年有餘，一定要來一盤魚。

我偏好來自南極的冰魚，吃磷蝦的冰魚富含好的不飽和脂肪酸，也含磷蝦吃進藻類的抗氧化物。通常我不吃油炸食物，唯一的偏好是以前在台北市濟南路東雅小廚吃過的好吃炸冰魚，所以自己也費力找來南極冰魚，用初鮮有機椰子油淺炸，分量是每人半條即夠。

## 黑蒜頭燉雞

台灣出產不少特色雞品，我接觸過晨光雞、海藻雞、香草雞、牧草雞、無毒雞……等，各有各的特色，可以多方比較後，挑選自己喜歡的品牌。

黑蒜頭燉雞是我們在喻姊碧芳的東雅小廚吃過的。在雅比斯手創館購買到金門發酵過的黑蒜頭，那發酵蒜頭跟新鮮蒜頭的風味完全不一樣，營養功能也不一樣，更養生，六人燉煮半雞就足夠，不僅湯頭好喝，雞慢火燉爛入口即化，大家愛不釋口。

## 香腸與烏魚子配蒜切盤

年菜裡往往少不掉香腸與烏魚子，我偏好的香腸來自良食究好餐廳。

當聽說位於台北京華城十樓的良食究好餐廳是我會喜好的那類餐廳，我就去探險了。

在一個生意比較稀少的晚上，熱情的吳媽媽上前招呼，她的食安理念是該餐廳的中心支柱。她告訴我，她先生是養殖動物的飼料商，現在開餐廳為自己生產的肉品打品牌知名度，餐廳所提供的菜餚是她在家為家人煮的家常菜，不是一般的喜宴菜餚。她家的香腸絕對無任何添加，而且在餐廳裡打造冷藏室切肉保鮮。

我也喜歡馬告香腸，第一次是在埔里南環路的部落美食餐廳吃到，對傳統飲食偏愛的我，在路過此餐廳後，就一直想找機會上門品嚐，有一星期六晚上，看到餐廳裡有表演，就進去吃飯看表演，現在有外地的都市人來訪，我就帶他們去吃飯看表演，大家都叫好，有些甚至變成常客。

三條香腸以乾鍋加水至香腸一半的高度，蓋鍋蓋，以中小火煮至水收乾，待冷即可切片，或塊狀配大蒜片或剝皮辣椒吃。

傳統乾製海產，如烏魚子、魷魚、蝦類、貝類，在乾製貯藏過久及烹調過程中，膽固醇可能會因日照或高溫而發生氧化，導致膽固醇致癌產物的生成，香腸的熟成過程若不當，也容易產生有害毒物，所以食用量不要多。

烏魚子的作法是，先浸一下米酒或高粱酒，在剝掉外層的薄膜後，將烏魚子包厚紙再泡一下酒入味，用乾鍋煎烤到紙半乾，即可翻面蓋鍋蓋熄火。冬季才出的大蒜苗是可以中和毒素的，所以一定要來點有機蒜苗片配菜。另一種配烏魚子的吃法是用當季的有機水梨，也可以除烏魚子的燥熱。

此外，我個人會建議不喜歡烏魚子的人，可以用更好吃的烏魚膘來取代烏魚子。烏魚膘炒有機蒜苗是很美味的。

## 野菜湯鍋

吃了那麼多的葷食，一定要用蔬菜來平衡一下身體的酸鹼值，當季的野菜有山茼蒿、馬齒莧、過貓、山芹菜、山粉圓、龍葵菜、酸模……等多樣選擇。

不知如何採野菜的朋友，可以到台北光復北路的櫻之田野餐廳打聽是否可以預購野菜包？或是打電話到台東原生植物園、花蓮的櫻之田野總店與台東的陳碧玉小姐訂購。散布全台的有機市集，一定或多或少可以買到野菜，我就經常在嘉大有機市集買到野菜。

湯鍋放進一朵水蓮，讓它慢慢打開花瓣，水開後再放入野菜汆燙數十秒即可撈出食用，野菜具有鮮草味，味道卻帶有濃濃的生命力，不是一般的家常菜所有。我故意避開高麗菜與大白菜，是為了環保的理由，不管是否為有機，高山種的高麗菜與大白菜都容易破壞水土保留。

煮鵝肉的湯汁，加上剝蝦殼、削下來的鳳梨皮，全可以熬煮高湯，用來汆燙青菜。

## 炒金針櫻花蝦糙米米粉

當消費新聞出現說絕大多數的米粉不是米做的，我並不意外。我長年食用雲林源順品牌的純糙米米粉，所以不僅沒受假米粉的影響，連可能摻雜毒澱粉一事也沒受波及。很多米粉都摻雜了玉米粉，比例有高有低，有些人食用後會溢酸不舒服，可是吃源順的純米粉就不會，那都是玉米造的孽！玉米也是部分台灣人常見的慢性食物過敏原，所以自己要小心選牌子。

水煮開置入有機糙米米粉三團，煮幾分鐘後熄火，浸泡數分鐘即撈起拌冷壓有機苦茶油，不可以煮透了，否則炒時容易糊掉。

金針也是當季的食材，可是顏色鮮艷者幾乎全是硫磺燻過，要吃有機原色金針。手抓一把金針浸泡一下水，與選定的韭菜或芹菜熱炒一下，即置入經油拌的米粉中，上端再撒一些櫻花蝦。櫻花蝦我選阿禾師的蝦米，產量很少，可遇不可求，是阿禾師清洗魚池時才會捕抓到的小蝦去製作的。

## 薑絲蛤蠣絲瓜

蛤蠣以乾鍋加蓋烹煮，當蛤蠣殼打開即夾出鍋子，沒打開的即是死掉或不新鮮的蛤蠣，應當丟棄才不會壞了整盤菜。所有蛤蠣煮好後，再進行絲瓜炒薑絲的步驟。有機絲瓜切塊或薄片，以有機椰子油炒有機薑絲，重點是以慢火烹煮不要加水，味道才會鮮美，這些材料在很多有機店都可以買到。絲瓜炒好後，再把之前煮好的蛤蠣帶汁加入，翻動三兩下即可上桌。

十二顆蛤蠣與一條中型絲瓜即夠享用，菜餚以甘甜收味，留下好印象。

## 綜合水果盤（木瓜、鳳梨、柳丁、百香果）或蔬果汁

### ● 百香果

一般有機的百香果有酸有甜，所以有一次我就大量採購，然後開始記錄甜與酸的特色，果然用手搖就可以分辨出甜的與酸的百香果，搖起來是實心的手感便是甜的，搖起來中間有空洞與果汁的搖晃聲，即是酸的，在二四八市集教授徒子徒孫此法，讓來春嬤原本乏人問津的苗栗百香果大賣。

自然農法的百香果會甜中有微酸，富含維生素C，能降低亞硝酸鹽的含

量，可阻斷亞硝酸鹽合成亞硝胺致癌物，亞硝胺易增加胃癌、腸癌、肝癌機會。通常會含硝酸鹽的產品有香腸、火腿、魷魚、乾魚、乾蝦等。蔬菜過度施用氮肥，也會產生多量亞硝酸鹽，但蔬菜內同時含維生素C及酚性化合物，可使亞硝酸鹽迅速在胃中被破壞。一般無毒或有機的百香果只甜不酸，若吃起來時笨笨的沒生命力，那就是鉀肥放太多了！

● 鳳梨與木瓜

買十八個月自然熟成的土鳳梨最好吃，吃多也不會咬嘴，生長激素催熟的鳳梨多吃會嘴破，有時候吃幾片就膩了。鳳梨富含鳳梨酵素，可以幫助蛋白質的消化。還有，你可能不知道鳳梨加油很好吃喔。

在欉紅的原生木瓜是最好吃的，加點檸檬汁與油也很好吃。

● 柳丁

當季的柳丁富含維生素C，也適合解一下本餐可能蘊含的毒素。此外，年菜使用的大蒜與蒜苗中的有機硫化物也有解毒功能。

六人只需要六至十二顆百香果、半顆鳳梨、三顆柳丁。假如喜歡來點紅酒，美國或法國進口的有機紅酒不錯，匈牙利的白葡萄酒不僅無防腐劑，風味也很棒。與親朋好友好好享受一餐，為今年做一個好的尾牙收場，期待明年為社會帶來更多和諧與幸福吧！

# 陳博士一天的飲食作息

## 埔里鄉居一天的飲食作息

起床八點前逛市場，買新鮮野菜與全宏牧場的鵝翅熬湯，順便買無使用生長激素的鳳梨或在欉紅的原生種木瓜。

早餐：鳳梨糙米鬆餅，使用椰子油做基底，鳳梨果膠讓鬆餅冰凍再解凍後依然鬆軟，吃時在鬆餅凹隔內放油或抹醬。

中餐：專人灌製的香腸配綠馬齒莧（比白馬齒莧還酸）與莧菜淋上大麻油，主食是綠豆做的冬粉，在鵝肉骨、老菜脯與野菜梗熬的湯內煮熟，飯後一小杯無生長激素催生的鳳梨汁助消化，飯後半小時再喝一碗暖暖的湯，簡單的飯水分離。香腸與冬粉僅吃一半，當然蔬果全下肚了！

晚餐：野菜、天和的青斑魚、冬粉與一些湯，簡單！

白天飲料：顧肺部的魚腥草茶，新鮮魚腥草真的有青草與魚的鮮味，不像魚腥那樣腥。採葉子熬煮，很訝異茶味居然有夠酸！一般乾燥的茶包並不酸啊！

草梗加入鵝肉骨湯繼續熬煮，越煮越濃，礦物質豐富的高湯用途很廣。

## 台北郊區一天的飲食作息

假如你搬到台北市外圍的三峽北大特區享受城市生活，你還是跟住在埔里鄉下一樣可以買到野菜，陽明山地區也有很多野菜，深坑附近也是。

北大特區的好處是有一家活菌豬的直營店，因此可以訂購豬內臟肉，所以執行本書的生活型態很方便。沒有這樣便利的條件，就改用冷凍宅配，從花蓮蓮貞豬採購心肝寶貝與其他高脂食材。

中餐與晚餐的肥肉與內臟肉唾手可得，角油塊也可以剁碎再添加到不太油的絞肉（現代人怕油）裡，大骨頭湯則經常熬。

希望這些簡易的食譜，可以促進更多人（不論在城市或鄉下）都能過著五味俱全、身心健康的「優油生活」！

# 結語
# 油衷感激

調查報導記者妮娜‧泰柯茲在《令人大感意外的脂肪》一書裡揭露令人難以置信的真相：我們過去對脂肪的所有認知都是錯誤的。她花了九年的時間一一記錄下，過去六十年低脂營養的建議，如何演變成全人類無法控制的大規模實驗，卻對我們的健康造成災難性的影響。

我們數十年被告知最佳的飲食是減少脂肪，特別是飽和脂肪酸，假如我們沒有因此變得更健康或變瘦，一定是我們自己努力不夠。但是，有可能是低脂飲食本身就是一個問題嗎？假如那些我們禁止自己享用的食物，像綿綿的起司、熱騰騰的牛排，居然是可以逆轉肥胖、糖尿病、心臟病等普及的問題時，我們該如何是好呢？

泰柯茲在書裡記錄了低脂的誤導如何在科學圈裡紮根，並且捕獲大眾的集體意識，行之多年，直至近年才被新的研究發現推翻。更甚的是，所謂的「地中海飲食」居然不是印象中那麼健康，甚至是公關搞出來的行銷策略。這個令人驚訝的歷史，顯示營養科學界居然可以犯下如此大禍：過度熱中的科學家在自我、偏見、早熟的主管機構共識下，一起造就此項危險大錯，將之變成飲食的教條。

然而在上述問題之間，還有一道未解之謎，在低脂飲食中，取代脂肪的碳水化合物是否也對身體有未見的禍害呢？

初步的研究顯示，有此可能。那不僅是歷史的一些蛛絲馬跡，現代的幾個研究都粗淺證實碳水化合物，特別是澱粉與糖類對肥胖、糖尿病、心臟病有害。

可是，我們不太會從歷史經驗學習教訓。最可怕的，恐怕是許多被研發中的人造脂肪取代物，我們已經面對過人造糖精的災難，如果監督機構與營養科學專家再不好好把關，人造脂肪所要造成的災難將比糖精還嚴重，我們已經迭經多年反式脂肪與氫化油的禍害，現在才要禁用，但大型食品企業已經摩掌霍霍，準備要開發穩定的新型油脂做食品添加。

其實，醫學界或科學研究領域還是會遭遇到這種類似未審先判的獨斷問題，就跟政治一樣。流行病學的關聯性調查要推斷造就健康或引致疾病的因子，其實有很長的一段距離。膽固醇這事件顯示，科學權威也會犯下嚴重錯誤，不僅僅只是人性弱點（偏見）使然，更在個人功名與利益追求下變得獨裁，批評者被消聲與邊緣化，這些批評者的研究經費往往被審查主導者刪除，猶如政治一樣，變成一言堂，妨礙進步，所以科學研究一定要設置跟兩黨政治一樣的競爭模式。

我在二十年前調查另類癌症療法時也發現此種情況，因此提議提撥一定經費做另類療法研究，甚至時機成熟時，主流醫學與另類醫學的同一疾病治療法可以做臨床比較研究，成效好的得以留下，差的就淘汰掉。

即使在主流醫學研究中，同一假說的反對意見也需要被尊重，我看過受主流派打擊的事件發生，同樣地，一種競合的機制必須被建立起來，確保反對意見與研究計畫不會被埋沒。當網路崛起時，即有人鼓吹醫學民主化的理念，看來，許多國家的主流醫學還沒受到民主政治的春風沐浴。

我們對過去發生的醫學或公共衛生策略誤導可以既往不咎，但不能不設立可以避免深遠禍害的改善機制。其實，民主的兩黨政治模式是最佳的選擇，主流與另類醫學平常研究經費各自管理，然後每年挑選最急迫的公共議題，雙方一起提供最佳的療法做臨床比較研究，計畫結束後，佳者勝出，這是我二十年前開始調查另類癌症療法所獲得的經驗結論。對非主流派而言，所有在主流醫學主導下的評估，到最後都變成政治而不是科學的紛爭。

我很高興在美國念博士學位時，所受到的思索疑問客觀解答的實用研究訓練，我也很感激有機會在另類醫學辦公室評估另類癌症療法時，打開了另一片寬廣的視野，我也非常感激在靈修過程中，受到上蒼的眷顧，而能改變內在視野，對萬事萬物有更深入的理解與探索機會。

## 優油自在好身心

經過多年對食療法的探索，終於因執行生酮飲食而達到一個身心更穩定的現況。

我最近先油蕩不羈地增加油脂的攝取，以中鏈飽和脂肪酸與單一不飽和脂肪酸（橄欖油與苦茶油）為主，不先改變平常的飲食內容，等油脂攝取量舒服的增加到身心可以適應的階段，再開始認真執行低碳低蛋白質飲食。

我也從傳統飲食吃動物內臟與魚的營養特色著手，增加藉由內臟肉的攝取，來增加脂肪的攝入，結果發現三兩片乾淨無毒的豬肝或豬心就有飽足感，吃的份量比吃瘦豬肉還要少，反而吃瘦肉會多吃好幾片，因為還未達飽足感。真的這樣吃，有時候一天只吃一餐就可以度日了！

動物的腦、心、腎、肝，雖然口感都很不一樣，但在成分上，很多份量都是脂肪，只是脂肪的類別非常不一樣，所以自古就有吃肝補肝、吃腦補腦的說法，這是正確的。聰明的狐狸抓到雞先吃雞頭補腦養睛。因此，人道飼養的無毒動物是這些內臟的最佳來源。

而且，我因經常喝大骨頭湯而無抽筋的好轉現象，所以熬煮大骨頭湯也是傳統飲食的特色之一。

有時候我的早餐就頂多是一杯蒲公英與甜菜根替代咖啡，加上一兩大匙椰子油，以及各一小湯匙的中鏈脂肪與一小匙的草飼澄清奶油。所以，一早就有不少油以乳糜化方式攝取進入身體。若還有胃口，我會吃點自製的油布丁或加油加醋的酪梨。

中午吃大餐，除了油以外，優質的蛋白質與很多蔬菜也是在此餐攝取。

澱粉類的碳水化合物盡量少吃，所以無麩質穀類的攝取量大大減少，而且糙米一定是浸泡水長時間讓它進入催芽狀態。

由於對很多油品下了一番功夫研究，因此我能盡情的享用各種好油，來增加我生酮飲食的美味樂趣，一點一滴加上的油也就累積成匙了！

晚餐如還有餓感再吃，通常份量也不多，多遵照戴夫所言的，此時增加碳水化合物的攝取，可以幫助睡眠，所以油滋滋的糙米飯是很平常的，不然拌上美味青醬的糙米米粉也很常見。

這樣的生活幾個月後，真的很優遊自在啊！

前後差異之大，讓我真的很信服自己以前好油的份量沒有吃足夠，所以很快地就開始分享自己的心得與學員分享。

## 光明向善飲食 vs. 暗黑沉淪飲食

當然，生酮飲食與其他組合的食療法還不是全相。

在營養與飲食方面，我很幸運地在二十年前及已經得知史上最強的飲食療法，就是超越一般的咀嚼次數，到達一口咀嚼一百至二百下時，很奇特的身心現象會出現，我曾因沉靜的咀嚼而進入另一深層呼吸的無人境界。讓我切身了解，自身的能力可以超越葷素的紛爭與任何知性食療法的相互矛盾。

而我採納的食療法，是經歷最久、最多人驗證的傳統飲食療法，很多食療法是侷限於一個地區、一個民族、一種方式（如生食）、一種原則（如高脂低碳），普萊斯牙醫師所觀察到的傳統原始部落飲食法是超越這些界限的，我也因此根據傳統飲食的十二項特色創立了自家的食譜，改變自己對廚房七寶（柴米油鹽醬醋茶）的看法與用法，著實改變了烹飪的習慣！

教學時，更利用真假食物對比的科學精神與方法，讓假貨無法魚目混珠，讓體驗者有機會品嚐到有機與慣性農法食物的差別，從而深深地改變一個人的飲食認知，打破慣性味覺的框架。

並邁向個人化、量身定做的飲食方法，採取低過敏原飲食、無碳飲食、無奶蛋麵粉等常見慢性食物過敏原的替代品，並且經常輪替飲食，避免製造新的過敏原，上課往往以實例示範。

邁向個人化飲食時，要找出個人的代謝型態飲食，也學會自我檢測，找出對自己身心有負面影響的食物，從而將之從飲食中剔除掉。

食療比藥療還重要，所以現代的功能性飲食不僅可以抗癌、減肥、超覺、幫助靈修……甚至可以最終達到食氣，即古人的餐風飲露之境。此外，營養補充也依照中醫子午流注，減少無謂的資源浪費。

自古名醫即表明，生活不遵循自然規律者不醫治，所以違反大自然的獸性飲食者，不僅瞎吃、囫圇吞棗，而且有上癮性的飲食習慣，動不動就來糖癮、肉癮、油炸癮、添加物癮……這些癮頭導致腦神經化學偏失，繼而情緒高低起伏不定。為何某些食物討厭不吃呢？又特別喜好吃某些食物呢？因為臟腑的內在問題會由五味的喜厭而呈現，這是《黃帝內經》幾千年前即已闡述的身體運作原理。

跟西藥一樣，有些營養與食療法還停留在非個人化的飲食上，往往宣稱少油少鹽，多碳水化合物（高澱粉）與素食，少吃蛋白質，特別是動物性蛋白質與紅肉。為何我們還需要停留在非量身定做的飲食法上？

我們更別把吃毒當吃補，要去了解什麼是反營養素、食物隱藏的感染源、食物既有與受污染的毒素、環境污染物、烹飪與儲藏不當所引致的毒素……這是我們在執行光明飲食時需要去費心了解的。

食療以去除所有食物過敏原為先，若過敏嚴重，則採輪替飲食為基礎，輕者則隨意，但盡量不重複吃少樣食品。

實施食療最常見的敗筆是「持之無恆」，因為常常嘴饞，經不起誘惑。請記住，慢性食物過敏原常常會有癮頭，所以別把吃毒當吃補；少油也會造成腦部的營養匱乏，產生癮頭。吃對好油，份量又足夠，你會發現不易飢餓，精神也變好。

腦部化學因飲食習慣的不當而重口腹之欲，這亦是一種「貪」的表現，常是「民以食為天」的中國／台灣人跨不出的修練關卡。

## 適性適地適季節而進食

勞力者多吃優質飽和油脂，勞心者多吃低血糖複合醣類，其餘的人則介於兩極間。壓力大者多吃優質蛋白質、少吃糖，因為蛋白質會減低腎上腺素的耗損。

排重金屬毒者，應當多食肉與葷菜，少吃澱粉，多吃纖維素。

減肥者，應當多吃中短鏈飽和脂肪酸與單鏈不飽和脂肪酸，少吃澱粉。

腸胃發炎有痔瘡流血者，當飲水斷食或進行蔬菜汁斷食。

這就是適性的進食法。

台灣屬亞熱帶海島型潮濕氣候，多吃蔬果少吃肉，熱天時多吃中短鏈飽和脂肪酸與單鏈不飽和脂肪酸，寒冷天時多吃長鏈飽和脂肪酸與多鏈不飽和脂肪酸。

密宗喇嘛在西藏高原喝奶茶與吃肉，補充高油脂顧肺防水分流失，若遷徙至南印潮濕地區，不改山上飲食習慣，便很容易生病，氣候濕熱地區宜採吃素較少油的吃法。

這就是適地的進食法。

多吃當季食物，寒冷天勿吃寒性物，熱天勿食燥熱物，不過配料可中和極性，如咖哩加椰乳。

春季多吃綠葉嫩芽補醣分，夏天吃得最少，但多鮮果，秋天則多吃根莖配綠葉，冬天吃得多且油以貯能。

早餐多醣吃得飽、中餐多油吃得好、晚餐清淡吃得少，消夜則萬萬免談。

這就是適季的吃法。

總之，傾聽自己身體的當下需求，切勿盲從教條而進食。盡量行有機飲食，若無法，則吃農藥少噴或需去皮的蔬果，並以適當無毒蔬果洗潔劑清洗；農藥含量高的食物，則盡量吃有機類或不吃。

以保留最多營養素的慢火、汆燙烹調法為主，配上部分生食。肉類、油脂、澱粉食量視自己身體狀況、地理環境、季節、每日時段而定。將飲食整體回歸到有智慧的「傳統」飲食。

## 讓身、心、靈悠遊的生活

我對生命的看法誠如以下所示。

我講健康與自然農法與講農作是一樣的宇宙法則（適性適地），真正的蔬菜是不綠的，這本書有講到自然農法，不然可以去找幸福農莊的陳惠雯與黎旭瀛醫師上課，可以認識更多。

靈性也是一樣要適性適人而行修練。所以，我推薦家族系統排列所歸納出的靈性原則，做為靈修上的指引，詳情請看海寧格爺爺的著作，關於家族系統排列，他很清楚的把家庭序位與愛的流動，以及靈魂溝通做了真理性的解析。

關於情緒與個性的改變：卡拉漢的《敲醒心靈的能量》，以及馬提納的《學會情緒平衡的方法》一、二集，王佑驊的《情緒排毒治百病》，露易絲・賀的《創造生命的奇蹟：身體調癒 A-Z》等著作都可以參考。

眼球的快速運動是處理當下情緒最快的方法，也是模仿睡覺時 REM 睡眠的眼球運動，這是身心調整的自然法則。

要心誠則靈、心想事成是需要鍛鍊的，主要是去除潛意識裡的設限思想（負面約束作用），不是說幾次肯定語句就會發生作用（正向約束作用）。所有的人際關係牽涉到自我實現、婚姻、工作、家族的互動，皆在核心家庭裡塑造完成，所以最後還是要回去解決家族能量的流動與序位關係，而與父母親及兄弟姊妹的關係，正是核心。

至於身體的療癒，順勢醫學的赫林法則是最高指導原則（疾病的過程是由外而內，由下而上。療癒的過程則是由上而下，由內而外），加上史懷哲說過，所有的病徵皆是療癒現象。我講排毒，就是根據赫林法則，用自然排毒方式加速療癒現象的演進。

當你將這些法則連結在一起，老子說的「人法地，地法天，天法道，道法自然」就很容易了悟。

而我的功能性檢測，只需全口牙齒的一張 X 光片，你的性格、命運、先天與後天健康，潛意識與表意識的問題，全寫在牙片上面。

你的靈魂就是上帝（高靈、菩薩……）的分身，只要你願意相信！

## 簡易祈禱文

在我的生命過程中，一切都有其意義，
我接受目前的狀態，但
我有知覺的釋放內心引致不適或生病的心理模式，
我以適合自己的飲食餵養身心，
我做例行性的排毒淨化身心，猶如房間的清掃，
我用有趣的方式鍛鍊身心，
我珍惜自己的身體與其本有的智慧，
願它賜給我無限的活力，服務社會。
「油衷感激」大自然賜予的好油！

附錄A
# 原始部落傳統飲食的特色

傳統飲食的特色五花八門：有些吃很多動物性食物、有些吃很少動物性食物；有些吃大量生食、有些吃大量熟食；有些吃乳製品、有些不吃乳製品；有些吃穀類、有些不吃穀類……所以，到底傳統飲食的特色是什麼？

## 1. 有機或自然農法栽培、無精緻或變質的粗食

我們的祖先或貧窮落後地區的居民沒有「文明」社會的化肥和農藥，所以吃的是現代人刻意追求的「有機」食物，現代人創造了倚賴化肥和農藥的大規模農耕，不僅汙染了土壤與周遭環境，也由食物汙染了人體，台灣是典型化肥和農藥濫用的社會。最近的美國實驗報告顯示，吃倚賴化肥和農藥的食物，血液中農藥濃度高到可以偵測到，只要改吃「有機」食物，血液農藥濃度就會逐漸降低。所以，快從大規模農耕神話中覺醒吧！

## 2. 每一傳統飲食皆含動物性食物

最健康的民族皆是漁民，反而沒看到吃全素而且健康的民族；同住沙漠區的三個民族，蛀牙人數以食肉量最低者最多。這是什麼原因？首先，讓我們看哪些是只發現於動物性食物的養分：維生素A和D、膽固醇、維生素$B_{12}$、超長鏈高度不飽和脂肪酸（AA、EPA、DPA及DHA）；另外，比較容易由動物性食物吸收的養分是：鈣、維生素$B_6$、鎂、鐵、鋅、銅。維生素A和D的來源是：肝臟、動物內臟、昆蟲、蛋、魚、魚肝油、蝦、奶油、鮮奶油、禽畜類的油脂、單胃動物的油脂等。

## 3. 原始飲食比現代美國飲食多四倍的鈣質與礦物質，及十倍的脂溶性維生素

在分析原始飲食比現代美國飲食以後，前者的鈣質與礦物質含量是後者的四倍高，脂溶性維生素則更達十倍之高。而鈣質、礦物質與脂溶性維生素對骨骼與牙齒的發育，無疑是非常必要的。

## 4. 所有傳統飲食不管份量高低都吃熟食，但總會吃食一些生的動物性食物

生的動物性食物會提供未被破壞的脂溶性維生素與其他的營養素。例如，生牛奶裡有一個可以讓人放鬆的因子，在加熱後就消失了，最近的研究發現可能是維生素 $K_2$。

## 5. 所有傳統飲食皆有高的食物酵素含量

不管是生、是熟，所有飲食傳統皆有高的食物酵素含量。酵素無疑是幫助消化的主要要素，在人老化的過程中，消化酵素也會跟著退化、減少產量，而來自食物的酵素可以取代部分人體消化酵素的功能。

## 6. 所有傳統飲食皆有乳酸菌發酵的食物

乳酸菌是一種人類大腸的益生菌，許多文化皆有類似酸高麗菜的發酵食物，像 Cortido 就是南美洲的辣酸高麗菜，Sauerkraut 是歐洲的類似產品。高麗菜的發酵使菜中的維生素 C 含量大增數百倍，但商業化的大量生產會加熱消毒，造成益生菌與營養素的劇減。

至於由日本傳來的 Kombucha 茶，實際上是俄國高加索區的傳統發酵飲料，原稱 Kvass，是每家必備的飲料。俄國高加索地區是癌症最低的地域，有學者認為 Kvass 是主因。

### 7. 種子、穀類和堅果都先浸泡、催芽、發酵或自然發酵

這些處理步驟有中和草酸的功用，草酸會阻撓礦物質吸收，也會中和丹寧和凝集素，丹寧是刺激物，而凝集素會讓血球凝聚失去供氧的作用，又會引發一種獨特的慢性食物過敏，這種慢性食物過敏反應，不是台灣整合醫學醫師在測的 IgG 反應，更不是一般醫院測的 IgE 急性過敏。

浸泡、催芽與發酵會預先消化複雜的澱粉與糖，因為澱粉與糖不易被人體消化；更可以開始分化麥麩，因其中不易消化的蛋白質易引發 IgG 慢性食物過敏反應；過程也可以開始分化纖維素，那幾乎是人類無法消化的成分。所以，適當的準備使種籽食物更易消化，營養素更易吸收。

### 8. 傳統飲食的脂肪消耗量占所有熱量的 30 ～ 80%，不過多鏈未飽和脂肪酸只占所有熱量的 4%

現代飲食裡，使用很多植物油，含了大量的多鏈不飽和脂肪酸，而且以 ω-6 為主，而 ω-6 多鏈不飽和脂肪酸是人體製造發炎因子的來源。

飽和脂肪酸不是一般誤傳的洪水猛獸，它占細胞膜最少 50% 以上的量，在骨骼塑型上扮演著重要角色，又可保護肝臟抵抗酒精與毒素毒性，能增強免疫，且為肺與腎臟功能所需，也是正常利用必需脂肪酸所需。它也會降低心臟病風險因子脂蛋白 A 的量。

況且十六個碳的棕櫚酸和十八個碳的硬脂酸是心臟偏愛的燃料，較短的中鏈飽和脂肪酸則有抗菌力，特別是月桂酸，而更短鏈的飽和脂肪酸是表皮細胞的營養素。

所以，為何飽和脂肪酸臭名滿天下呢？你吃豬油的祖父也沒有你得心血管疾病那麼快又早。其實，真正的罪魁禍首是美國 FDA 批准、食品科學家與醫師鼓勵消費的所謂無膽固醇人造奶油，也就是反式脂肪酸、氫化油。

不過，現代人四體不勤，脂肪消耗量占所有熱量的 30% 就已足夠，不過不要攝取多鏈未飽和脂肪酸超過熱量的 4%。

## 9. 傳統飲食攝取幾乎等量的 ω-6 和 ω-3 必需脂肪酸

必需脂肪酸的天然來源有穀類、豆類、堅果類、魚、動物脂肪、蛋、蔬菜、水果、海藻。動物脂肪與蛋被臭罵一頓又是一樁冤枉事，錯在人類的貪婪與無仁道之心，本書前文便提及飼養方法會決定 ω-6 和 ω-3 必需脂肪酸。

所以，不要不察事情的原委與真相，任何違反天倫的養殖方式只會造成我們健康的衰退，所以要善待食物的來源。

## 10.所有傳統飲食皆用些鹽

鹽也有好壞之分，精鹽含鋁鹽防潮，鋁過多便有礙健康。精鹽又缺乏許多微量元素，特別是有放鬆肌肉與有益心臟的鎂。

鹽的重要性對傳統部落是不用贅言的，若沒有自身的生產，他們一定會用相當的資源或財富去獲取。

## 11.所有傳統飲食皆利用骨頭，通常是熬骨湯

骨頭湯不僅是礦物質的豐富來源，特別是鈣，也是膠質的補充源。鈣與膠原蛋白是人體結構發展的必需元素。

無奈很多動物養殖方法的錯誤與環境的污染，骨頭湯變成重金屬毒的一大來源。因此，請用有機養殖動物的骨頭熬湯，或用取代來源。

## 12.傳統文化皆為生育下代而進補

傳宗接代是一件大事，是原始部落為了永續種族最為關注的事，所以婦女會為生育下一代而準備，像是吃鮮美的蟹肉與蟹黃，或其他富有維生素 A 和 D、蛋白質、膽固醇的食物。

附錄B

# 慢性食物過敏原會影響健康

目前國內有三家專業檢測食物過敏機構發表臨床結果，我針對最常引發國人慢性過敏原的食物做了以下檢測結果表。

三大檢測中心檢測國人慢性食物過敏原（IgG）排名表

| 排名表 | 安法診所 | 瀚仕功能性檢測 | 聯安預防醫學機構 |
|---|---|---|---|
| 1 | 乳製品 | 牛奶（含起司與優格） | 牛奶 |
| 2 | 雞蛋 | 蛋（蛋白比蛋黃嚴重） | 蛋白 |
| 3 | 小麥麩質 | 小麥（係指麥膠蛋白） | 蛋黃 |
| 4 | 玉米 | 大豆 / 黃豆 | 起司 |
| 5 | 芝麻 | 花生及堅果 | 花生 |
| 6 | 柳橙 | 玉米 | 酵母 |
| 7 | 大豆 | 魚與甲殼類 | 花豆 |
| 8 | 腰豆 | 鳳梨 | 麥膠蛋白 |
| 9 | 大蒜 | 酵母 | 牡蠣 |
| 10 | 蘑菇 | 葡萄柚 | 海帶 |

說明：食物性過敏原又簡稱食物過敏原，分急性與慢性兩大類，上表與下文所談是屬慢性食物過敏原，不是健保會給付的急性過敏原，在此特加強調。

根據聯安預防醫學機構功能醫學中心統計，60%以上的國人深受食物過敏原之苦，尤以孩童占大多數，不僅孩子身心受苦，連父母親都因為帶著孩子四處就醫而深感焦慮；又依據聯安診所二〇〇五年針對兒童食物過敏原檢測分析統計，學齡前至小學一、二年的學童是食用食物過敏原的主要族群，這與他們開始攝取多元化食物及接觸過敏原機會有關。最常造成孩童過敏的食物有奶、蛋類、麥麩、花生及帶殼海鮮，症狀嚴重的話，還可能影響一輩子的健康。

不少幼兒常因經常咳嗽及流鼻水不停而就醫，結果被當成感冒醫治，吃了幾天的藥都無法治癒，轉而檢測食物過敏原，去除食物過敏原後，症狀往往很快就獲得改善。

國人最主要十大過敏原食物皆屬常見及常吃食物，更是維持人體健康的重要營養來源，所以才會不知不覺中吃進這些食物過敏原。

慢性食物過敏最常出現的症狀是濕疹，如皮膚發紅、起水皰、皮膚有滲出物或呈鱗屑狀、皮膚發黑或變厚、發癢等，都屬於濕疹範圍。濕疹的形成並不是因為體內水分太多，一般西醫認為起因大多不明，可能與過敏體質有關，也就是說，抗原與抗體結合的複合體會沉積在溫度比較低的表皮上，造成濕疹發癢。任何年齡的人都可能罹患濕疹，嬰兒濕疹多發生在嬰幼兒、青少年身上；盤狀濕疹大多出現在成人身上，皮膚會出現錢幣狀的紅斑，有時會發癢，常會變厚或有膿水滲出；老年人多為脂溢性濕疹，皮膚會變乾、有鱗屑，這是皮膚油脂不斷減少所引起。

如果你或孩子有濕疹的問題，或許就是食物過敏反應所引起，不妨去做個慢性食物過敏原檢測。假如沒有預算做檢測，可參考上表中的臨床結果，幫助剔除飲食之中常有的慢性食物過敏原，並觀察自己身心的改變。

## 為什麼會對食物過敏原上癮？

我曾經問一位上半身肥胖的女性：「你有血糖問題嗎？」

她回答：「有，一年半前被診斷出有糖尿病。我不只有血糖高，還是所謂的三高。」

我再問：「你喜歡吃麵粉做的食品嗎？」

她回答：「我很喜歡甜食，吃不停，沒辦法。」

她的回答正是食物過敏原上癮的真實寫照。

食物過敏原與抗體之間血液的平衡狀態被改變後，會讓口欲變得很不一樣。若對某項食物過敏原上癮，其上癮程度和菸癮、酒癮、毒癮相差不多，最初感覺非常好，因為吃進了過多的抗原，會壓倒體內抗體的濃度，但癮退後，抗原與抗體達到平衡，產生結合的複合體便會刺激產生發炎反應。可是再吃了同樣的食物過敏原後，發炎反應會減輕，因為吃進的抗原會稀釋抗體濃度，感覺又變得很好，如此周而復始。

難怪慢性食物過敏原很難從患者的飲食中去除，特別是年幼的孩子，還不能辨別事理，也沒有自我約制能力，很容易對食物過敏源上癮。

慢性食物過敏原很難脫癮，可由生化反應來作解釋，以蛋白質過敏原為例，像乳蛋白、酪蛋白、麩質、蛋白……等過敏原，在分解成胺基酸過程中，會形成短鏈蛋白質的多肽，部分的多肽結構類似類嗎啡肽，所以才讓人有愉快的陶醉感。

跟隨我學習養生課程的學員，都會努力避免接觸國人常見的十大食物過敏原，因此他們有的人體重變輕、容貌變年輕、身體腫脹消除，有的精神變佳、頭腦變清楚，有些學員偶爾還故意招惹這些食物過敏原，讓那些已經不明顯的過敏反應馬上顯露出來，屢試不爽。所以，有心遠離過敏者，絕對要對食物過敏原敬而遠之。

我曾經幫助過五十多位自閉兒、亞斯伯格症兒童。我觀察到，只要做好避開過敏原，孩子的情緒及行為就會比較穩定，而且容易溝通，可是學校裡的老師多半沒有這個概念，常使用含有過敏原的糖果、餅乾做為鼓勵孩子的禮物，結果適得其反。

有些孩子忙著四處補習，因趕時間的關係，不得不在外用餐，而大量外食的結果，使得孩童吃到許多食品添加物、壞油、農藥、味精等食物過敏原，以致情緒、行為更為偏離脫序。遇到這種情況，我只能苦口婆心地規勸家長們，最好自己親自下廚燒飯，先修復孩子的腸胃道，再補習學業，這才是幫助孩子成長的聰明作法。

另外，自然醫學李德初醫師也大力呼籲家長要重視自閉兒重金屬中毒的問題，他已經治療過數百名自閉兒，從檢測頭髮微量元素分析後得知，絕大多數自閉兒的鉛與汞都異常偏高。他表示，應該從修復腸胃道、去除重金屬、清除感染、恢復免疫的問題著手，才能逆轉過敏嚴重的自閉兒的病情。

## 連食物家族過敏原都要避免

一開始要避免吃到食物過敏原的確很痛苦，這是習慣性的問題。避免食物過敏原最困難之處，在於隱藏性的食物過敏原經常會添加在各類食品中，這類食品稱為「食物家族」。台灣人頭號的食物過敏原是奶蛋類，而奶蛋類又是加工食品的原料，食物家族範圍非常廣泛，所以買或吃東西之前，請記得看食物上的標籤。

## 食物過敏的四型反應

在國內，食物過敏原的研究常限於 IgE 與 IgG 的反應，凝集素與 T 型細胞的反應通常不在討論及檢測範圍，但在美國，則為全方位研究。凝集素是類似黏膠一類的多醣體，我們的血型跟細胞膜上的多醣體型態有關，不同血型之間不能相互輸血，便是因為這些多醣體會黏在一起，血液因此而凝結，造成器官衰竭。食物的凝集素也會造成輕微的損傷，雖然不像輸錯血型那般嚴重，但黏集的紅血球無法有效的運送氧氣，也會導致慢性病缺氧的狀態。

堅果及豆類是最常造成凝集素反應的食物，所以在傳統飲食中，部落居民很早就有智慧將食物以浸泡催芽及發酵方式，來中和凝集素的毒性。

我將美國一位研究員蘿拉・鮑爾博士所發表的數據轉載如下表供參考，此一結果完全是根據免疫實驗搜集而來，與坊間流傳的自然醫學醫師戴達摩的理論有所衝突，戴達摩的學說沒有此類免疫實驗根據，所以我在使用上會有所疑慮。

例如，他說 B 型人適合多喝牛奶，而亞洲人的血型多偏 B 型，可是牛奶是北歐人的傳統飲食，兩相比較之下，有很大的矛盾；我自己的感受是，一喝牛奶身體就出問題，我曾經問一些 B 型學員喝牛奶的生理反應，普遍皆不佳，因此我對於他的結論相當存疑。

**依血型與四型過敏類型，需要避免的過敏性食物**

| 反應<br>食物過敏源<br>血型 | IgE 反應<br>（一型過敏） | IgG 反應<br>（三型過敏） | 凝集素反應<br>（二型過敏） | T 型細胞反應<br>（四型過敏） |
|---|---|---|---|---|
| A1 | — | 乳製品、蛋 | 堅果與豆類 | 龍葵族 |
| A2 | — | 乳製品、蛋 | 堅果與豆類 | 乳製品、龍葵族 |
| O | 乳製品 | 乳製品、蛋、麩質 | — | 乳製品 |
| B | 穀類、龍葵族、堅果與豆類（強烈） | 乳製品、蛋 | 堅果與豆類 | 乳製品、龍葵族、糖類 |
| AB | — | 乳製品、蛋 | 海鮮、堅果與豆類、蔬菜 | 乳製品 |

資料來源：羅拉・鮑爾博士

我的血型是 B 型，由第 276 頁表可以看出 B 型在免疫檢測中，最容易對各式各樣的食物產生過敏反應，這就是我對飲食要求甚高的原因，隨時都要小心謹慎，以免受到食物過敏原的干擾。

羅素・賈非（Russell Jaffe）醫師與羅拉・鮑爾博士一樣，使用同類型的免疫檢測方法，在診治過許多有疑難雜症的病人後，第 276 頁表中是將三種延遲性過敏反應與疾病加以具象關係化，如果被診斷出有下列疾病，便可以向對慢性食物過敏原有概念的醫師進行檢測諮詢及醫治，不過台灣現有的技

## 血型對各類食物的過敏反應

| 血型<br>反應 | A1 | A2 | O | B | AB |
|---|---|---|---|---|---|
| 過敏反應 | 屬於延遲性 | 屬於延遲性 | 屬於延遲性，而且有些立即性 | 屬於延遲性，立即性高 | 屬於延遲性 |
| 容易有過敏反應的食物 | 蛋、乳製品（男性）、部分海鮮、堅果、豆類、龍葵族 | 蛋、乳製品、堅果、豆類、龍葵族、含麩質穀類 | 乳製品、蛋、麩質、穀類、龍葵族 | 堅果、豆類、麩質穀類、蛋、海鮮、糖類、龍葵族、乳製品 | 堅果、豆類、乳製品、蛋、海鮮、貝類、一些蔬菜 |
| 最不適合的食物 | 蛋白、玉米糖漿 | 蛋、牛奶、乳酪、番茄、玉米糖漿 | 牛奶、蛋、乳酪、玉米糖漿、甜菜糖 | 花生、黃豆、糖類 | 腰果、黃豆、蛋白、牛奶 |
| 適合的食物 | 禽類、肉、部分海鮮、穀類、蔬菜、水果（適合來自歐洲的後裔） | 海鮮、肉、禽類、非麩質穀類、蔬菜、水果 | 肉、禽類、一些海鮮、堅果、種籽、豆類、蔬菜、水果（熱帶者）、龍葵族（墨裔、義大利裔、美洲印地安人） | 禽類、一些肉類、非麩質穀類、蔬菜、水果（亞裔） | 禽類、肉類、穀類、龍葵族、蔬菜、水果、所有的穀類、非麩質穀類（註1） |
| 附註 | 女性可吃一些乳製品與蛋，最好是發酵乳製品。 | | | 男性吃下食物過敏源的反應，會比女性嚴重。 | |

註1：非麩質穀類是指印加麥、莧籽、小米、蕎麥、高粱、野米、薏仁，但小米有兩種，一種是沒有麩質，一種是含有麩質的糯小米，在選購及食用時，需要注意。

術只能檢測三型過敏反應，或者你可以自行搜集中英文資訊，來幫助自己擺脫過敏原的困擾，這是自助天助的道理。

### 臨床上與三種延遲性過敏反應相關的疾病

| 二型過敏反應（凝集素） | 三型過敏（免疫複合體） | 四型過敏（T 型淋巴細胞） |
|---|---|---|
| 氣喘<br>腎小球發炎<br>葛夫茲氏甲狀腺毒症（Grave's disease）<br>腸躁症<br>重症肌無力<br>嗜中性白血球減少症（Neutropenia）<br>尋常型天皰瘡（Pemphigus Vulgaris）<br>惡性貧血<br>鼻（黏膜）炎<br>鼻竇炎<br>修格連氏症候群<br>橋本氏甲狀腺炎（Hashimoto's disease）<br>一型糖尿病<br>二型糖尿病 | 氣喘<br>膜性增生（殖）性腎絲球腎炎（Dense deposit disease）<br>圓型紅斑性狼瘡（Discold Lupus）<br>肌纖痛症<br>FICA<br>腎小球發炎<br>血溶性貧血<br>病毒感染型肝炎<br>自體免疫型不孕症<br>紅斑性狼瘡<br>多發性硬化症<br>尋常型天皰瘡<br>過敏性肺炎支氣管炎<br>乾癬／牛皮癬<br>風濕性關節炎<br>修格連氏症候群<br>血小板數量低下症（Thrombocytopenia）<br>二型糖尿病 | 艾迪生症候群<br>膽硬化<br>慢性疲勞症<br>結締組織疾病<br>抗體性腸炎（Enteropathy Antigen）<br>肌纖痛症<br>慢性活躍肝炎<br>葛夫茲氏甲狀腺毒症<br>腸躁症<br>紅斑性狼瘡<br>尋常型天皰瘡<br>惡性貧血<br>乾癬／牛皮癬<br>鼻（黏膜）炎<br>鼻竇炎<br>修格連氏症候群<br>橋本氏甲狀腺炎<br>一型糖尿病<br>二型糖尿病<br>白斑（Vitiligo） |

附錄C
# 如何團購有機產品？

我很清楚絕大多數的人抱持著有機產品很貴的印象，所以很多人未深入理解箇中原因，就避買有機產品，甚至脫口就說那是有錢人的遊戲。他們唯一會買有機生鮮的時刻，都是在颱風過後，慣性農產品會漲價，但有機產品不漲價的情形下。

我非常了解此消費者心態，畢竟台灣的平均薪水是美國的三分之一，而往往進口的有機商品是美國的兩三倍貴，在相對薪水低、商品價高情形下，就出現曲高和寡的現象，唯有富足或有病者才會消費有機產品，也因此只有在囊括財富多多的台北市才有眾多的有機消費者，但台北房租貴的情形也讓有機店經營成本高，以致越來越變成財團的數字遊戲。

財團股東有錢有閒，就想多活久一點享受累積的財富，所以投身有機事業，甚至意圖把持與壟斷通路，為自己創造更多的財富。財團跟過去的農會或果菜蟲一樣，會一方面壓低生產者的價格，另一方面提高末端零售價，為自己開創更高的利潤。

因此，現在有越來越多的農戶自行在網路販售自家有機農產品，一邊避開中間商剝削，另一邊尋求合理價錢，讓末端的消費者也覺得消費得起有機產品。但是，這些農戶每一戶往往也是產品數量與種類有限，所以得多費周章地到處收購，所幸目前全台灣有越來多的農夫或有機市集的存在，我們可以親身去挑選所需，可是無暇逛市集者就無緣了，要另求出路。

因此，若平常想要過更徹底的有機生活，最好的方法就是揪眾辦團購，以量制價，況且台灣的物流實在是太方便了。假如你是人氣足夠的人，可以號召一批好友死黨做團購。假如你是一個會組織的人，你更可以把它當社運在進行。當你有足夠團員而自己宛如變成一批發商時，你的進價可能就能夠降低達三分之一，對消費者與農友都是一大福音。利潤可能微薄，但也是一種綠創業，最重要是，要有人願意去做這種不怕苦的走路工。

現在，有很多人會揪團購，但有系統地進行全面性的有機產品團購卻鮮少看到。雖然有些蔬果宅配商販售套裝產品，但價格往往偏高，而且我發現，顧客持續購買力並不好，主要原因不外無法選擇自己所需的產品，且往往取得自己可能不甚有興趣的產品，自然回購率低。屏東環盟是少數會因你的需求而變動購買項目的組織，該組織也盡量給農友高一點的收購價，消費者合理的零售價，自己靠微薄的價差來支持運作，所以做得也很辛苦。

所以，我通常會選擇市集購買日常所需蔬果，再配以少數生鮮團購項目，來滿足自己的全部蔬果需求。

此外，非生鮮的進口有機產品我也會揪眾團購或直接利用空運郵購。我發現，美國進口的化妝品、有機商品與健康補品，都可以利用郵購來減少關稅與進口商及銷售商的層層加碼。不過，若整體需求量不高時，還是跟批發商取貨，等到量養大時，再自行進口貨品找代購商溝通。

由於台美兩地的有機產品差價甚大，有些人也在網路上做起海外代購的服務。我還發現，甚至有散居世界各國的代購商連結服務的實例。我在加州就遇見一位宅女販賣化妝品與健康補品，她還有代購商朋友在歐洲代辦歐洲出貨，反之，如有歐洲客戶要美國產品，她也會替歐洲商代購代售。因此，對熟悉網路與外語的新世代在家創業是非常可行的。只要兩地之間的價差大到有利潤可求，海外代購就是可行之路。

附錄D
# 產品及相關資源分享

## 團購食材與友善餐廳資源

二〇一八年「養生三環」、「光合子」與「醒醒。生活」，在眾力天成下，因「以愛的光合作用生活」之理念，與共創新時代的共生家園（樂園）之願景相符，而合體成為《光合醒醒》綠事業。

這是一處位於台北市中正區幸福里林森南路 12 號 6 樓的溫暖空間，期許能成為城市的心綠洲，提供養生樂活的相關課程、活動及良品善食，讓都市人可以來此舒活舒心。

「光合醒醒」為大家挑選各式食材與生活用品，如友善土地之在地小農農產品，特殊功能性油品，還有有機、天然、環保材質等物品。相關網路資訊：https://www.facebook.com/EnlivenLoveLifeLight/

## 防彈咖啡的資源

- 可以上 iherb 網站購買以下各樣產品：
  蒲公英替代咖啡（Dandy Blend）、辛酸油（Brain Octane Fuel，生物駭客戴夫的公司是目前唯一賣三次蒸餾的八碳辛酸 C8）、中鏈脂肪酸（XCT 是戴夫為三次蒸餾的八碳與十碳中鏈脂肪酸所取的特殊命名，其他販售的中鏈脂肪酸都稱為 MCT），網路價錢比台灣同類產品便宜很多。

從二〇一八年起，海關會對超過新台幣二千元的郵包貨品課稅，且同一住址半年不能購買超過六次，大家可自行評估。https://www.iherb.com（優惠折扣碼：WAK5111）

▶如果不方便上網，也有高雄的布緯食聊所販售的 MCTs 與有機澄清奶油（ghee，或稱酥油、無水奶油）可以選用。https://www.facebook.com/ucv3912g

▶如需無黴菌污染的全漿果咖啡，請洽《光合醒醒》。

## 大骨湯的資源

- 花蓮蓮貞牧場蓮貞豚的大骨無病原、無汙染，其他如五花肉片、腰心、生豬油角板均屬於健康豬肉，亦可購買。http://www.lotuspork.com.tw
- 紐西蘭或澳洲進口的草飼牛大骨與羊大骨，均可購買熬煮。
- 熬煮時若加入些許鴨肉，可提供製造膽鹽所需的牛磺酸。
- 建議可加入喜瑪拉雅黑岩鹽、有機鹽麴增加風味，素食者則可以昆布頭替代大骨，這些在《光合醒醒》也有提供。

## 蛋白質粉與纖維粉的資源

- 含高油脂的杏仁粉與有機瑪卡粉，肯寶 KB99 品牌，麗多國際生技研發，許多有機店有販售。http://www.kbc.com.tw
- 奧地利薩爾克磨坊有機南瓜籽粉，由樂活長生國際公司總代理，另也有非常濃郁的有機南瓜籽抹醬。https://www.facebook.com/AGoodLife168
- 有機椰纖粉，推薦 Bob's Red Mill，進口商是廣紘國際。http://www.foody.com.tw
- 生的（或未加熱過的）星星果粉、瑪卡粉、綜合漿果粉、其他超級食物粉末，可以從 Sunfood 購買。https://www.sunfood.com
- 催芽芝麻粉（源順）可以在有機店購得，不推薦未催芽的芝麻粉（因為植酸高）。
- 亞麻仁籽粉與洋車前子粉可以在許多有機店購買到，不特別推薦品牌。

## 肉品與蛋品資源

- 雞肉：愚人農場的夢幻雞確實是饕客的夢幻極品，產自完全自給自足的農場。http://www.foolishfarm.com
- 鵝肉：埔里全宏食品的鵝一直沒受禽流感感染。http://www.ch06tg.com
- 鴕鳥肉：為含鋅高的肉品，本品由台中有心肉舖子監製。https://www.withheart.com.tw
- 蛋：新竹的天惠農場生產優質的雞蛋。https://www.tianhui57.com.tw
- 在地豬肉：
  - ▶花蓮蓮貞豚 http://www.lotuspork.com.tw
  - ▶天和海藻豬（有製成海藻豬油販售）http://www.thofood.com/Home/Pigs
  - ▶嘉一香活菌豬（生豬油角板要預定）http://www.cisfoods.com.tw
  - ▶其他能量豬、東寶豬、香草豬……皆可。
- 紐西蘭或澳洲進口的草飼牛肉與羊肉，亦可添購。
- 進口的匈牙利綿羊豬，是可以像牛排生吃的豬肉極品。

## 排毒所需資源

- 除汞前後需搭配綠藻服用的維生素，建議購買美佳胜肽的威粒 C 微粒，還有威粒他命 B 群，因為在體內會以緩慢方式釋放。http://biotp-pellet.com
- 全台灣有裝設安全除汞設備的牙醫診所。https://goo.gl/3GKP4P
- 有做重金屬螯合治療的診所，請至台灣臨床螯合治療醫學會網站查詢。https://goo.gl/5hcM8M
- 藥澡粉包、除氯蓮蓬頭或全戶過濾、綠黏土、桑拿機、咖啡灌腸用無污染綠咖啡、綠藻……等排毒必備材料與正確執行方法，請洽《光合醒醒》。

## 海產資源

- 天和海產有數種海洋養殖魚類。http://www.thofood.com/Home/Fish

- 248 市集的阿禾師提供生態池養殖的蝦、蛤蠣、蚵、虱目魚、石斑……等。https://www.facebook.com/w65345
- 吉品養生提供宜蘭無毒蝦。https://www.gping.net/product/0010001

## 各式油品資源

- 法國有機行星：單獨一家公司可以購買到多種有機好油，全部有機的四色油（Omega Colors）、超級食物油（星星果油、黑種草油、奇亞籽油）、亞麻仁油（沒有其他品牌的苦澀味）、阿甘油、椰子油、亞葶藶油（取代易氧化酸敗的亞麻仁油的好油）https://www.facebook.com/bioplanete.Taiwan
- （有機）椰子油：希品國際的椰子油是菲律賓原裝進口。http://www.celebes.com
- 綠色與低溫壓榨苦茶油：
  - ▶首推主婦聯盟獨賣，金椿製造的苦茶油。http://www.dr-oil.com
  - ▶其他推薦台南「神・茶油」嚴格管控製造的苦茶油。http://www.shin-o.com.tw
- 奧地利施蒂里亞該地生態農場（薩爾克磨坊）生產的有機綠南瓜籽油：有完全生的與低溫烘焙過的兩種油，由樂活長生國際公司總代理。https://www.facebook.com/AGoodLife168
- 萬人迷的（有機）芥末籽油：台灣的印度食品和香料專賣店有賣。https://www.facebook.com/TrinityIndianStore
- 超級抗氧化的西伯利亞沙棘油：綠壯國際公司的產品在台灣目前含有最高的胡蘿蔔素量。http://www.greenstrong.com.tw
- （有機）大麻油：台灣禁賣，大陸、香港、新加坡、日本、澳洲、歐洲、美國皆有販售，出國旅遊別忘了買幾瓶回台灣好好享用。
- 冷壓現榨好油：前述綠壯公司有進口機器可以為民眾新鮮現榨各式好油。

- 元寶楓籽油、文冠果油、牡丹籽油、杜仲油等好油，可以在大陸網站搜尋購買。
- 磷蝦油：Captains Krill Oil 請上官網訂購，油是漁船在南極以虹吸方式捕蝦時，就當場新鮮製造，不是購買自其他捕獲來源。https://www.captainskrilloil.com
- 冷壓芝麻油：由雲林土庫主惠實業公司的源順製油所製造。http://www.god-favor.com.tw

### 聯馥食品（有進口多樣好食材）

冷凍伊比利豬肉與火腿肉、阿拉斯加野生煙燻鮭魚，法國新鮮生蠔、鵝肝醬、艾許發酵奶油、有機蘋果氣泡酒、橄欖油（來自五百年老欉）、各式各樣的好鹽、開心果醬、多種法國有機行星油品，忙碌的現代家庭可以索取目錄一次訂購多種產品運送至家。https://www.facebook.com/GourmetsPartnerTaiwan

### 優良食材餐廳

以下餐廳均提供天然有機環保無毒的安全食材，並使用好油好調味料烹調，只要訂位時提前告知需求，多半店家可配合提供生酮飲食所需餐點。

- 荷風中國菜（生酮飲食者歡迎）http://www.hefengr.com
- 東雅小廚（生酮飲食者歡迎）http://www.dong-yea.com.tw
- 櫻之田野 http://www.lotuss.com.tw
- 良食究好 https://www.facebook.com/WONMI.WU
- 我給你個綠創蔬廚 https://www.facebook.com/organicage.taipei
- 迴鄉有機生活農場 https://www.facebook.com/huixiangstation

其實平常隨身自備好油，也可以造訪一般餐廳，只要用餐前淋上適合的油，外食族亦能輕鬆自在地生酮飲食。

以上謹為陳立川博士目前接觸的有限資源中所推薦的品牌，如有疏漏，還請不吝來函 enliven888@gmail.com，共同完備台灣資源地圖，非常感謝！

我們將隨時更新最新資訊在以下網址：

生酮油品達人陳立川——跟著博士樂活趣！ FB 讀友會
https://www.facebook.com/groups/drlichuan